图说糖尿病防治新理念

主　编
田雪飞　周英杰　王　华

副主编
于金玲　景　晔　杨　薇
窄秀凤　赵玲娟　冯其金
王鹤云　姜晓月　程颜苓
吴少华　陈　燕

编　者
韩　锐　蒋　媛　潘书英
吴明丽　翟　颖　张立臣
张云强　陈昊国

金盾出版社

内容提要

本书以100余幅图表的形式介绍了不同类型糖尿病及其急、慢性并发症的病因、发病机制、诊断、治疗和预防。本书编写方式新颖，语言简练，科学实用，看图知病，一目了然，适合大众阅读，也可供基层医务人员、全科医生及实习医生参考。

图书在版编目(CIP)数据

图说糖尿病防治新理念/田雪飞，周英杰，王华主编．—北京：金盾出版社，2021.5

ISBN 978-7-5186-1438-7

Ⅰ.①图…　Ⅱ.①田…②周…③王…　Ⅲ.①糖尿病—防治—图解　Ⅳ.①R587.1-64

中国版本图书馆CIP数据核字(2018)第183490号

金盾出版社出版、总发行

北京市太平路5号(地铁万寿路站往南)

邮政编码:100036　电话:68214039　83219215

传真:68276683　网址:www.jdcbs.mil.cn

北京印刷一厂印刷、装订

各地新华书店经销

开本:850×1168 1/32　印张:13.25　字数:339千字

2021年5月第1版第1次印刷

印数:1～3 000册　定价:39.00元

前　言

糖尿病是最常见的慢性病之一。近年来，糖尿病的患病率有不断上升的趋势。同时，我们发现很多人对糖尿病防治知识知之甚少，甚至一无所知，因此健康教育迫在眉睫。虽然有关糖尿病的书籍多种多样，但是很多书理论深奥、篇幅冗长，医学术语繁多，不适合大众阅读，不能发挥健康教育的目的。鉴于此，我们编写了这本《图说糖尿病防治新理念》，旨在把健康生活方式的钥匙交给广大群众，将复杂冗长的防病治病知识浓缩成简单的图表诠释，一张图不足百字，一种病不足千字，言简意赅，一目了然，使广大读者能看得懂、记得住、用得上，看图知病、治病、防病。

本书共分16个部分，图文并茂地介绍了有关糖尿病的基础知识，对儿童糖尿病、2型糖尿病、老年糖尿病及妊娠期糖尿病的病因、发病机制、诊断、治疗和预防，以及糖尿病急、慢性并发症的诊治及预防等进行了全面的介绍，简明扼要，字字珠玑，在医学知识中又蕴藏了丰富的哲理智慧和文化信息，将哲学、医学、教育、文化及人文道德等融为一体。

本书致力于健康生活方式教育，适合大众阅读，也可供基层医务人员、全科医生及实习医生参考。希望本书能成为广大读者的良师益友。我们在编写过程中参考了国内外相关的论文和著作,在此对相关作者深表谢意!

由于编者水平有限,书中可能有不当和疏漏之处,恳请读者批评指正。

编者

目 录

一、胰腺与肝脏

胰腺是人体第二大消化腺，由外分泌部和内分泌部两部分组成。胰腺的外分泌部是分泌胰液的部分，胰液内有多种消化酶，如蛋白酶、脂肪酶与淀粉酶等。这些消化酶有分解消化蛋白质、脂肪及糖类等作用。内分泌部就是胰岛，它散在于胰实质内，胰尾部较多，主要分泌胰岛素，以调节血糖浓度。

(一)胰腺的位置与毗邻

胰腺是位于腹后壁的一个狭长腺体，质地柔软，呈灰红色，长17～20 厘米，宽 3～5 厘米，厚 1.5～2.5 厘米，重为 82～117 克。男性胰腺略大于女性，20～45 岁的人胰腺最重，老年人的胰腺又略有减轻。

胰腺位于上腹部的后下方，平齐第 12 胸椎、第 1～2 腰椎的高度并横跨脊柱。胰又横置于腹上区和左季肋区。胰的前面隔网膜囊与胃相邻，后方有下腔静脉、胆总管、肝门静脉和腹主动脉等重要结构。胰腺的右端被十二指肠环抱，左端抵达脾门。胰的上缘约平脐上 10 厘米，下缘约相当于脐上 5 厘米处。由于胰的解剖位置较深，前方有胃、横结肠和大网膜等遮盖，故发生胰病变时，早期腹壁体征多不明显，从而增加了早期诊断的困难(图 1)。

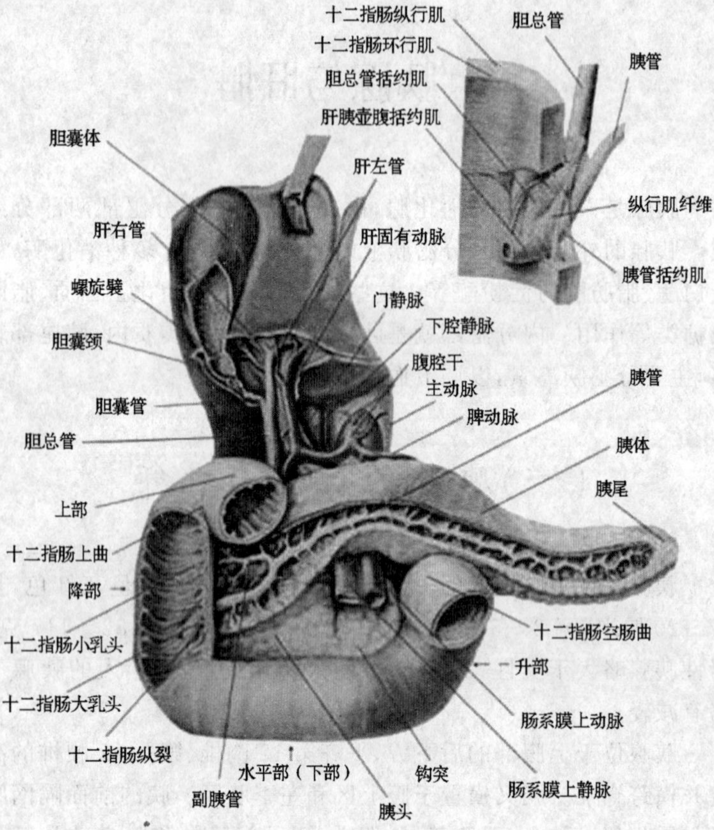

图 1　胰腺位置与毗邻

（引自《解剖学》1978 年版）

（二）胰腺组织学结构

胰腺实质是由外分泌部和内分泌部组成。

1. 外分泌部　胰腺外分泌部为复管泡状腺,具有浆液性腺的结构特征。

(1)腺泡:每个腺泡含有40～50个腺泡细胞,腺泡细胞分泌多种消化酶,如胰蛋白酶原、糜蛋白酶原、胰淀粉酶、胰脂肪酶、DNA酶、RNA酶等,它们分别消化食物中的各种营养成分。

(2)导管:胰腺导管上皮细胞可分泌水和电解质,如 Na^{+}、K^{+}、Ca^{2+}、Mg^{2+}、HCO_3^{-}、HPO_4^{2-} 等。

(3)胰液:成人每天可分泌1 500～3 000毫升胰液。胰液为碱性液体,pH值7.8～8.4,内含多种消化酶和多种电解质,是最重要的消化液。

2. 内分泌部(即胰岛)　是由内分泌细胞组成的球形细胞团,分布于腺泡之间。成人胰腺约有100万个胰岛,占胰腺体积的1.5%,胰尾部的胰岛较多。人类胰岛主要有A、B、D、PP 4种细胞。

(1)A细胞:又称α细胞,约占胰岛细胞总数的20%。A细胞分泌胰高血糖素,能促进肝细胞的糖原分解为葡萄糖,并抑制糖原合成,使血糖升高,满足机体活动的能量需要。

(2)B细胞:又称β细胞,约占胰岛细胞总数的70%,主要位于胰岛的中央部。B细胞分泌胰岛素,主要促进肝细胞、脂肪细胞等细胞吸收血液内的葡萄糖,合成糖原或转化为脂肪储存。胰岛素的作用与胰高血糖素相反,它可使血糖浓度降低。胰岛素和胰高血糖素的协同作用能保持血糖水平处于动态平衡。一旦B细胞功能退化,胰岛素分泌不足,可致血糖升高,并从尿中排出,即为糖尿病。若B细胞发生肿瘤或功能亢进,则胰岛素分泌过多,可出现低血糖症。

(3)D细胞:又称δ细胞,约占胰岛细胞总数的5%。D细胞分泌生长抑素,并直接作用于邻近的A细胞、B细胞或PP细胞,抑制这些细胞的分泌活动。

(4)PP 细胞:数量很少,分泌胰多肽,具有抑制胃肠活动、胰液分泌及胆囊收缩作用。

(三)胰岛素

1. 胰岛素的生物学作用 胰岛素是促进合成代谢,调节血糖水平的主要激素。胰岛素缺乏时,会出现代谢紊乱(图 2)。

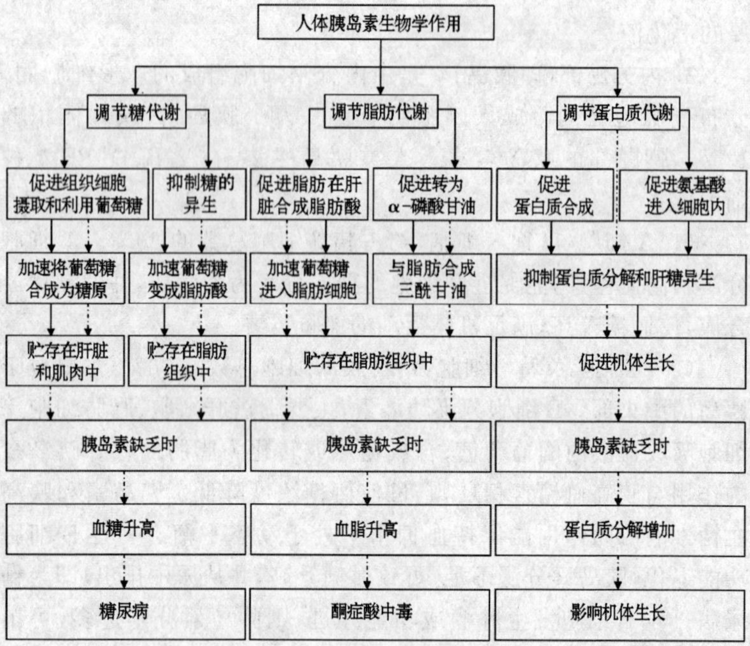

图 2 胰岛素生物学作用示意图

注:虚线为胰岛素缺乏时

2. 胰岛素分泌调节

(1)血糖调节:血糖浓度是调节胰岛素分泌的重要因素,当血糖水平升高时,胰岛素分泌水平就明显增高,从而使血糖水平逐渐降低。当血糖浓度降至正常水平时,胰岛素分泌也迅速降回基础水平。当血糖低于50毫克/毫升时,胰岛素分泌即停止(完全受抑制)(图3)。

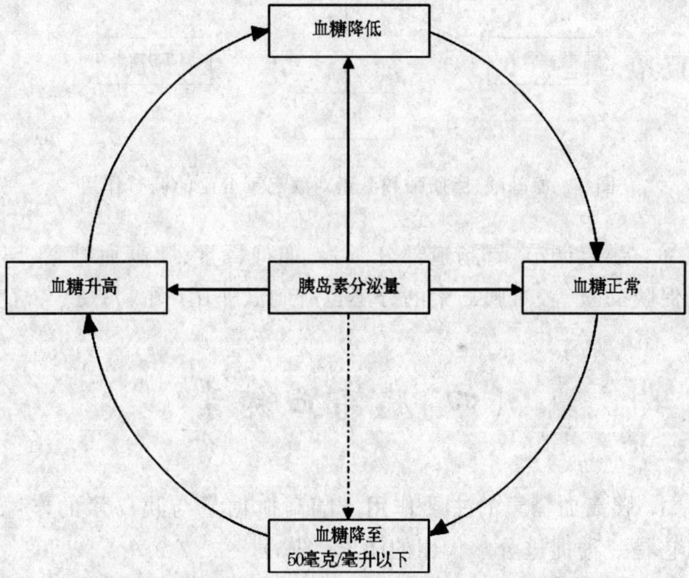

图3 血糖对胰岛素分泌的调节作用

(2)氨基酸和脂肪酸调节:很多氨基酸都有刺激胰岛素分泌的作用,尤其是精氨酸和赖氨酸的调节作用最强。当血糖正常时,氨基酸只能刺激胰岛素分泌少量增加,过量的氨基酸可引起胰岛素大量分泌。血中脂肪酸和酮体大量增加时,也可促进胰岛素分泌量增加(图4)。

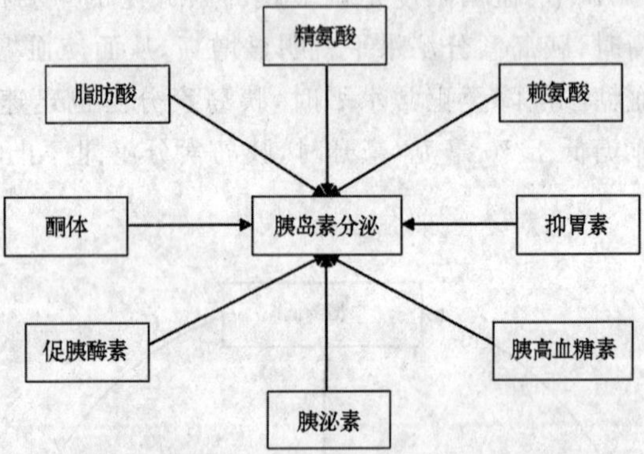

图4　氨基酸、脂肪酸和激素对胰岛素分泌的调节作用

(3)激素调节：胃肠道部分激素，如抑胃素、胰高血糖素、胰泌素、促胰酶素等，对胰岛素的分泌也有刺激作用(图4)。

(四)胰高血糖素

1. 胰高血糖素的主要作用　胰高血糖素与胰岛素的作用相反，它是一种促进分解代谢的激素(图5)。

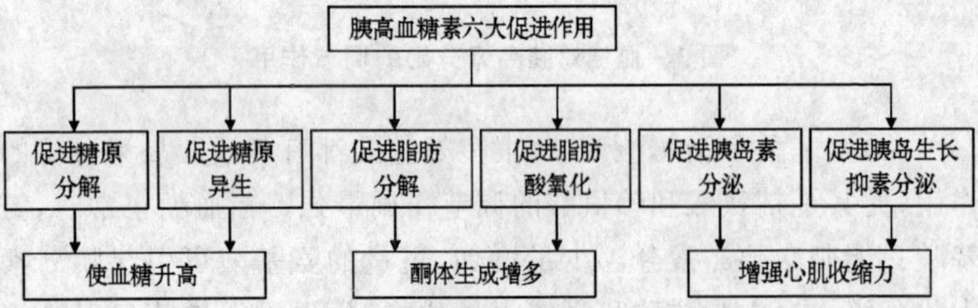

图5　胰高血糖素的作用

2. 胰岛内分泌激素的相互调节 胰岛主要由A、B和D细胞组成，分别产生胰高血糖素、胰岛素及生长抑素，这3种激素互相协调又互相制约，对于调节体内营养物质平衡具有重要意义。

胰岛按糖的需要，及时分泌不同比例的胰岛素和胰高血糖素，当血糖升高时，以胰岛素分泌为主，血糖降低时，则以胰高血糖素分泌为主。胰岛素和胰高血糖素作用相反，两者的协同作用能保持血糖水平处于动态平衡。胰岛素通过降低血糖间接刺激胰高血糖素分泌，而胰高血糖素又通过升高血糖刺激胰岛素分泌。而D细胞分泌的生长抑素可直接作用于A细胞和B细胞，抑制胰岛素和胰高血糖素的分泌，保持体内胰岛素和胰高血糖素水平处于动态平衡(图6)。

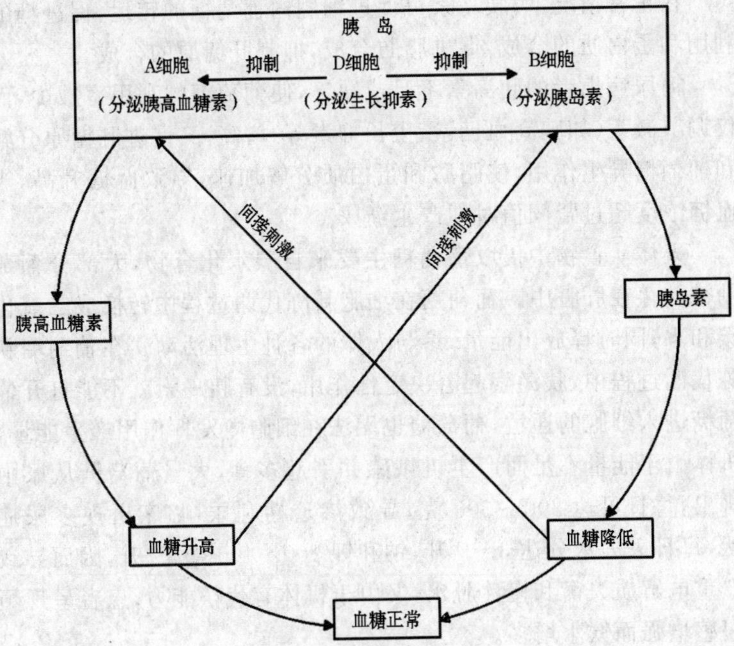

图6 胰岛内分泌激素相互调节反馈环

（五）肝　脏

肝脏大部分位于右季肋区和腹上区，小部分位于左季肋区。由肝总管和胆囊管汇合而成的胆总管，向下经十二指肠上部的后方，降至胰头后方，在十二指肠后内侧壁内与胰管汇合，形成一略膨大的共同管道称肝胰壶腹，开口于十二指肠大乳头（图 1）。

肝脏功能极为复杂，它是机体新陈代谢最活跃的器官，不仅参与蛋白质、脂肪、糖类和维生素等物质的合成、转化与分解，还参与激素、药物等物质的转化和解毒。

在正常情况下，胰岛素可促进细胞内葡萄糖的转运，促进糖的利用和蛋白质的合成，促进脂肪合成，抑制肝糖原的合成。

糖尿病患者的胰岛素不足或缺乏，使葡萄糖的利用率减少，而仅调节激素（如胰高血糖素、生长抑素等）增高，又促进肝糖原分解和葡萄糖异生作用，使脂肪和蛋白质分解加速，导致血糖升高，当血糖浓度超过肾阈值时即产生糖尿。

人体从食物中摄取葡萄糖主要来自碳水化合物，大部分葡萄糖被储存在肝脏中。葡萄糖在细胞新陈代谢过程中转换成二氧化碳和水，同时释放出能量，参与人体的各种生理活动。在葡萄糖新陈代谢过程中，胰岛素起着决定性作用，没有胰岛素就不能打开葡萄糖进入细胞的通道，葡萄糖也无法在细胞内发挥作用产生能量，机体由于能量不足而产生饥饿感并引起多食，大量葡萄糖从尿中排出，每日可达 200～300 克，导致渗透性利尿，临床出现多尿症状，每日丢失水分达 3～5 升，钠和钾 200～400 毫摩/升，因而导致严重电解质失衡和慢性脱水，又由于机体有代偿能力，患者呈现烦渴感增强而饮水增多。

胰岛素不足和胰高血糖素增多，促进脂肪分解而使血中脂肪酸增多，肌肉等组织就利用游离脂肪酸供能以弥补细胞内葡萄糖不足，过多的游离脂肪酸进入肝脏后超过了肝脏的氧化代谢能力，致使乙酰乙酸、β-羟丁酸和丙酮酸等酮体在体内累积，产生酮症酸中毒。

由于胰岛素缺乏，大量葡萄糖不能及时进入细胞内，而停留在细胞外血液中，使浓度不断升高，又可以抑制胰岛素分泌，加强胰岛素抵抗。

二、糖尿病病理变化

(一)胰腺病变

1 型与 2 型糖尿病的胰腺病理变化不同,多数 1 型糖尿病患者有胰岛炎症改变,胰岛数目和 B 细胞数目均有减少,而血中胰岛素水平低下。2 型糖尿病胰腺病理变化多不明显,早期 B 细胞数目增多,胰岛素为相对不足,病程达 5 年以上者,胰岛素量和 B 细胞皆减少。1 型糖尿病与 2 型糖尿病胰腺病变不同点见图 7。

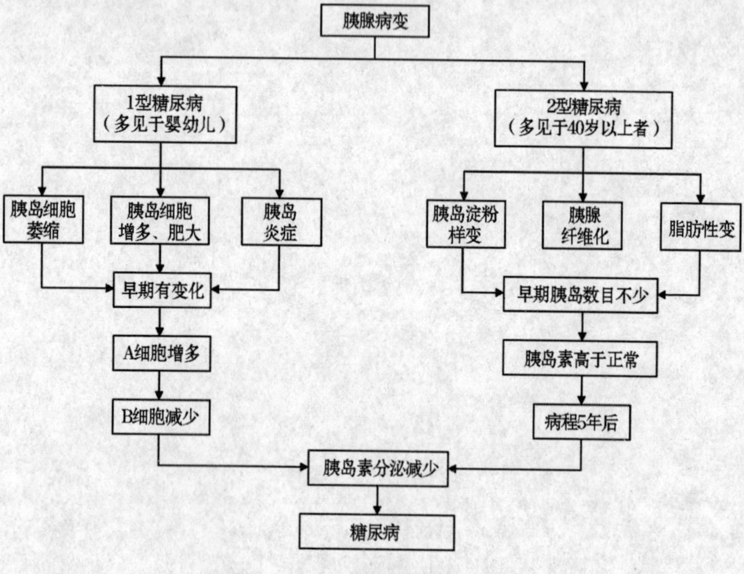

图 7　糖尿病胰腺病理变化

(二)血管病变

糖尿病患者的血管病变极其广泛,病变普遍,有大、中、小血管,微动脉、微静脉、毛细血管等均可累及,且进展迅速,并在此基础上致多器官(如脑动脉、冠状动脉、眼底、神经、皮肤等)受累。特别是心脑血管病变,是糖尿病患者的主要死亡原因。大血管病变及微血管病变见图8。

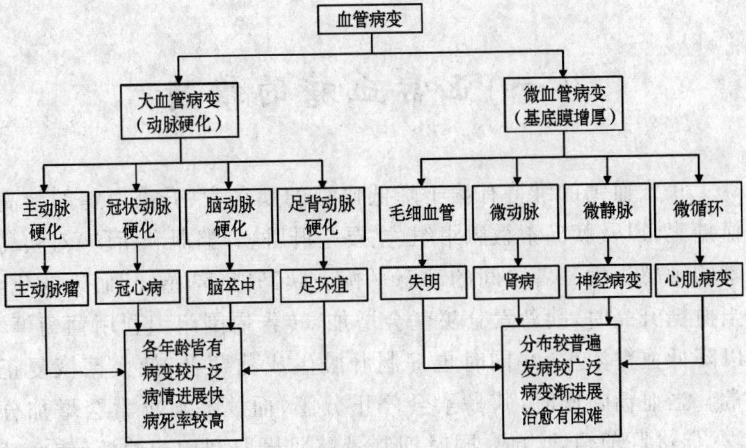

图8　糖尿病血管病理变化

三、糖尿病病理生理

糖尿病是一组以慢性高血糖为主要特征的代谢性疾病。包括1型糖尿病、2型糖尿病、特殊类型糖尿病和妊娠期糖尿病。

糖尿病最根本的病理生理学基础是胰岛素分泌不足和(或)胰岛素抵抗而致空腹血糖和餐后血糖升高,引起多种急性或慢性并发症。

(一)正常血糖的维持

正常血糖的维持有赖于降低血糖的胰岛素、升高血糖的胰高血糖素,以及胰岛素敏感组织(主要是肝脏、骨骼肌和脂肪)对胰岛素的敏感程度三者之间的动态平衡。胰岛能够“感知”血糖变化:当血糖升高时,胰岛素分泌就会增加,转告周围组织利用葡萄糖,以降低血糖浓度,并同时也抑制肝脏生成葡萄糖,使血糖恢复正常。当血糖降低时,胰岛素会停止分泌,而胰高血糖素会增加分泌,促进肝葡萄糖生成,同时抑制骨骼肌摄取利用葡萄糖,使血糖上升至正常水平(图9)。

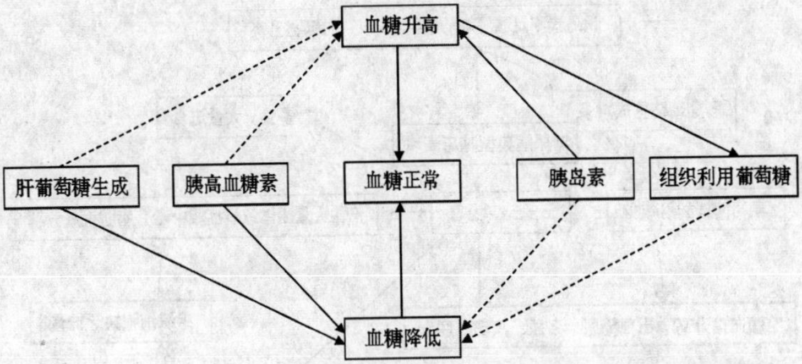

图 9　正常血糖水平维持机制

（二）糖尿病血糖升高的机制

在糖尿病患者中，胰岛素分泌减少或胰岛素生物效应下降（胰岛素抵抗），导致机体不能充分利用血液中的葡萄糖而出现糖尿病表现。糖尿病患者，由于葡萄糖在肝、肌肉和脂肪组织中利用减少而肝葡萄糖生成增多是发生高血糖的主要原因，致出现空腹血糖升高，在进餐后，由于胰岛素缺乏，肌肉组织对葡萄糖摄取和利用减少，加上肝葡萄糖生成不能被有效抑制而出现餐后血糖升高。但体内大多数组织细胞缺乏能量物质，机体处于“饥饿”状态，脂肪组织大量分解，产生大量酮体，若超过机体利用能力时，可发展为酮症酸中毒。患者出现强烈饥饿感而增加进食量，又导致血糖进一步升高，而高血糖又进一步抑制胰岛素分泌，增加胰岛素抵抗形成恶性循环，胰岛素越来越少，血糖越来越高，尿糖越来越多，临床表现越来越多，如多食、多渴、多尿及体重下降等（图 10）。

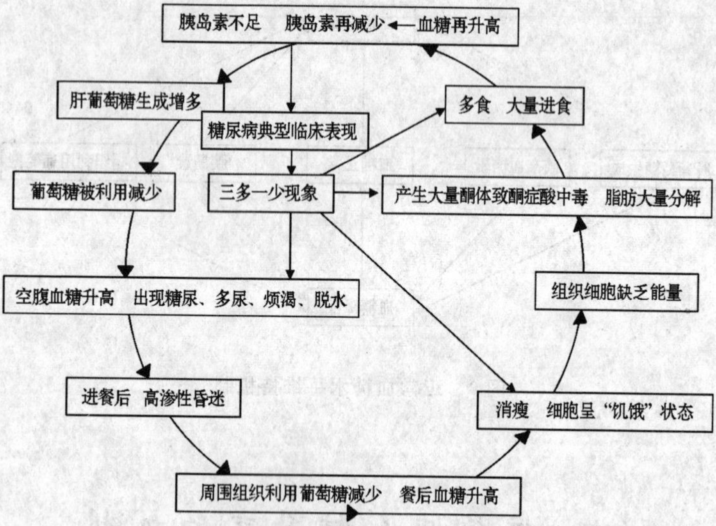

图 10　糖尿病胰岛素缺乏恶性循环

(三)2 型糖尿病胰岛素缺乏与胰岛素抵抗恶性循环

胰岛素抵抗是胰岛素维持正常血糖的能力下降,即一定量的胰岛素不能达到预期生物学作用,或组织对胰岛素敏感性下降而出现高胰岛素血症。

大多数肥胖或超重的 2 型糖尿病患者及其一级亲属,在发生糖尿病前若干年已经有胰岛素抵抗。但由于胰岛的 B 细胞能够分泌足够的胰岛素可以抵消胰岛素抵抗,故仍可保持血糖正常水平,一旦某种病因致使 B 细胞死亡,胰岛素分泌不足,便会出现糖尿病，且血糖越高，越抑制胰岛素分泌，胰岛素抵抗越加剧，形成一个恶性循环（图 11）。

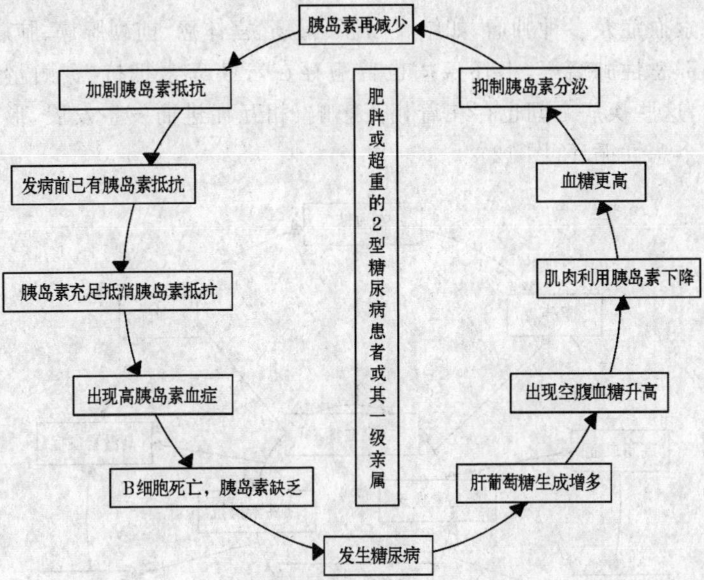

图 11　2 型糖尿病胰岛素缺乏与胰岛素抵抗恶性循环

（四）胰岛素抵抗所致疾病谱

胰岛素抵抗是 2 型糖尿病的早期表现，处在这个阶段的患者，血胰岛素水平可正常或高于正常，即呈高胰岛素血症，但效应减弱，且肌肉和脂肪组织利用葡萄糖的能力降低，而肝脏葡萄糖生成增加。为了克服这种病态改变，胰岛素分泌增高都不能使血糖恢复正常水平，最终导致高血糖。

胰岛素抵抗、高胰岛素血症可导致高血糖、肥胖、高脂血症、高凝血症、高黏血症、高血压、动脉粥样硬化、冠心病、高尿酸血症、高激素血症及多种肿瘤，如结直肠癌、胃癌、宫体癌、前列腺癌、肺癌、头部恶性肿瘤等，上述疾病也普遍存在着胰岛素抵抗、糖耐量异常，这些疾病之间也存在着相互影响、相互促进而发生发展，形成一个恶性循环（图 12）。

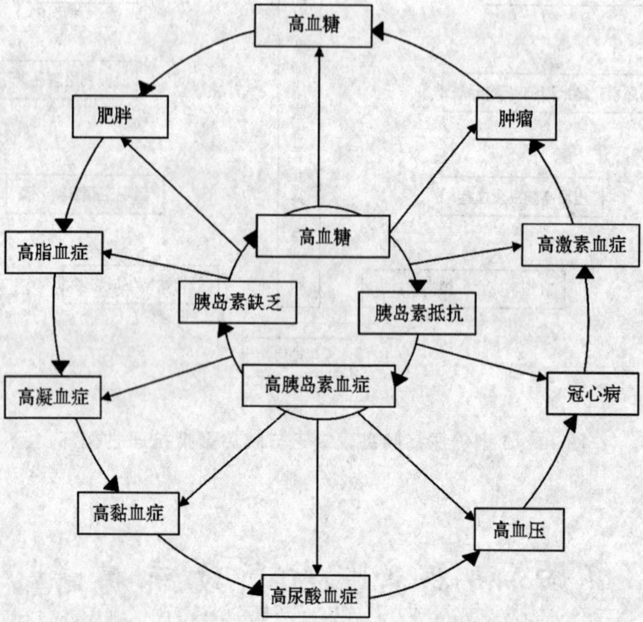

图 12　葡萄糖毒性胰岛素抵抗所致疾病谱恶性循环

四、实验室检查

用于糖尿病诊断的实验室检查最常用的是尿液和血液检查。

(一)尿液检查

1. 尿糖鉴定

(1)试纸条法。

(2)四段尿糖监测法。

(3)次尿糖监测法。

(4)随机尿糖监测法(图 13)。

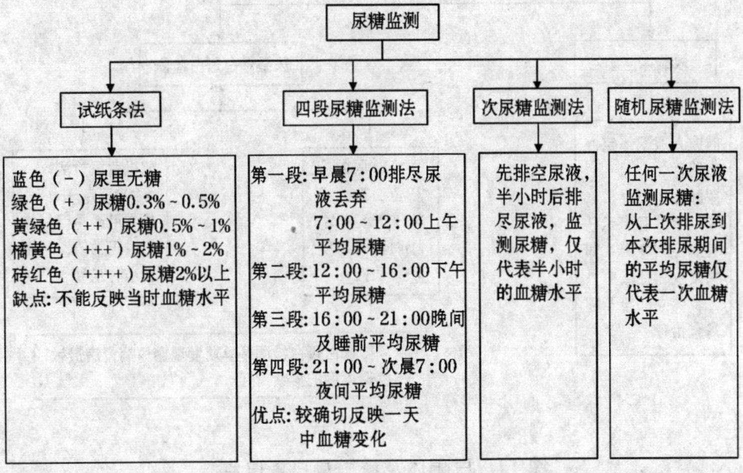

图 13　尿糖监测方法

清晨空腹尿糖呈持续性阳性，最常见于因胰岛素分泌绝对不足或相对不足所致的糖尿病。怀疑糖尿病患者，不仅需要同时检测空腹血糖及进行尿糖定量、进食后 24 小时尿糖检测，还需进一步进行糖耐量试验，以明确糖尿病的诊断。

2. 尿酮体监测　酮体是乙酰乙酸、β 羟丁酸及丙酮三者的总称。酮体生成增多超过利用而积聚时，血中酮体增加，过多的酮体从尿中排出会形成酮尿。正常人尿酮体约为 20 毫克/日，一般＜100 毫克/日，超出正常范围时，呈现尿酮体阳性(图 14)。

3. 尿微量白蛋白监测　健康人群尿中白蛋白＜30 毫克/24 小时；白蛋白在 30～300 毫克/24 小时时，称为微量白蛋白；＞300 毫克/24 小时时，称为大量白蛋白。微量白蛋白排出量增加是肾损害、肝脏疾病早期表现，对肾脏疾病的早期诊断、早期治疗有重要参考价值和临床意义(图 14)。

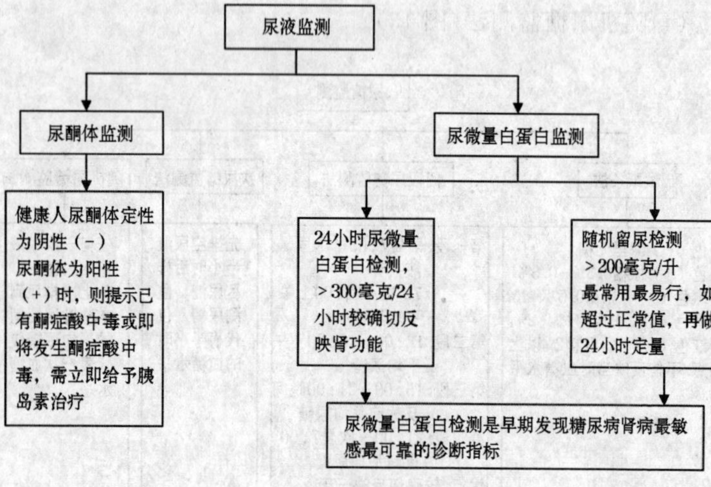

图 14　尿酮体及尿微量白蛋白监测

(二)血液检查

1. 血糖监测 血糖升高是诊断糖尿病的主要根据,也是评价疗效的主要指标。血液标本可取自静脉血、毛细血管血,可用血浆、全血和血清。在通常情况下,血清、血浆血糖比全血血糖升高15%,而诊断糖尿病必须用静脉血浆测定血糖;随访治疗效果时,可用便携式血糖仪,即取毛细血管血测定。

血糖参考范围:空腹血糖为3.9～6.1毫摩/升,餐后2小时血糖<7.8毫摩/升。当血糖高于正常范围而又未达到诊断糖尿病标准时,需进行口服葡萄糖耐量试验。

血葡萄糖(血糖)监测见图15。

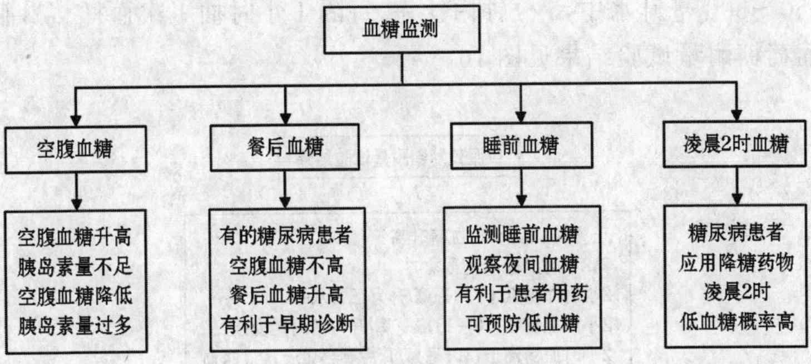

图15　血糖监测方法

空腹血糖与餐后2小时血糖测定应用范围见表1。

表 1　空腹血糖及餐后 2 小时血糖应用范围

应　用	空腹血糖	餐后 2 小时血糖
诊断糖尿病敏感性	+	
糖尿病与心血管病相关性		+
糖尿病与死亡原因相关性		+
B 细胞胰岛素分泌(第一时间)		+
胰岛素抵抗		+
诊断糖尿病特异性	+	
B 细胞基础胰岛素分泌	+	
肝脏胰岛素抵抗	+	
经济方便且重复性好	+	

2. 口服葡萄糖耐量试验　成年人口服 75 克葡萄糖，溶于 250～300 毫升水中，5 分钟内饮完，每隔 1 小时抽 1 次血样。口服葡萄糖耐量试验结果见图 16。

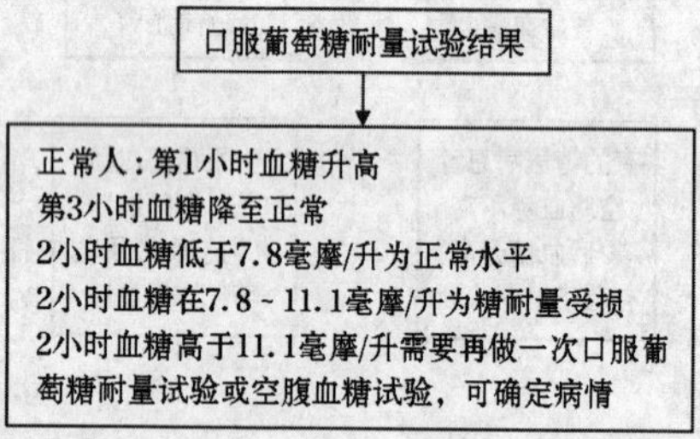

图 16　口服葡萄糖耐量试验结果

3. 其他血液监测

(1)糖化血红蛋白监测：糖化血红蛋白是葡萄糖或其他糖与血

红蛋白催化反应的产物，其量与血糖浓度呈正相关，糖化血红蛋白有 a、b、c 三种，以 GHbA1c(A1c)最为主要，正常值为 4%～6%，血糖控制不良者 A1c 升高，并与血糖升高的程度相关。A1c 反应患者近 8～12 周总的血糖水平。A1c 每下降 1%，糖尿病相关血管并发症等的风险就明显下降。因此，A1c 是糖尿病患者病情及血糖控制的主要监测指标。

(2)血 C 肽监测：胰岛 B 细胞分泌胰岛素原降解为胰岛素和 C 肽，二者比例为 1∶1。而胰岛素主要在肝脏灭活，C 肽不被代谢，以原型从尿中排出。

对于用胰岛素治疗的糖尿病患者，应用 C 肽测定和释放试验不受外源胰岛素的影响，更能准确客观反映胰岛功能。

正常参考值：空腹 0.3～0.6 毫摩/升。

服药后 30～60 分钟出现峰值，为空腹的 5～6 倍，24 小时尿 C 肽(36±5)微克。

1 型糖尿病空腹 C 肽常低于参考值，餐后 C 肽仍很少释放。

2 型糖尿病 C 肽释放曲线则较高。

(3)血胰岛素监测：胰岛素是由胰岛 B 细胞分泌的一种蛋白激素。其分泌有两种形式，即基础分泌和刺激后分泌。基础分泌是指空腹状态的胰岛素分泌，而刺激后分泌是指在各种刺激影响下分泌胰岛素。糖尿病患者有胰岛素分泌异常和胰岛素生物学效应不足，即胰岛素抵抗。

胰岛素释放试验是指让患者口服葡萄糖或吃馒头餐使血糖升高而刺激胰岛 B 细胞分泌胰岛素，通过测定空腹及餐后 1 小时、2 小时、3 小时的血浆胰岛素水平，了解胰岛 B 细胞的储备功能，有助于糖尿病的早期诊断、分型和指导治疗。根据胰岛素分泌的量可分为以下三类。

①胰岛素分泌绝对不足型。患者的试验曲线呈低水平状态，提示该患者胰岛功能衰竭或严重破坏，说明胰岛素分泌绝对不足，

属于胰岛素依赖型糖尿病，需要终身应用胰岛素治疗。

②胰岛素分泌相对不足型。患者的空腹血糖水平正常或高于正常，刺激后曲线上升迟缓，高峰在 2 小时或 3 小时，且多数在 2 小时达到高峰，峰值明显高于正常值，提示胰岛素分泌相对不足，多见于非胰岛素依赖型糖尿病患者。这类患者经严格控制饮食，加强运动疗法，减轻体重或口服降血糖药物，多能获得良好控制。

③胰岛素释放障碍型。患者空腹血糖水平略低于正常或稍高于正常，刺激后呈迟缓反应，峰值低于正常。提示多具有成年后发病、体型消瘦或正常的糖尿病患者。

(4)血酮体监测：血酮体是指血液中乙酰乙酸、β羟丁酸及丙酮三种产物，这三种物质被统称为酮体。

当饥饿、高脂低糖饮食及糖尿病时，脂肪酸降解增强，酮体生成增多。糖尿病患者血酮体增高，可使血液变为酸性引起酸中毒，这是糖尿病酮症酸中毒。

以上四项监测的临床意义见图 17。

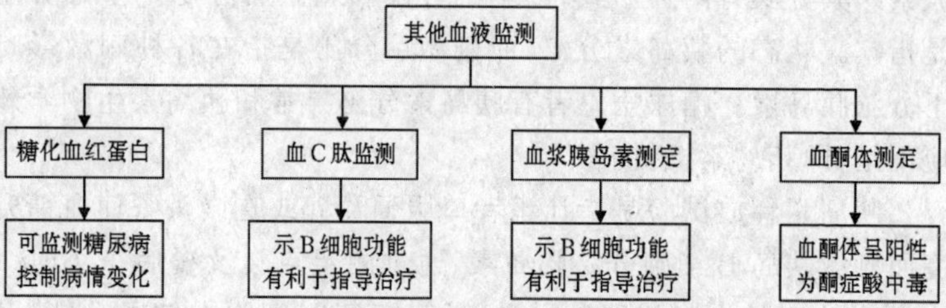

图 17　其他血液监测

4. 与糖尿病有关的检查　与糖尿病有关监测的临床意义见图 18。

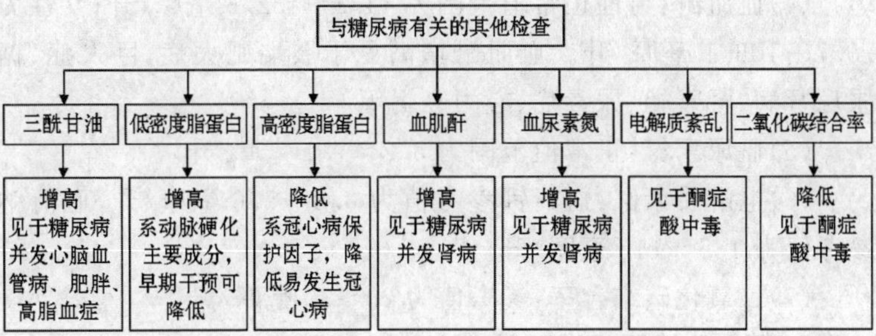

图 18　与糖尿病有关监测的临床意义

(1)三酰甘油:正常值范围为 0.57～1.7 毫摩/升,主要功能是分解供能和储能,三酰甘油供人体总热能的 20%～25%,并可保护内脏,防止散热,有助于脂溶性维生素的吸收。三酰甘油增高见于以下疾病:家族性高三酰甘油血症、家族性混合型高脂血症、糖尿病、甲状腺功能低下、肾病综合征、高血压、心脑血管病、肥胖症等。

(2)低密度脂蛋白:正常值范围为 0～3.36 毫摩/升,低密度脂蛋白是富含胆固醇的脂蛋白,是作为代谢病终产物在循环中形成,是发生动脉粥样硬化的重要危险因素之一。低密度脂蛋白水平随年龄增高而升高。高脂饮食、高热能饮食、运动少和精神紧张等均可使低密度脂蛋白升高。在高脂血症早期,三酰甘油、胆固醇还未升高之前,可以仅有低密度脂蛋白升高,是反映早期高脂血症的一个重要指标,也是降胆固醇治疗的主要目标。故早期干预是防止动脉粥样硬化形成的关键。

(3)高密度脂蛋白:正常值范围为 1.2～1.68 毫摩/升。高密度脂蛋白是动脉粥样硬化预防因子,具有清除血管内多余脂肪、血垢及清洁血管的作用,是冠心病的保护因子,俗称"血管清道夫",

也称“好胆固醇”。

(4)血肌酐:男性正常值范围为44.2～132.6毫摩/升;女性为70.7～106.1毫摩/升。血肌酐增高见于肢端肥大症、巨人症、糖尿病肾病、肾衰竭、尿毒症、心力衰竭等。

(5)血尿素氮:正常值范围为3.2～7.1毫摩/升。

(6)电解质紊乱:血清钾参考值为3.5～5.6毫摩/升,血清钠参考值为135～145毫摩/升。

(7)二氧化碳结合率:参考值为20～30毫摩/升。

5. 糖尿病诊断标准 见表2。

表2 糖尿病诊断标准

试验	正常水平	糖耐量降低	糖尿病
空腹血浆葡萄糖试验	<110毫克/分升 (6.1毫摩/升)	≥110毫克/分升 (6.1毫摩/升) <120毫克/分升 (7.0毫摩/升)	≥120毫克/分升 (7.0毫摩/升)
口服葡萄糖耐量试验	<140毫克/分升 (7.8毫摩/升)	≥140毫克/分升 (7.8毫摩/升) <200毫克/分升 (11.1毫摩/升)	≥200毫克/分升 (11.1毫摩/升)
随机血浆葡萄糖试验			≥200毫克/分升 (11.1毫摩/升) 同时伴有糖尿病症状

注:此表系美国糖尿病协会推荐

6. 糖尿病控制目标 见表3。

表3 糖尿病控制目标

项目		理想	良好	差
血糖(毫摩/升)	空腹	4.4～6.1	≤7.0	>7.0
	随机	4.4～8.0	≤10.0	>10.0
糖化血红蛋白(%)		<6.5	6.5～7.5	>7.5
血压(毫米汞柱)		130/80	130～140/80～90	≥140/90
身体质量指数	男	<25	<27	≥27
	女	<24	<26	≥26
胆固醇(毫摩/升)		<4.5	≥4.5	≥6.0
高密度脂蛋白(毫摩/升)		≥1.1	1.1～0.9	<0.9
三酰甘油(毫摩/升)		<1.5	<2.2	≥2.2
低密度脂蛋白(毫摩/升)		<2.5	2.5～4.0	>4.0

五、不良生活方式对人体的危害

不良生活方式和习惯，对糖尿病患者多器官造成不可逆转的损害，加重加速糖尿病并发症和合并症的发生发展；多器官损害又加重糖尿病治疗的困难，使糖尿病病情失控，进一步加重多器官损害，形成一个恶性循环。下面几点值得高度重视。

（一）高脂肪膳食对人体的危害

1. 脂肪酸的分类、来源和作用　饮食中的脂肪主要是由脂肪酸与甘油和其他醇类组成。各种脂肪中饱和脂肪酸、单不饱和脂肪酸和多不饱和脂肪酸比例不相同(图 19)。

2. 脂肪的生理功能　身体对脂肪的唯一特殊需要是对必需脂肪酸的需要。必需脂肪酸包括亚油酸、α-亚麻酸(一种人体不能合成的脂肪酸)。脂肪有以下生理功能。

(1)一旦碳水化合物作为能源供应不足时，脂肪可以释放能量，每克脂肪在体内可供给 37.8 焦热能。

(2)对脂溶性维生素 A、维生素 D、维生素 E 及维生素 K 的运输起运载工具作用，使脂溶性维生素更容易被吸收。

(3)皮下脂肪起隔热作用。

(4)脂肪组织在内部器官的周围起减震作用。

(5)脂肪是细胞膜和深筋膜的组成部分。

(6)脂肪是人体合成类固醇激素和胆酸的原料。

(7)脂肪是身体前列腺素的前体(材料)。

脂肪酸

- 饱和脂肪酸：增加胆固醇及三酰甘油（甘油三酯），可在人体内合成。多来自动物性脂肪（肉乳制品、猪油、牛油）中
- 不饱和脂肪酸：可减少或降低胆固醇，多来自植物性脂肪中
  - 单不饱和脂肪酸：可在人体内合成，可减少胆固醇生成，多来自植物性脂肪（橄榄油、菜子油等）中
  - 多不饱和脂肪酸（必需脂肪酸）：可降低胆固醇。多来自棉子油、亚油酸、花生四烯酸、红花油、葵花油中

图 19　脂肪酸的分类、来源及作用

3. 人体对脂肪的生理需要量　饮食中含有一定量的脂肪时可延迟胃排空时间，又能增加饱腹感。食物中的脂肪还能改善食物的感官性状，增添美味。但老年人胃肠功能减弱，消化液分泌减少，饮食中的脂肪含量不宜过多，尤其是动物性脂肪要适当。一般饮食中脂肪占总热能的 20%～25%即可满足需要。

4. 脂肪的消化吸收与利用　肝脏排出的胆汁到小肠起到洗涤剂作用，使脂肪分裂成较小的脂肪小滴，胰腺分泌的脂肪酶使三酰甘油分解成甘油及脂肪酸，到肠壁处被吸收。正常的小肠可以吸收 95%～99%的膳食脂肪。经血液运输到肝脏又组成各种脂蛋白，以满足心脏、骨骼肌、肝及肾等器官和组织的需要(图 20)。

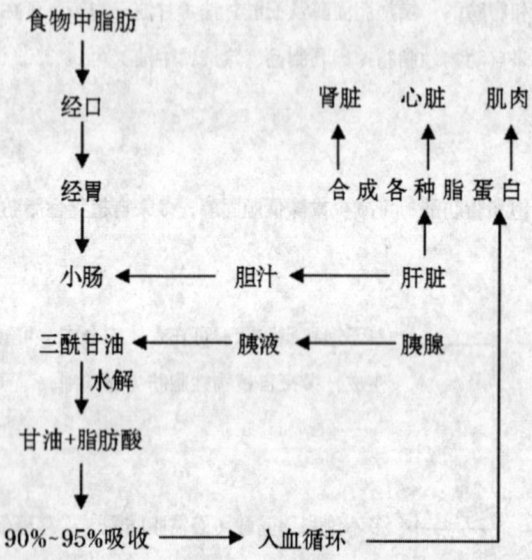

图 20　脂肪的消化吸收及代谢概况

5. 血脂的来源、组成　见图 21。

(1)血脂

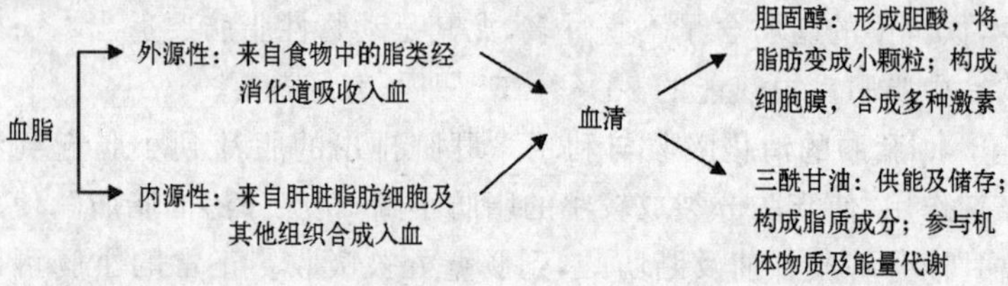

图 21　血脂的组成及来源

(2)脂蛋白组成及其代谢：应用超速离心方法，将血清脂蛋白分为 4 类(图 22)。

脂蛋白

- 乳糜微粒：颗粒最大，密度最低，含三酰甘油90%
- 极低密度脂蛋白（“坏胆固醇”）：含三酰甘油55%，胆固醇20%，磷脂15%，白质10%
- 低密度脂蛋白（“坏胆固醇”）：含胆固醇50%，血清胆固醇水平升高与血中低密度脂蛋白水平相一致
- 高密度脂蛋白（“好胆固醇”）：颗粒最小，含脂质和蛋白质各50%

图 22　脂蛋白分类及代谢

6. 长期高脂肪膳食可引发高脂血症　长期进食高脂肪、高胆固醇膳食，特别是摄入动物性脂肪时，可刺激胆汁分泌，增加胆固醇、三酰甘油合成速率。导致血浆中胆固醇和三酰甘油水平升高。膳食中的肉类、蛋类、乳制品中含有较多胆固醇；动物内脏等也含有较高的胆固醇，摄入较多均可使血浆中的血脂升高而导致高脂血症。

7. 长期高脂肪膳食可诱发动脉粥样硬化　长期进食高能量、高胆固醇、高脂肪膳食者比普通人群更容易出现高胆固醇血症、高三酰甘油血症，极低密度脂蛋白异常增高，而高密度脂蛋白反而降低。即所谓的“该低的不低，该高的不高”。

进食高脂肪膳食，体内脂肪储存多沉积在全身大小动脉壁上，加速动脉粥样硬化，因为高胆固醇血症可诱发动脉粥样硬化，而粥样斑块的主要成分就是胆固醇，老年人更易形成动脉粥样硬化，而极低密度脂蛋白有更强的导致动脉粥样硬化的作用。大量的临床研究结果表明，高密度脂蛋白水平与动脉粥样硬化发生的危险性呈负相关，能消退动脉脂质沉着及脂肪条纹，又具有防止低密度脂蛋白聚集的作用，有利于防止动脉粥样硬化。

8. 长期高脂肪膳食可诱发冠心病 长期进食高脂肪膳食者，血浆中的高胆固醇沉积在心脏冠状动脉的内膜及内膜下，内膜增厚而形成粥样病灶或纤维斑块，在局部又可能形成附壁血栓，脂质斑块或附壁血栓使冠状动脉管腔变狭窄甚至阻塞，而导致相应心肌缺血缺氧，出现心绞痛，甚至心肌梗死。目前认为，高脂血症是导致动脉粥样硬化的最重要的危险因素。高脂血症通过适当减肥和限制脂肪摄入可以得到控制，也可服用药物把血脂降到正常。

9. 长期高脂肪膳食可诱发脑卒中 长期进食高脂肪膳食者血脂增高，血液黏度增高，血流缓慢，不利于血管的疏通。血脂增高又诱发大脑动脉粥样硬化，血管又硬又脆，容易在血压过高时发生破裂，引起突发脑出血，危及生命。血浆胆固醇升高时，容易形成动脉粥样硬化斑块，使动脉管腔狭窄，阻塞血液流向相应脑部位，又容易发生脑血栓形成，引起脑组织缺血缺氧、坏死，也就是脑梗死。

10. 长期高脂肪膳食可导致高血压 长期进食高脂肪膳食者，血中胰岛素水平升高，高胰岛素血症刺激交感神经，使血管收缩，增大了血管的外周阻力，导致血压升高。而高胰岛素血症又使肾脏对钠的重吸收增多，钠又是一种血管收缩剂，使血管收缩、血压升高，高钠血症吸收大量水分，使血容量增加，也使血压升高。

11. 长期高脂肪膳食可致心绞痛猝死 长期进食高脂肪饮食者多体重超标或肥胖者多见，而肥胖者心绞痛和猝死发生率较体重正常者高 4 倍。超过正常体重的 30%者，10 年内发生冠心病的概率明显增加。进食高脂肪饮食者血流量增多，从而增加心脏的工作负荷，进食脂肪越多其血容量越大，心脏势必就会增加收缩和舒张频率，当心脏经过长期代偿不堪重负时，就导致心功能减退，高黏稠血液积聚在血循环中而出现心力衰竭。长期进食高脂肪饮食者血脂升高，血黏度增大而导致血液流动阻力增大也增加心脏负担，易发生心绞痛、心肌梗死、心律失常，甚至发生猝死。

12. 长期高脂肪膳食易致糖尿病 进食高脂肪膳食者，体内堆积大量脂肪细胞，使脂肪细胞对胰岛素的作用逐渐不敏感，而胰岛素又必须保持高分泌状态，日积月累，胰岛功能减退，胰岛素分泌减少而导致 2 型糖尿病的发生。老年肥胖者 2 型糖尿病患病率高达 10％，60 岁以上的老年人 5 人中就有 1 人患有糖尿病。

机体为了提供能量，肝脏也制造糖类，而内脏脂肪过多时，合成的糖类也更多，加上胰岛素抵抗，消耗不掉的糖类就必然堆积在血液中导致血糖升高，久而久之，患者就出现糖尿病。

13. 长期高脂肪膳食易致脂肪肝 长期进食高脂肪膳食者往往患有不同程度脂肪肝。据统计，肥胖者中脂肪肝的患病率高达 50％，大大高于非肥胖者脂肪肝的患病率。

正常的肝脏仅含有少量脂肪，占肝脏体积的 5％～9％，其中 50％是三酰甘油，50％是卵磷脂和胆固醇等。

肝脏本是将血液中的脂肪酸合成为三酰甘油的场所。摄入的脂肪和由肝合成的三酰甘油，以脂蛋白的形成溶解于血液中，并向身体各部器官送达。然而，由于进食三酰甘油过多，超出了肝脏的处理能力，于是三酰甘油就会留在肝细胞里，并逐渐增多而形成脂肪肝。

患有脂肪肝，早期可没有任何症状。多于体检做 B 超检查时被发现。轻中度脂肪肝多数是可逆的，限制高脂肪饮食，增加体育活动可以减轻或消失。但若不注意保健，任其发展，可以合并脂肪性肝炎，甚至发展为肝硬化。

14. 长期高脂肪膳食是肥胖的“元凶” 老年肥胖是老年期常见的疾病，以体脂含量过高，使体重超过理想体重的 20％为特征。

老年人长期进食高脂肪、高能量、低纤维饮食，饮食过快等均可导致肥胖。

肥胖是体内脂肪，尤其是三酰甘油堆积过多导致的一种状态，是一种多因素造成的慢性代谢疾病。主要是摄入的脂肪多而排出或消耗少导致的能量“正平衡”，多余的能量在体内储存变成脂肪，堆积在皮下和内脏，最终导致肥胖。

15. 长期高脂肪膳食可引发多种癌症 身体质量高(一般称为肥胖)与多种癌症的危险性有关，以子宫内膜癌、乳腺癌(绝经后)和胃癌的证据最为有力。肥胖也可能增加结肠癌的危险性。科学家认为，能量不平衡导致儿童及成年人中肥胖者越来越多，有一部分是由于随着工业化和城市化的进展，使人们的体力活动越来越少。随着年龄的增长，体力活动减少进一步加重，能量密集的高脂肪饮食特别容易导致缺乏体力活动者发生能量正平衡和体重增加。人体的体质指数(BMI)与其膳食中的脂肪含量有关。一般来说，膳食中脂肪的比例越高，肥胖症发生率越高，而发生疾病的危险性也增高；反之亦然。因此，有理由认为高脂肪膳食也会增加与肥胖有关的疾病危险性。

美国科学院的报告结论支持高脂肪膳食与结肠癌、前列腺癌及乳腺癌的危险性相关。并且，肥胖与子宫内膜癌有关。高脂肪膳食也有可能增加肺癌的危险性，但与吸烟相比其作用是很小的。

16. 长期高脂肪膳食所引发的疾病谱 有学者把高脂肪膳食称为“多病之源”，是“肥胖之祸”“高脂血症之灾”，除了引起上述多种疾病的危险性之外，还可能增加患慢性肾病、胰腺炎、痛风、肝病、视力下降、失明、耳聋的危险性。高脂肪可引发的疾病谱见图23。

(二)高糖膳食对人体的危害

人们一直认为，高脂肪、高盐饮食是健康的大敌，而忽略了高糖饮食对人体的伤害。医学家警告，过度食糖的危害堪比毒药。

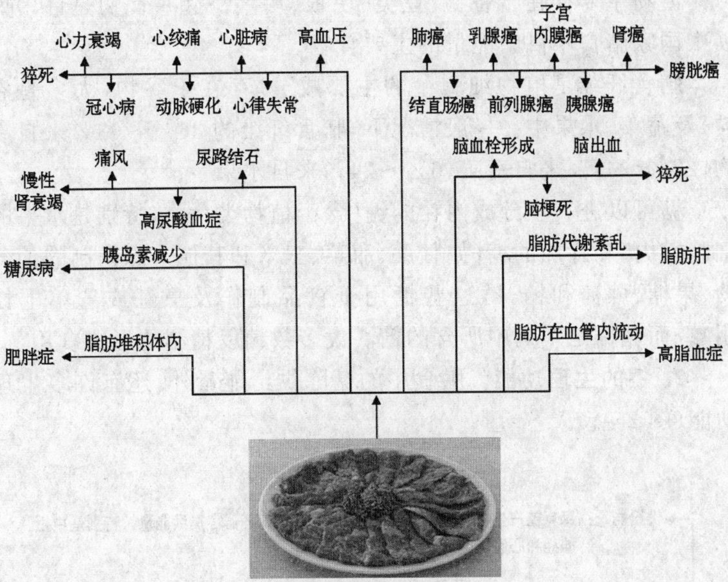

图 23　长期高脂肪膳食引发疾病谱

1. 糖的种类及来源　糖又名碳水化合物，是由碳、氢和氧三种元素组成的一大类化合物。按分子结构对糖进行分类见图 24。

糖或碳水化合物

- 单糖：葡萄糖、果糖
- 双糖：蔗糖、麦芽糖、乳糖
- 多糖：淀粉、糖原、纤维素、果胶（后两者不被人体吸收利用）
- 寡糖：由多糖分解而成

图 24　糖的分类

淀粉主要存在于谷物、豆类、块根、块茎。这些食物是许多发展中国家膳食中供给能量的主要食物。

膳食纤维是植物细胞壁的主要成分，存在于谷物（大多是谷粒）及蔬菜、水果中。一般情况下，膳食纤维的36％～63％来自谷物，22％～41％来自蔬菜，6％～24％来自水果。

糖可以进一步分成内在的糖（含于植物类食物，特别是水果的细胞壁内）和外加的糖（如甘蔗、甜菜、玉米和其他来源精制的葡萄糖、果糖、蔗糖和糖浆，这些糖用于食品制作及烹饪或餐单上饮用）。而乳糖是牛奶中所含的糖。大多数糖以精制的形式食用。

2. 糖的生理功能 膳食中的糖除供给能量外，还有许多生理功能（图25）。

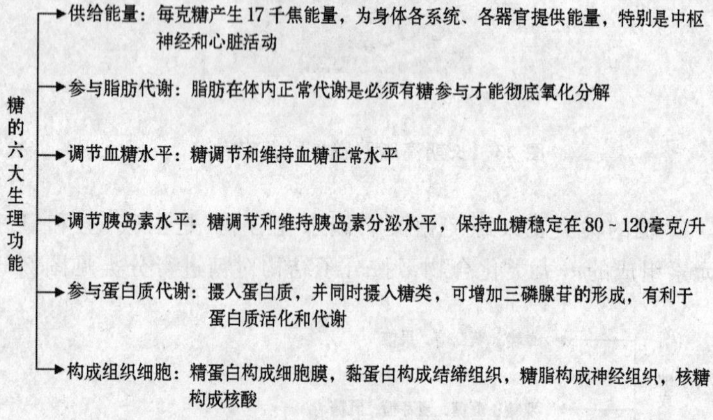

图25 糖的生理功能

3. 膳食中糖的消化及吸收 膳食中的糖主要为淀粉及少量双糖。唾液和胰腺都有消化淀粉的淀粉酶。由于食物在口腔停留很短，所以淀粉的消化主要在小肠进行（图26）。

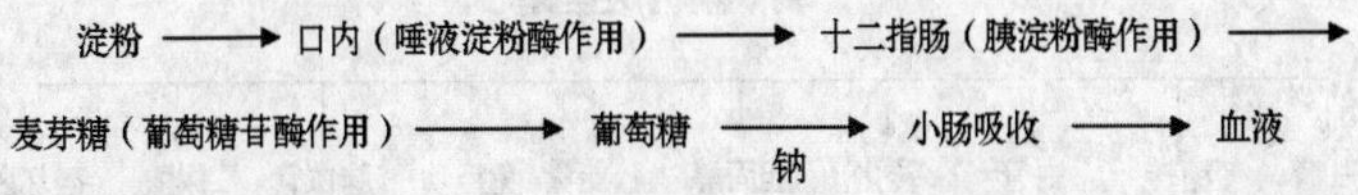

图 26　糖的消化及吸收

目前普遍认为，葡萄糖是与钠共同吸收的，在小肠内吸收并使葡萄糖更快地释放到血液循环中。

4. 人体对糖的生理需要量　目前，全世界对糖的需要量并没有确定。但由于主要由脂肪和蛋白质构成的膳食在许多方面对健康不利，因而应该考虑将糖作为膳食的主体。已证明膳食中糖占总能量大于 85％或低于 40％都是不利于健康的。

老年人活动少，糖代谢功能降低，所需能量逐年减少。因此，老年人应控制糖类的摄入。每天需要糖类以 40～50 克，占总能量的 55％～60％为宜，以免多余的糖类转化为脂肪而导致肥胖及多种疾病。

5. 高糖膳食引起病症的机制　人体摄入淀粉，只有转化为葡萄糖才能消化吸收和利用。但过多的葡萄糖对人体可造成无法弥补的伤害。

老年人摄入糖类（如大米、面条、蔗糖、葡萄糖、果糖等）过多，可导致血糖升高，胰岛素分泌减少。血三酰甘油升高，胰岛素受体功能降低，长期摄入高糖饮食可引发 2 型糖尿病，还可发生胰岛素综合征，临床表现有高血糖、高胰岛素血症、高脂血症、高血压、肥胖、冠心病、脑卒中、老年痴呆及多种癌症、致死性心脏病等。高糖饮食引起病症的机制见图 27。

6. 高糖膳食与癌症的关系　一些研究结果显示，精制程度低的淀粉可通过不同的机制预防结肠癌，而精制的碳水化合物（包括

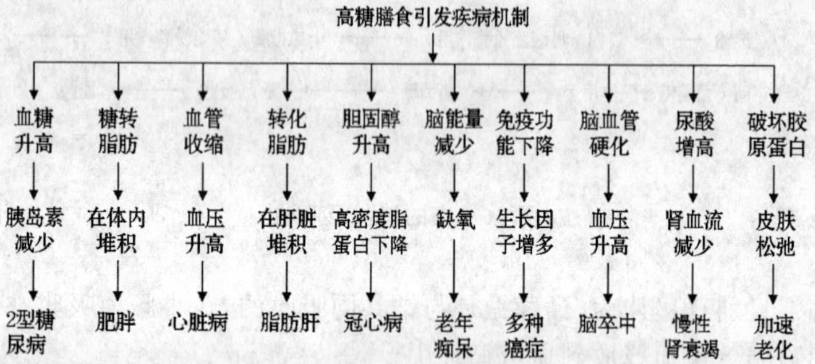

图 27　高糖膳食引发疾病的机制

精制淀粉)会增加结直肠癌的危险性。因为精制的含淀粉食物(如白米、白面粉和白面食)中含膳食纤维少,有保护作用的微量成分也比较少。这样的膳食中如果食盐含量较高,而蔬菜、水果及其他具有保护作用的食物较少,则使人体患胃癌的危险性增加。

流行病学和实验研究的结果提示,糖(尤其是精制蔗糖)含量高的膳食可能增加结直肠癌的危险性。在糖和富含糖的食物摄入量从 0 克/日增加到 60 克/日时,结直肠癌的危险性增加 1 倍多。每日摄入糖 30 克或以上者比每日摄入糖 10 克者危险性显著增加。

7. 高糖膳食引起的疾病谱　“我们应该像限制酒一样限制糖”,这是英国心脏病专家马洛特在《每日邮报》上发表的呼吁。

数据显示,圣诞期间,美国人和英国人的日均糖摄入量均超标 3 倍多。近日,美国《预防杂志》也盘点了糖的危害。长期进食高糖膳食引起的疾病谱见图 28。

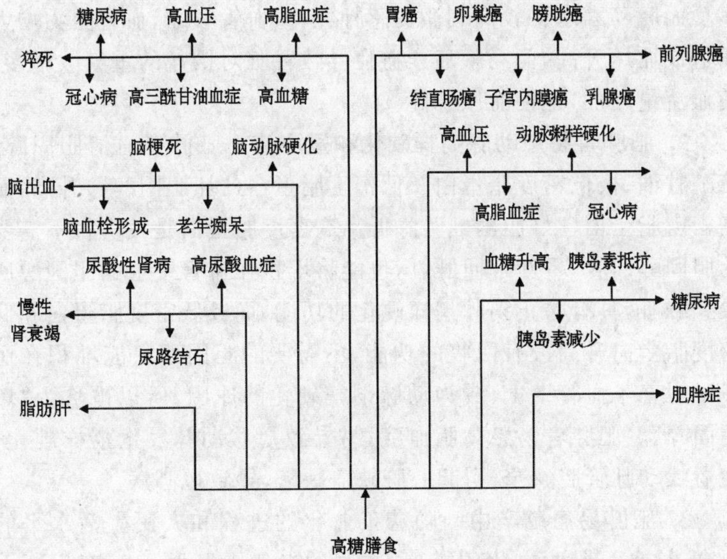

图 28　长期进食高糖膳食引发疾病谱

(三)肥胖对人体的危害

1. 肥胖易引发高血压　超重者高血压发病率比非超重者高 3 倍,明显肥胖者高血压发病率比体重正常者高 10 倍。体重越重,患高血压的危险性就越大。

20～30 岁的肥胖者,高血压发生率比同龄者高 1 倍。40～50 岁的肥胖者,高血压发生率比同龄者高 50%。

肥胖者血容量、心排血量、左心房舒张末容量、充盈压均增加,是易合并高血压的重要原因，也易发生充血性心力衰竭；肥胖者常多食而胰岛素水平较高刺激交感神经，致血管收缩，血管阻力增大而造成血压升高，而高胰岛素血症导致肾脏对钠盐的重吸收增多，使血流量增加，也使血压升高。

2. 肥胖者易患动脉粥样硬化和冠心病 肥胖者血清胆固醇、三酰甘油、极低密度脂蛋白及低密度脂蛋白（“坏胆固醇”）升高，而高密度脂蛋白（“好胆固醇”）降低。高密度脂蛋白是负责将不需要的胆固醇回收，重新带回肝脏，也能将堆积在血管壁上的胆固醇回收到肝脏，具有防止动脉粥样硬化的功能，而极低密度脂蛋白和低密度脂蛋白升高没有回收的功能，不需要的胆固醇只能堆积在血液中附着于血管壁上，成为动脉粥样硬化的原因，所以被称为“坏胆固醇”。肥胖者易患高脂血症，易导致冠状动脉发生粥样硬化，使冠状动脉管腔狭窄，引起心脏缺血缺氧，导致冠心病。

3. 肥胖易患脑卒中 随着工业化的进程和人民生活水平的提高，饮食习惯西方化的扩展，中国的老年人肥胖发生率不断上升。大脑动脉粥样硬化的发生率也在上升，大脑动脉管腔狭窄、血流减少，管腔慢慢地被血脂阻塞，就会发生脑梗死。大脑中的神经元一旦缺氧状态持续 4 分钟以上，就会导致脑细胞死亡，脑动脉中一根动脉被阻塞，其周围又有其他小动脉与其交错相连接，继续供血供氧，可导致少有或没有明显症状的腔隙性脑梗死。如果脑动脉粥样硬化严重，血管破裂，则导致脑出血和死亡。脑梗死、脑出血统称脑卒中（俗称脑中风）。

男性肥胖者脑出血的发生率是非肥胖者的 3.6 倍，女性肥胖者脑出血的发生率是非肥胖者的 1.7 倍，中年男性体重高于理想体重的 30％者，脑出血意外的概率增加 7 倍，腹部型肥胖者脑梗死的发生率比臀部型肥胖者高 3～5 倍。

4. 肥胖者易患 2 型糖尿病 肥胖者常患有高胰岛素血症，脂肪、肌肉、肝细胞的胰岛素受体数目和亲和力逐渐降低，对胰岛素不敏感,可导致胰岛素持续大量分泌,这就是胰岛素抵抗。内脏堆积脂肪过多的时候,肝脏合成糖原也多,再加上胰岛素抵抗,消耗不掉的糖原就会堆积在血液中,导致血糖升高,糖尿病发生率明显高于非肥胖者。

肥胖是发生糖尿病特别是2型糖尿病的重要危险因素之一,长期肥胖的人群中,糖尿病的发病率比普通人高4倍。在2型糖尿病人群中,80%的患者都为肥胖者,肥胖的病程越长,患糖尿病的概率就越大。腰围/臀围之比值与糖尿病的患病率呈正相关。而有效减肥可以预防糖尿病的发生,老年人控制体重的增长可以预防老年2型糖尿病的发生。

5. 肥胖者易患心绞痛和猝死 肥胖者心绞痛及猝死的发生率比体重正常者高4倍。体重超过标准体重的30%者,10年内发生冠心病的概率明显增加。心绞痛及猝死是肥胖者高脂血症引起的疾病的代表。

心绞痛是缺血性心脏病的表现之一,由于冠状动脉粥样硬化,使得冠状动脉内腔变得狭窄,血流不畅或血流减少,导致心肌暂时性缺血缺氧。在劳动、用力、遇到寒冷、精神兴奋或刺激时,心脏负荷量突然增加,就会出现心前区疼痛和(或)呼吸不畅等症状。心绞痛发作时,心肌仍可得到血液供血,因此发作时间为2~5分钟,最长也在10分钟左右,只要安静休养症状便会消失。

当营养心脏的冠状动脉由于动脉粥样硬化而完全被堵塞时,血液无法流动,心肌细胞由于缺血缺氧而坏死,可出现心力衰竭、休克、心跳停止,或猝死。

心肌梗死主要表现为突然胸部剧烈疼痛,面色苍白、呕吐、发冷、出汗,甚至患者自己有快要死亡的恐惧感。这种疼痛可持续30分钟到数小时之久,甚至猝死。

6. 肥胖者易患脂肪肝 肥胖者中脂肪肝的发生率高达50%。肝细胞中三酰甘油堆积过多导致30%的肝细胞堆积脂肪者便称为脂肪肝。

由于进食高能量、高脂肪、高糖、高盐膳食者易发生肥胖。肝脏合成的三酰甘油以脂蛋白的形式溶解于血液中，身体内过多的三酰甘油超出了肝脏的处理能力，三酰甘油便滞留在肝细胞内，越积累越多，形成脂肪肝。肝脏内含脂肪量为肝脏重量的5%～10%者，为轻度脂肪肝；肝脏内含脂肪量为肝脏重量的10%～25%，为中度脂肪肝；肝脏内含脂肪量超出肝脏重量的25%者，为重度脂肪肝。

轻度脂肪肝没有任何症状，随着肝脏的脂肪量逐渐增多，可出现全身乏力、食欲下降、腹胀、肝区不适或隐痛。通过限制饮食，增加体育活动，轻中度脂肪肝可逆转，脂肪肝可部分或全部消失。

应当指出，除酒精性脂肪肝可以转变为肝硬化外，由肥胖引发的脂肪肝转变为肝硬化的可能性很小，除非同时存在其他导致肝硬化的因素。

7. 肥胖者易患高尿酸血症和痛风　尿酸是核酸分解形成的废弃物。肥胖者多食高嘌呤食物，如动物内脏、海产品、大豆等，导致体内尿酸增多；肥胖者多存在胰岛素抵抗，易导致肾脏对尿酸的清除率下降，使尿酸排出减少而在体内堆积。

尿酸不易溶于水，血液中尿酸过多后就会形成结晶并在关节内堆积产生炎症反应，引起剧烈疼痛。血液中尿酸升高称为高尿酸血症，高尿酸血症是痛风的发病原因。

痛风通常表现为某一天突然在关节部位出现剧烈疼痛，70%左右发生于𧿹趾根部的关节，局部红肿、疼痛和触痛。

这种疾病的疼痛非常剧烈，风一吹就会觉得剧痛，因此被称为痛风。痛风有时也会发生在足部和膝关节。在发病人群中，几乎很少是女性患者，中年以上男性占绝大多数。

应当指出，当血尿酸超过正常值后，并非立即发生痛风，而是当尿酸值长期持续超过413微摩/升之后才可能发生痛风。据报道，腹部型肥胖的男性更易患痛风，腰围/臀围比值越大，痛风的发病率越高。

8. 肥胖者易患呼吸系统疾病 肥胖者由于胸壁有大量脂肪堆积，气管和咽喉部也有脂肪堆积，腹腔内更有大量脂肪堆积，使膈肌升高，均使肺脏受压而肺活量降低，活动后气短，更难做通气量较大的腹式呼吸运动，无法充分利用肺泡进行气体交换，易发生低氧血症和高碳酸血症导致呼吸困难。

肥胖者由于呼吸道阻塞，平卧睡眠时呼吸困难，睡熟后由于呼吸中枢兴奋性降低，易发生睡眠中呼吸暂停，严重者可患真性红细胞增多症、肺动脉高压症、肺心病等并发症，甚至发生心力衰竭。

肥胖者也易患肺栓塞，因为肥胖者易发生下肢血栓性静脉炎，血栓极易脱落，随着血液循环首先进入肺脏，堵塞肺动脉及其分支，阻断肺组织血液供应而引起病理和临床综合征。大部分肺栓塞不一定形成梗死而没有明显的临床症状。在老年人中，肺栓塞是常见病，又多与其他病并存，临床表现不典型，病情复杂，轻重悬殊，加之人们对它认识不足，误诊率和漏诊率极高。

9. 肥胖易导致病死率增高 据美国研究表明，在所有可以预防的致死原因中，肥胖仅次于吸烟，占第二位。肥胖每年导致30万人死亡。

在25～30岁的男性中，肥胖者的病死率比普通人高12倍，65～74岁的男性中，肥胖者的病死率比普通人高2倍。

肥胖引起病死率增高的原因有：肥胖引起多种并发症，如高血压、动脉粥样硬化、糖尿病、冠心病、脑卒中及恶性肿瘤等。由于肥胖者的皮下脂肪及内脏脂肪比普通人多，一旦手术，其危险性比普通人高很多，手术死亡的风险比普通人高2倍。

10. 肥胖者易患多种恶性肿瘤 肥胖者恶性肿瘤发生率升高，肥胖妇女子宫内膜癌发生率比正常妇女高2～3倍，绝经后妇女乳腺癌发生率随体重增加而升高，卵巢癌、胆囊癌和胆道癌、膀胱癌发生率也比普通人高。肥胖男性结肠癌、直肠癌、前列腺癌发生率比普通人高。

肥胖的程度越重，癌症的发生率越高，且腹部型肥胖更易患恶性肿瘤的主要原因是：患有高胰岛素血症及高脂血症，导致机体免疫功能下降；而肥胖又可引起内分泌功能紊乱，导致女性体内雌激素水平比普通妇女更高。雌激素水平增高，将引发子宫内膜癌和绝经后乳腺癌的风险。此外，肥胖者患食管腺癌、胃癌、胰腺癌、宫颈癌、贲门癌、淋巴瘤、软组织瘤及脑瘤的风险也比普通非肥胖者高。

11. 肥胖常引发的疾病谱 见图 29。

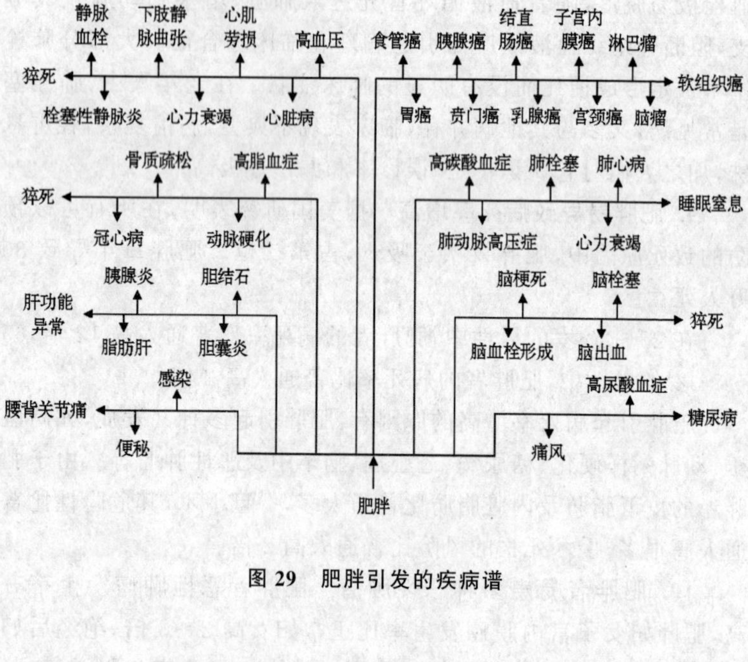

图 29 肥胖引发的疾病谱

(四)高蛋白膳食对人体的危害

糖尿病患者膳食中蛋白质应占总热能的15%～20%为宜,小儿、妊娠期、营养不良、消瘦、消耗性疾病者,可酌情提高;而有肾病变者,应给予低蛋白饮食,占总热能的10%左右(每日0.8克/千克体重)。乳、蛋、瘦肉、鱼、虾及豆制品等优质蛋白质较丰富。谷类食物中也含有植物蛋白质,每300克谷类中可有植物蛋白质20～30克,占全日蛋白质需要量的30%～50%,但植物蛋白质的生理作用要低于动物蛋白质,故在膳食中应适当控制植物蛋白质的摄入。过多摄入的蛋白质将形成脂肪在体内储存,且许多蛋白质食品中又含有极高的脂肪,过多地摄入动物蛋白质也伴随摄入过多的脂肪,不利于健康。

我国营养学会推荐的蛋白质摄入量标准:60～69岁男性为70克,女性为60克;70～79岁男性为65克,女性为55克;80岁以上男性为60克,女性为55克。如参加体力活动,可适当增加蛋白质食物。如按每千克体重所需蛋白质的量来计算,男性平均为0.95～1.1克/千克体重,女性为1.0～1.2克/千克体重。

糖尿病患者摄入蛋白质(尤其是优质蛋白质)不足或消化吸收不良,可导致低蛋白血症和贫血,继而可发生免疫功能下降,或发生感染性疾病、自身免疫性疾病及恶性肿瘤等。

值得注意的是,糖尿病人群都不该过多地摄入蛋白质。如每日蛋白质摄入超过2.0克/千克体重,会造成体内胶原组织增多,增加肾脏排泄氮质的负担,影响肾脏对钙和葡萄糖的重吸收,将导致高钙尿,进而发生骨质疏松症。更为严重的是,长期摄入高蛋白的膳食(如红肉),使体内生成过多乙酰辅酶A,导致体内合成胆固醇增多,其中"好胆固醇"(高密度脂蛋白胆固醇)降低,"坏胆固醇"

(低密度脂蛋白胆固醇及极低密度脂蛋白胆固醇)增高,将继发动脉粥样硬化,进而导致冠心病高发。

长期高蛋白膳食引发的疾病谱见图 30。

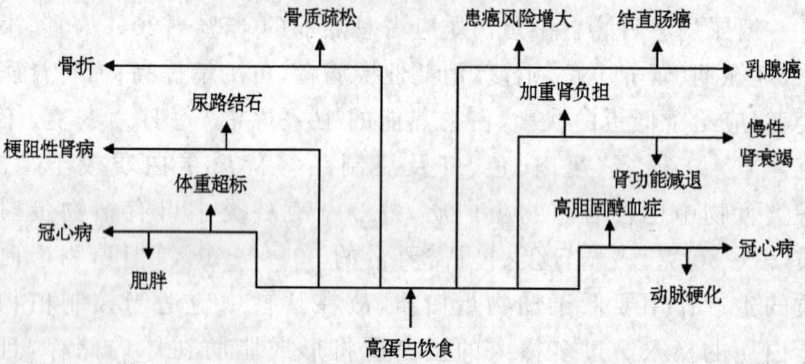

图 30　高蛋白质膳食引发的疾病谱

(五)高盐膳食对人体的危害

天然植物一般不含钠或含钠很少,而人和动物对钠有一种天生的欲望,作为一种补偿。膳食中的盐来源于保存、加工、烹饪或餐桌上外加的食盐。

大多数加工食品都加食盐,只是不同的加工食品,其含盐量不等,最高可达 4 克/100 克。

1. 食盐的成分　食盐即氯化钠,按重量计算含钠 40%,含氯 60%,如此,10 克食盐含钠 4 克。

2. 食盐的生理功能　钠的生理功能:①调节细胞外液容量;②维持体液渗透压;③调节机体酸碱平衡;④调节细胞膜电压;⑤

加强肌肉兴奋和收缩。

3. 人体对食盐的生理需要量 成人每天需要钠的安全量约为500毫克。没有任何证据表明钠的摄入量高出此水平会有任何好处。而对出汗不多者所提出的钠最低量为每日115毫克。

4. 多吃盐易引起糖尿病和心脑血管疾病 美国科学家建议，每天摄入盐低于6克可以预防高血压，因为钠是一种血管收缩剂，可促进血管收缩，进一步导致血压升高。而30％的高血压患者是因为吃盐过多所引起的。人体中的钠离子增多，吸收大量水分导致全身血容量增高，使血压持续升高，心跳加快，心脏负荷加重，可发生心力衰竭、水肿、高钠血症，可使人脑细胞脱水，导致神志恍惚、烦躁不安、抽搐、惊厥、昏迷以致死亡。高钠血症也进一步损害肾功能。糖尿病患者长期贪食咸味的食品，可发生致人死亡的高血压、心脏病、脑卒中。

5. 糖尿病患者吃盐过多有致残、致死风险 糖尿病患者每日摄钠应少于3克，相当于食盐7.6克，吃的盐越多，进入体内的钠也越多，吸收到血液内就越多，使血管内晶体渗透压上升，把血管外的水分吸收到血管内，导致血容量增加而使血压升高，而高血压是糖尿病患者并发症死亡的主要因素之一。30％～75％的糖尿病并发症可归因于高血压，并发高血压的糖尿病患者中更易发生脑卒中、冠心病、左心室肥厚和间歇性跛行、蛋白尿、视网膜出血等。可见食盐过多可致高血压，而高血压又是糖尿病患者致残、致死的主要原因。所以，控制高血压，限制盐的摄入也是对糖尿病的有效治疗。

6. 多吃盐易加速糖尿病患者发生骨质疏松 钠是导致人体骨质流失的杀手之一，有学者发现钠通常会使人的骨质每年流失约1％，患有高血压的糖尿病患者骨质流失的速度比血压正常的人快许多。

人体的肾脏每天会将摄入的钠随尿液排出体外，每排出1克钠的同时也将排出体内26毫克的钙，肾脏排出钠越多，钙的消耗越大，最终必将丢失大量钙质，而导致骨质疏松。澳大利亚科学家花了2年时间观察174名更年期妇女髋关节和膝关节X线片。观察她们的尿液，结果发现每天摄入食盐2 100毫克的妇女，骨质无改变，而每天摄入食盐超过3 000毫克的妇女，她们的骨骼缩小了。

长期糖尿病控制不良者多伴有肝肾功能不全，使维生素D_{25}-羟化障碍，1,25$(OH)_2D_3$生成减少；骨形成障碍发生骨质疏松。

美国科学家研究发现，更年期妇女每天在食物中摄入食盐达到4 800毫克时，在她们的尿中有骨质分解的成分，其含量比正常人多6%，证明多吃盐后会加速骨质耗损。

7. 多吃盐增加肾脏负担 钠是一种血管收缩剂，会使全身小动脉收缩，血压升高，导致肾血流量减少，损害肾功能。多吃盐后肾脏排钠也多，同时又增加钙排出量，损害肾功能，又易形成肾结石，进一步损害肾功能，长期高盐饮食有可能导致慢性肾衰竭。尤其是糖尿病患者，随着年龄的增长肾功能逐渐减退，或已患有高血压、动脉粥样硬化、慢性肾病的患者，高盐饮食均可能加速肾衰竭。

8. 吃盐过多会加速糖尿病患者发生白内障 澳大利亚科学家对3 000名成年人进行调查，结果发现，吃过咸的食物易导致眼睛的晶状体出现异常混浊，吃过咸食物的人，其晶状体混浊的概率是清淡口味人的2倍。

美国科学家建议，每人每日的食盐摄入量为2～4克，可避免遗传性高血压的发生。有人强调治疗高血压的第一种治疗应该是限制食盐的摄入量。限制食盐的摄取与药物治疗同样有效。

糖尿病患者多患有高血压和动脉硬化，低盐饮食已经是势在必行了。有1/4的普通人及60%的高血压患者对盐敏感，而采取低盐饮食，他们的血压就会大幅度下降。

专家建议，无论男女老幼，无论什么时候，无论什么场所，无论进食何种食物，无论血压是否正常，都应遵循低盐饮食的原则，这有利于健康长寿。

9. 高盐膳食引起多种疾病及机制 见图 31。

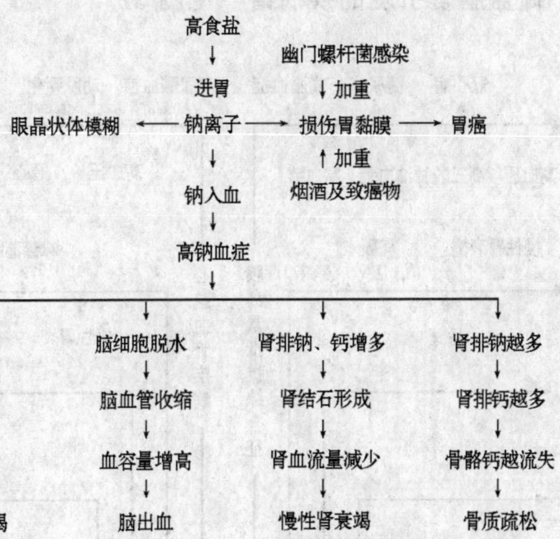

图 31　高盐饮食引发疾病及机制

10. 要警惕调味品中的盐 当前，很多老年人开始注意限制看得见的盐，但是忽视了日常生活中看不见的盐。许多食物自身就含有不同程度的盐，如 1 克味精含盐 0.5 克，100 克酱油相当于 15 克食盐，100 克榨菜相当于 11 克食盐，100 克香肠相当于 4 克食盐。就连许多蔬菜，如空心菜、豆芽、紫菜中都含有一定的盐。

有些吃起来不咸的食品也可能含大量的盐分，如薯片、虾条、饼干、挂面等，这些含盐食物吃起来不一定感到有咸味，单凭味觉分辨咸淡未必准确，有些同时有其他味道，如甜味，往往会掩盖咸味，而长期摄取高盐饮食者，尤其是老年人，会使味蕾萎缩、数量减少，味觉敏感度降低。因此，进食时要限制看不见的盐入口。有些食品在制作、加工过程中加入其他含钠化合物，如制作面食时使用小苏打（碳酸氢钠）或食用碱（碳酸钠），100 克加碱的馒头含钠相当于 0.8 克食盐的含钠量。

11. 高盐膳食引发的疾病谱 见图 32。

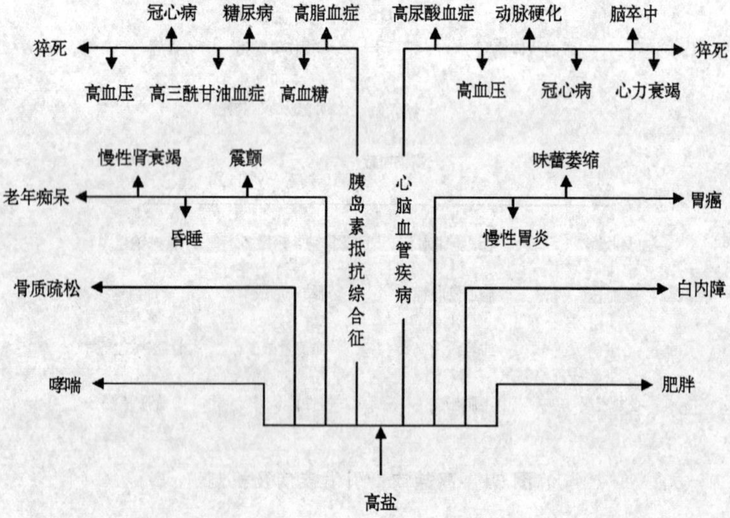

图 32 高盐膳食引发疾病谱

（六）长期饮酒对人体的危害

世界卫生组织指出："饮酒没有安全量，饮酒有损健康。"该组织郑重申明："少量饮酒有益健康的说法无科学根据，酒精是仅次于烟草的第二杀手。"美国科学家研究认为，即使每天"适量"或"少量"喝酒也会提高死亡风险，不存在安全的喝酒上限。

1. 乙醇(酒精)中的致癌物质　醇类在化学上有很多种,但是人类饮用的几乎都是乙醇。酒类饮料中除乙醇外,还夹杂着其他的危害物,如亚硝胺化合物、氨基甲酸酯、石棉(由石棉滤料中带入),以及原料、果品上附着的残留农药或砷剂。这些成分都是致癌物,还含有多环芳烃化合物,如3,4-苯并芘等致癌物,植物原料在加工过程中互相作用而产生的多种酯类、酚类和其他化合物。

2. 乙醇的原料及分类　乙醇是特殊碳水化合物经发酵而制成的,原料有:①葡萄及其他水果;②谷类;③植物的根;④中草药(药酒)。

含乙醇饮料的分类:①啤酒含乙醇4%~7%;②果酒(含葡萄酒)含乙醇10%~13%;③白酒(烈性酒)含乙醇30%~60%;④药酒(中草药浸泡在酒精中)含乙醇10%~30%。

3. 乙醇成分及其代谢物　世界上无论什么好酒,无论什么浓度的酒,无论哪个国家生产的酒,其主要成分都是乙醇。但值得警惕的是,有的丧心病狂者竟用工业酒精,甚至用毒性更大的甲醇制造假酒,致人双目失明及死亡。

乙醇经过胃肠全部吸收,主要在肝脏中代谢,转化为乙醛,又经过多种酶系统作用转化为乙酸,再分解为水和二氧化碳。但转化代谢乙醇的酶系统有很大的个体差异,所以人有酒量大小之别。

4. 人体对乙醇无生理需要　人体对乙醇无生理需要,乙醇是一种成瘾性饮品。乙醇对人体代谢、生理功能和行为有明显而严重的不良影响,一次大量饮酒不仅会急性中毒,甚至还会致死。人体摄入乙醇量越多,对多种营养素的摄取越少,长期饮酒会损害胃肠、肝脏、心血管及中枢神经系统。据统计,医院内每5名住院患者中即有1名患者患有与饮酒有关的疾病。

乙醇摄入量与他杀、自杀、交通事故及其他意外事件有一定关系,并且相当一部分暴力犯罪(包括强奸和谋杀)是在乙醇的作用下发生的。

5. 急性乙醇中毒分期及临床表现 老年人的乙醇代谢速度减慢，对乙醇的耐受性也降低，一次大量饮酒，可发生急性乙醇中毒，饮酒后几个小时，即可发生急性脂肪肝，重者可致死（图 33）。

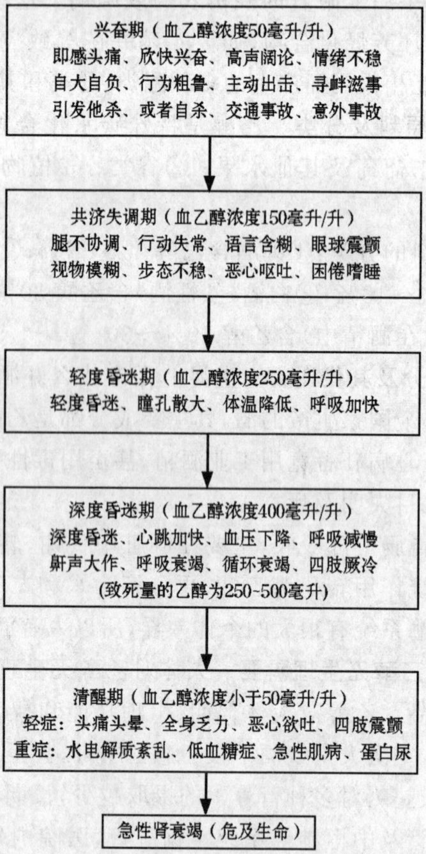

图 33　急性乙醇中毒分期及临床表现

6. 急性乙醇中毒的作用机制 乙醇在肝脏被氧化成乙醛，然后在醛脱氢酶作用下，氧化为乙酸。如一次大量饮酒也可发生乙醛存留，并出现急性中毒症状(图 34)。

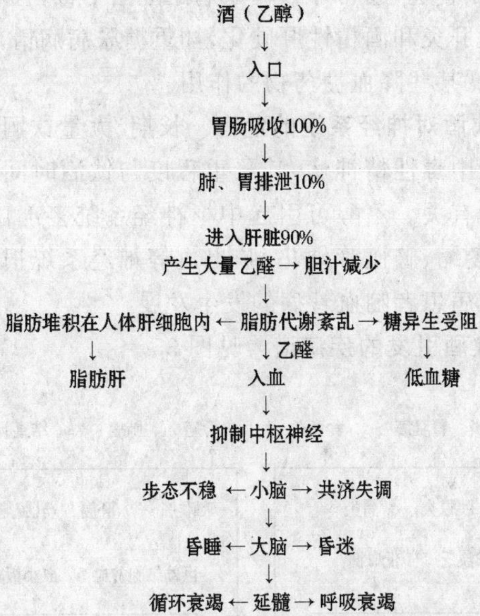

图 34　急性乙醇中毒机制

7. 饮酒对糖尿病患者的危害　酒精每克中含 309.62 焦耳热能，乙醇是一种高热能食物，又能消耗体内热能，长期饮酒可患高脂血症和物质代谢紊乱，从而增加肝脏负担使血糖升高，又使糖尿病病情失去控制。长期饮酒又不进食，可抑制肝糖原分解，出现低血糖反应。而糖尿病患者的肝脏解毒功能很弱，长期饮酒又会进一步损害肝功能。高脂血症和物质代谢紊乱，势必影响胰岛 B 细胞分泌功能，导致胰岛素不足加重，使血糖很难控制，也增加糖尿病并发症的发生和发展。

长期饮酒对糖尿病患者的主要危害有：①可导致患高脂血症、

高尿酸血症、高黏血症、高血压、高血糖；②可导致糖尿病病情进展，难以治疗；③可导致糖尿病患者营养失衡，不易纠正；④可导致低血糖、低血糖昏迷；⑤可导致糖尿病酮症酸中毒，且不易纠正；⑥可导致酒精性肝炎和酒精性肝硬化，加重糖尿病病情，引发多种并发症；⑦可降低某些降血糖药物的作用。

8. 长期饮酒对神经系统的危害 长期、大量饮酒的老年人可发生慢性酒精中毒性精神病，其严重程度与饮酒时间长短及摄入乙醇量的多少有关。乙醇可引起中枢神经系统多部位损害，包括小脑变性、脑萎缩、脑血管硬化、脑出血等神经系统损害。长期饮酒可加速糖尿病患者脑血管病的发生发展。

9. 长期饮酒引发的疾病谱 见图35。

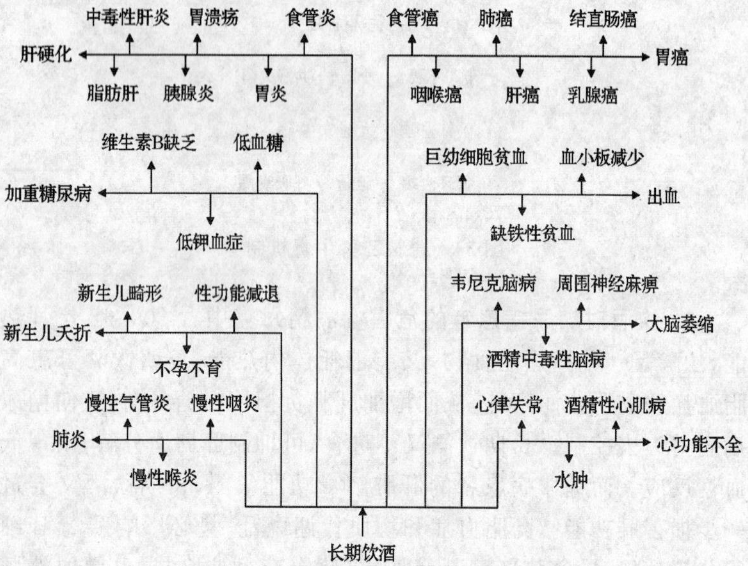

图35 长期饮酒引起的疾病谱

（七）长期吸烟对人体的危害

1. 吸烟对糖尿病患者的危害 吸烟有害健康，对糖尿病患者危害更大，因为：①烟草中的主要成分是烟碱，而烟碱能刺激肾上腺分泌，导致血糖升高；②烟碱对中枢神经具有兴奋作用，长期吸烟又对中枢神经有抑制和麻痹作用，不利于糖尿病情况观察和掌握；③长期大量吸烟，可导致心跳加快，血压升高，增加心脏负担，加速糖尿病心脏病和糖尿病肾病及糖尿病视网膜病变的发生发展；④烟碱又是冠心病的危险因素之一。吸烟对其他脏器的损害也影响糖尿病的控制。

2. 吸烟对人体的伤害

（1）脑部：尼古丁对脑的作用很复杂，既有兴奋神经系统的作用，又有抑制、松弛、短暂性增强记忆力的作用，可以令人清醒、集中注意力、减轻紧张情绪。但尼古丁又是导致香烟成瘾的主要成分，可使大量吸烟者成瘾、记忆力减退、失眠、多梦、神经衰弱、工作能力下降、视物模糊、听力减退、脑卒中等。

（2）呼吸系统：香烟烟雾中的焦油小颗粒，吸入后沉积在支气管和肺泡壁上，使支气管上皮细胞纤毛脱落、上皮细胞增生、鳞状上皮化生等，易导致慢性支气管炎、肺气肿、肺癌等。

（3）心血管系统：短期内大量吸烟者，可导致血管痉挛，血压升高，血流变慢，动脉硬化加速，从而诱发脑卒中和心脏病，甚至出现心律失常、心跳加快、心绞痛及心肌梗死等。据统计，吸烟者患心脏病的概率是不吸烟者的 70 倍。

（4）口腔、鼻咽、喉：香烟烟雾中的焦油、苯并芘等有毒致癌物质，对口腔黏膜、舌、唇、牙龈、上腭及鼻咽、喉部黏膜等，均有刺激作用。长期大量吸烟可使上述部位的黏膜充血、水肿、上皮增生、鳞状化生，成为致癌的基础。

（5）消化系统：香烟烟雾中的焦油和尼古丁可促进胃酸、胃蛋白酶的分泌，抑制胰腺分泌碳酸氢盐等。长期大量吸烟可引起或加重胃食管反流病、胃十二指肠溃疡及食管癌、胃癌的癌前病变。长期大量吸烟可引起胰腺炎并可诱发胰腺癌。

（6）泌尿、生殖系统：香烟中的某些化学物质也是膀胱癌、肾癌、子宫癌的致癌物质。男性吸烟可导致阳痿，女性吸烟也影响生育能力。

（7）面部：大量吸烟可导致皮肤血管痉挛，血流量减慢，皮肤温度降低，皮色变暗无光、干燥、皱纹增多，面颊提前下垂。

（8）急性一氧化碳中毒：每日吸烟一包（20 支），可使血液碳氧血红蛋白浓度升高 5%～6%。在吸烟环境中生活 8 小时，相当于吸 5 包烟，可引起急性一氧化碳中毒，出现头痛、头晕、心悸、乏力、恶心、呕吐、视物不清等表现。香烟烟雾中的一氧化碳，吸入后极易与红细胞中的血红蛋白结合，形成稳定的碳氧血红蛋白，导致全身组织缺氧，加重心血管疾病和脑血管疾病或直接导致死亡。

（9）孕妇及哺乳：孕妇吸烟者，可使子宫血管痉挛，减少对胎儿血氧和营养物质的供应，轻者可分娩低体重儿，导致新生儿心肺功能不全，重者可导致流产、早产、死胎或出生后夭折，或易发哮喘、婴儿面裂、宫外孕等。哺乳期吸烟，尼古丁可通过乳汁进入婴幼儿体内，影响婴幼儿的生长发育。

（10）肌肉：长期大量吸烟者可导致全身肌肉血管痉挛，肌肉血供减少而导致肌肉软弱，耐力下降，缺乏持久力和爆发力，肌肉疼痛或跛行、风湿性关节炎等。

3. 吸烟可引发的疾病谱 见图 36。

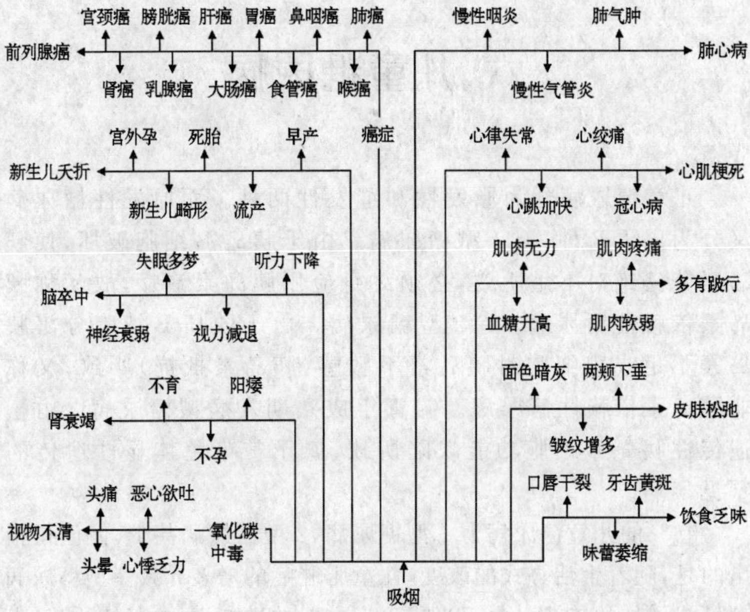

图 36　吸烟可引发的疾病谱

六、儿童糖尿病

儿童糖尿病分为原发性和继发性两种。而原发性糖尿病又分为以下 3 种：①1 型糖尿病。由于胰岛 B 细胞破坏，使胰岛素分泌绝对不足所致，必须终身应用胰岛素治疗，故又称胰岛素依赖性糖尿病。②2 型糖尿病。由于胰岛 B 细胞分泌胰岛素不足或靶细胞对胰岛素不敏感（胰岛素抵抗）所致，又称非胰岛素依赖性糖尿病。③青年成熟期发病型糖尿病。由于遗传性胰岛 B 细胞功能缺陷所致，属于常染色体显性遗传的罕见疾病。

98％的儿童糖尿病为 1 型糖尿病，2 型糖尿病甚少，但值得指出的是，随着生活方式的改变，儿童肥胖症的增多导致 2 型糖尿病有可能增加的趋势。由于当代治疗方法的进步，只要坚持治疗，患儿可获得较好的预后，维持正常的生活、学习，也可维持儿童的正常生长和发育。

（一）病因及发病机制

葡萄糖是人体能量代谢的重要环节。对于婴幼儿，葡萄糖几乎是脑细胞耗氧代谢的全部底物，脑细胞需氧量较高。另外，婴幼儿肌肉组织较少，糖异生生成的葡萄糖亦有限，脂肪代谢产生酮体，较易发生酮症。

儿童 2 型糖尿病是一种自身免疫性疾病。青少年肥胖可能是儿童 2 型糖尿病发病和发展的原因之一。由于胰岛 B 细胞对糖刺激的反应异常，而导致胰岛素的分泌减少，是2型糖尿病的主要病因。

(二)临床表现

1. 起病多较急骤 约50%以上以酮症酸中毒发病，年龄越小发病越急。其典型症状为多饮、多尿、多食和体重下降，即“三多一少”。但婴幼儿多饮、多尿不易被发现，很易发生脱水和酮症酸中毒。此类患儿极易误诊误治(图37)。

2. 糖尿病非典型表现 儿童因为夜尿增多可发生遗尿，年长儿可出现消瘦、倦怠、表情淡漠等非典型表现(图38)。

3. 儿童糖尿病特殊自然病程 见图39。

(三)诊　断

1. 年长儿 典型病例诊断并不困难。根据病史、实验室检查，以糖尿病诊断标准为依据。

有以下病史者都应该想到有糖尿病的可能，以避免误诊。

(1)有口渴、消瘦、倦怠的儿童。

(2)有糖尿病家族史的儿童。

(3)有不明原因脱水的儿童。

(4)有酸中毒表现的儿童。

2. 婴幼儿 出现下列表现者也应考虑有糖尿病的可能。需进行实验室检查。

(1)尿布总是湿的。

(2)久治不愈或总是复发的尿布疹。

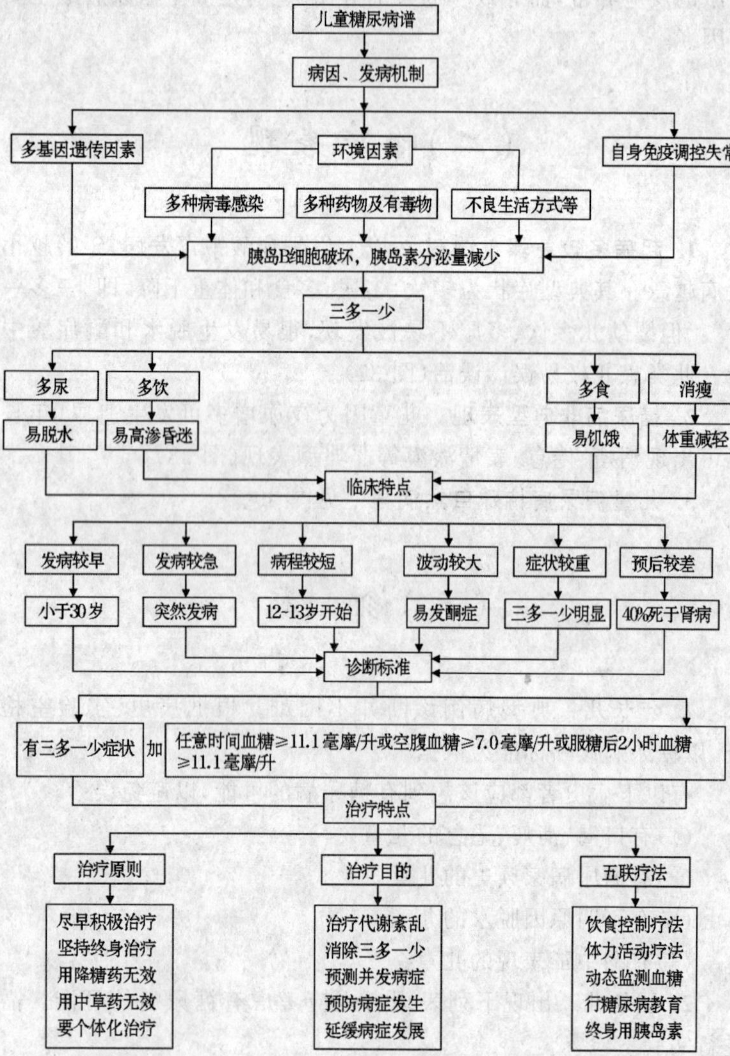
儿童糖尿病谱
病因、发病机制
多基因遗传因素
环境因素
自身免疫调控失常
多种病毒感染
多种药物及有毒物
不良生活方式等
胰岛B细胞破坏，胰岛素分泌量减少
三多一少
多尿
多饮
多食
消瘦
易脱水
易高渗昏迷
易饥饿
体重减轻
临床特点
发病较早
发病较急
病程较短
波动较大
症状较重
预后较差
小于30岁
突然发病
12~13岁开始
易发酮症
三多一少明显
40%死于肾病
诊断标准
有三多一少症状
加
任意时间血糖≥11.1毫摩/升或空腹血糖≥7.0毫摩/升或服糖后2小时血糖≥11.1毫摩/升
治疗特点
治疗原则
治疗目的
五联疗法
尽早积极治疗
坚持终身治疗
用降糖药无效
用中草药无效
要个体化治疗
治疗代谢紊乱
消除三多一少
预测并发病症
预防病症发生
延缓病症发展
饮食控制疗法
体力活动疗法
动态监测血糖
行糖尿病教育
终身用胰岛素

图 37　儿童糖尿病谱

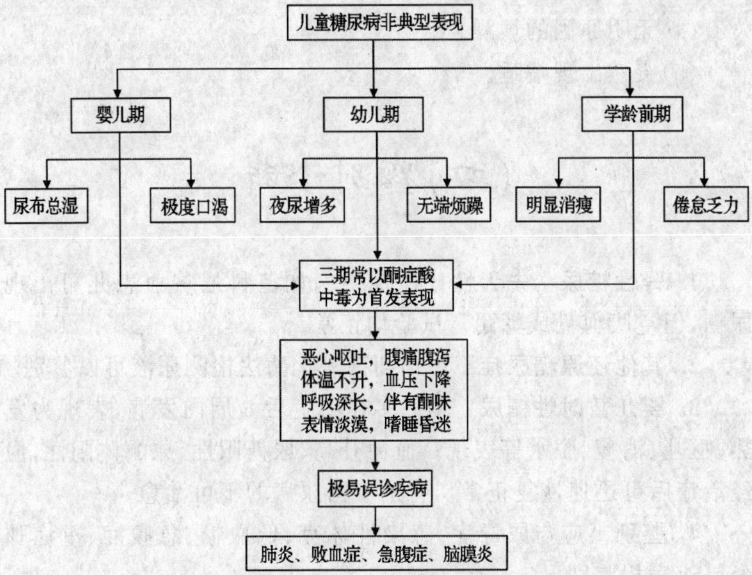

图 38　儿童糖尿病非典型表现

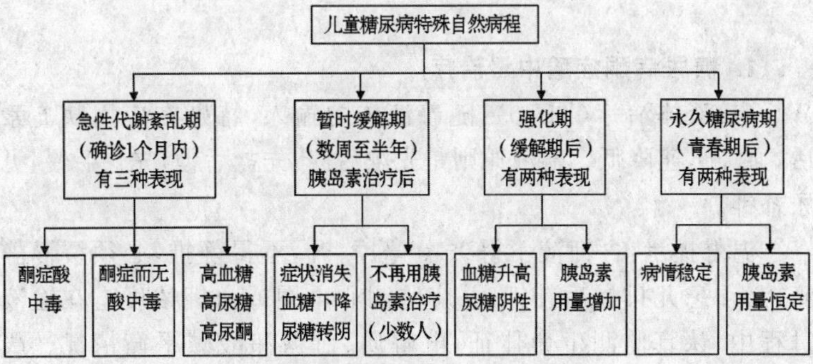

图 39　儿童糖尿病特殊自然病程

(3)极度饥饿或口渴。

(4)无明原因的烦躁。

(5)突然出现嗜睡。

(四)鉴别诊断

1. 肾性糖尿 先天性代谢性疾病如范科尼贫血患儿可出现尿糖,但空腹血糖或糖耐量试验均正常。

2. 其他还原糖尿症 用葡萄糖氧化酶法检测尿液可以鉴别。

3. 婴儿暂时性糖尿 本病多在出生后6周内发病,表现为发热、呕吐、消瘦、脱水等表现。血糖升高、尿糖阳性、尿酮体阳性,但经治疗后可迅速恢复正常。有别于糖尿病的不可治愈。

4. 鉴别 应与尿毒症、感染性休克、低血糖、急腹症、重症肺炎等疾病相鉴别。

(五)治　疗

1. 糖尿病酮症酸中毒治疗

(1)液体治疗(图40):随着液体的输入,特别在应用胰岛素后,血钾迅速降低。输液原则是先浓后淡,先盐后糖,先快后慢,见尿补钾。

温馨提示:含钾液不得>40毫摩/升,不得静推,必须缓慢静滴,必须患儿排尿后补钾,并应监测心电图或血钾浓度。在输液过程中,认真监测生命体征、电解质、血糖和酸碱平衡情况。严禁发生并发症脑水肿。其表现为头痛(烦躁)、意识障碍、嗜睡、惊厥等。

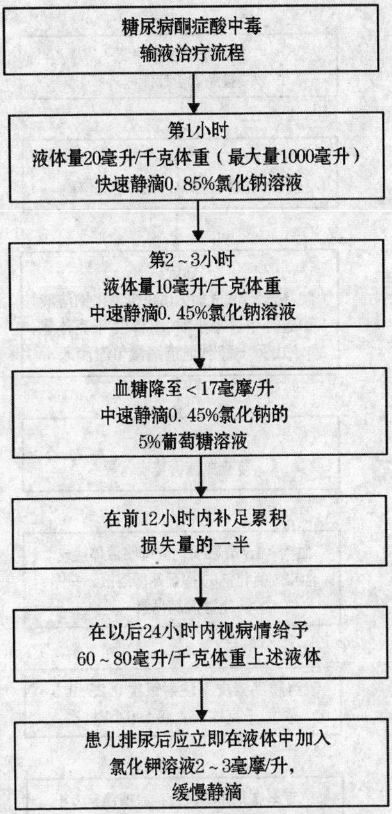

图 40　糖尿病酮症酸中毒液体治疗流程

(2)酮症酸中毒胰岛素治疗流程：酮症酸中毒在治疗不当时，可能引发脑水肿、低血糖昏迷、低钾血症、碱中毒、心力衰竭、肾衰竭等。故在治疗的全过程必须严密观察病情变化，及时调整治疗计划，切忌因处理不及时而加重病情(图 41)。

酮症酸中毒常并发感染，故应及时给予抗生素治疗。

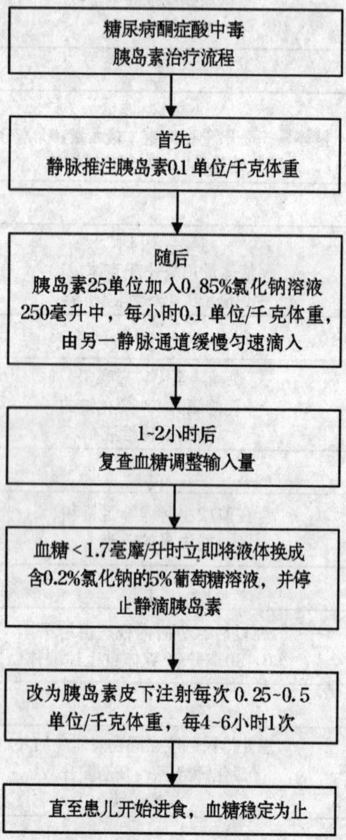

图 41　糖尿病酮症酸中毒胰岛素治疗流程

2. 长期治疗

(1)饮食治疗：食物的热能要适合患儿的年龄、生长发育和日常活动的需要(图 42)。对年幼儿宜稍偏高。

每餐中当留出少量(5%)作为餐间点心。

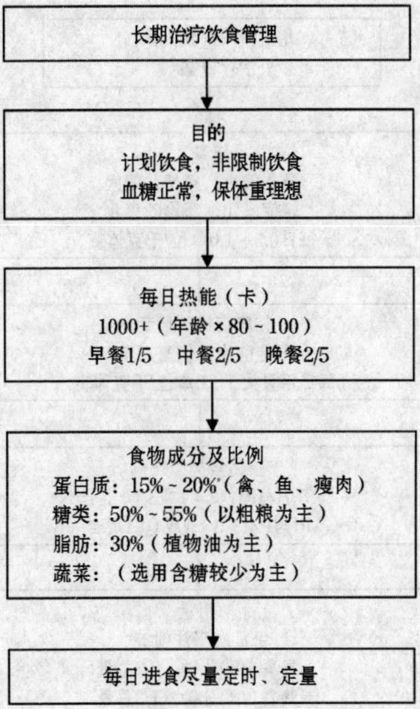

图 42　儿童糖尿病饮食管理

糙米所造成的血糖波动远较精制的白米、面粉、土豆等为小。脂肪摄入应食用含多价不饱和脂肪酸的植物油。

(2)长期胰岛素治疗流程见图 43。

NPH：中效

低精蛋白锌胰岛素

RI：短效

正规胰岛素

PZI：长效

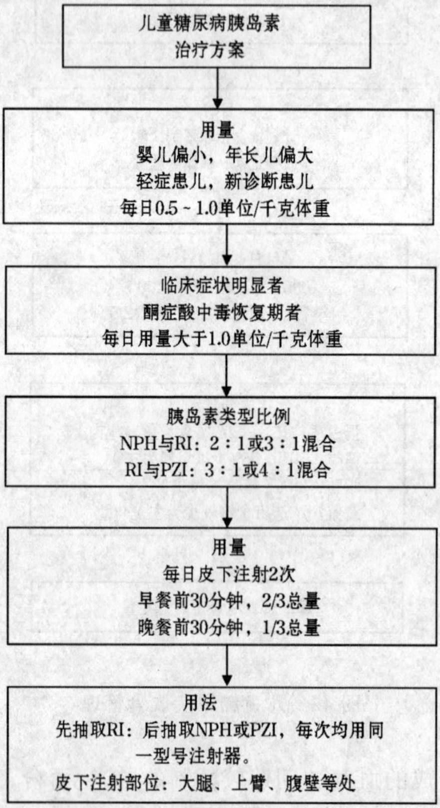

图 43　儿童糖尿病胰岛素治疗流程

低精蛋白锌胰岛素按顺序轮番注射，1 个月内不可在同一部位注射 2 次，两针间距 2.0 厘米左右，以防日后局部皮肤萎缩，影响疗效。

胰岛素剂量的调整：早餐前注射的胰岛素提供早餐和午餐

后的胰岛素，晚餐前注射的胰岛素提供晚餐后及次日晨的胰岛素。

应根据用胰岛素日血糖或尿糖结果，调整次日的胰岛素用量。每2～3日调整一次，直至尿糖不超过＋＋，血糖、尿糖稳定后，在相当一段时期中可不用再调整。

(3)胰岛素长期治疗不良反应及预防见图44。

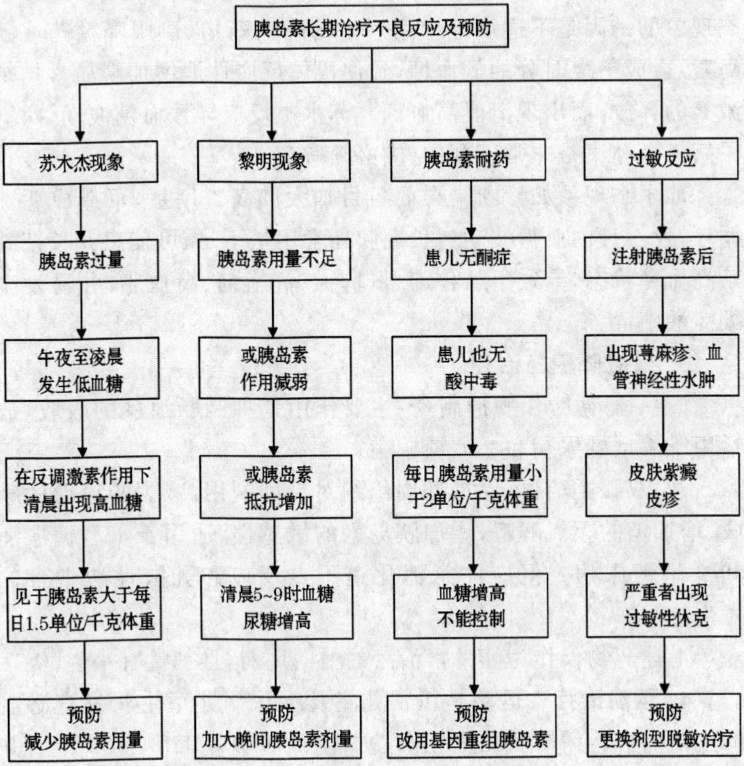

图44　胰岛素长期治疗不良反应及预防

黎明现象是指糖尿病患者在黎明时分出现的高血糖表现：前半夜血糖值均在正常水平，从清晨4小时开始血糖进行性升高，至黎明时分血糖值明显升高。其主要常见原因可能为晚上药量足，或晚上服药过早，药效达不到早晨之故。

苏木杰反应是指低血糖出现后的反跳性高血糖反应。在应用胰岛素或口服降糖药治疗的糖尿病患者，在夜间曾出现低血糖反应，在睡眠中未被发现，但到清晨却出现明显的空腹高血糖。苏木杰现象的诱因是不适当地应用过量的降糖药物（口服降糖药或胰岛素）造成午夜时分的低血糖，致使机体反应性地增加胰岛素拮抗激素的释放，而出现清晨高血糖。苏木杰反应导致血糖波动，对糖尿病患者健康是非常不利的，应必须避免。

苏木杰现象如诊断错误而盲目加大胰岛素用量，可造成恶性循环，致一日内血糖波动。长期胰岛素用量不足，可使患儿长期处于高血糖状态，导致生长停滞、肝脾大、高血糖、高血脂，并易发生酮症酸中毒。

3. 口服降糖药治疗

(1)α-葡萄糖苷酶抑制药：主要作用是抑制肠道糖的吸收，故适用于1型糖尿病和2型糖尿病。

(2)双胍类药：可促进外周组织对糖的利用，减少肠道糖的吸收、增加糖的无氧酵解，增加胰岛素的敏感性，适用于1型糖尿病和2型糖尿病。但应注意消化道不良反应和乳酸性酸中毒的发生。

上述药物仅作为胰岛素治疗的辅助用药，且剂量宜小。

4. 运动治疗　运动是正常儿童及糖尿病儿童生长发育必需的生活内容。糖尿病儿童经常参加体育活动者在10～30年后并发症的发生率和病死率都明显低于不参加体育活动者。

(1)运动治疗的重要价值

①增强外周组织对胰岛素的敏感性，增强体内糖代谢。

②运动可使活动的肌肉组织对胰岛素的敏感性增加,加速肝糖原、肌糖原的分解,促进外周组织对糖的利用,有利于降低血糖。

③运动可加速体内脂肪分解,减少脂肪在体内堆积,防止肥胖,增加高密度脂蛋白,预防心血管并发症。

④运动时肌肉消耗热能,促进脂肪、胆固醇、游离脂肪酸的利用,有利于减肥,并有利于降脂。

⑤运动可促进全身脂肪重新分布,减少腹部脂肪堆积,防止腹型肥胖。

⑥运动可加速血液循环,改善心肺功能,加速全身代谢。

⑦运动可增强肌力、肌持久力,增强机体对外界的适应力、抵抗力,也促进全身的调整力、柔韧性。

⑧运动可消除应激,改善脑组织功能状态,使人的精神有爽快感、充实感、满足感、获得感。

⑨运动能提高全身的耐受力及精神的决断力、意志力、自制力、创造力。

⑩运动可调整心肺功能及神经、内分泌、新陈代谢功能,有利于降脂、降压,防止动脉硬化,预防和改善微血管病变。

(2)运动处方

①运动强度。运动中脉搏不大于105次/分。

②运动项目。儿童可以选择骑自行车或踏板车、散步、慢跑、游泳及跳舞等。

③运动时机。空腹运动易发生低血糖,餐后立即运动又影响消化、吸收,故餐后1小时较为合适。

④运动时间。1型糖尿病患儿每天运动1小时为合适。

⑤运动频度。因人而异,最好每天坚持运动。

但要注意的是,运动时必须做好胰岛素用量和饮食调整,运动前应减少胰岛素用量或加餐,固定每天运动时间,可预防发生运动后低血糖。

如果运动后经常出现低血糖表现，如多汗、无力、心慌、颤抖、头晕等症状，应减少胰岛素用量的1/10。平日应准备含糖食品，一旦出现上述低血糖表现时食用。

5. 儿童糖尿病治疗特点

(1)儿童糖尿病98%为1型糖尿病，需终身应用胰岛素治疗。

(2)儿童糖尿病多数病情不稳定，易出现酮症酸中毒或低血糖。

(3)婴幼儿糖尿病易发感染。

(4)儿童糖尿病患者剧烈活动或拒食时易发生低血糖。

(5)同一个患儿胰岛素用量需要常调整。

(6)儿童糖尿病患者都存在生长发育问题，应按年龄供给相应热能及营养需要。

(7)口服降糖药中，磺脲类无效，双胍类在疾病早期可与胰岛素协同治疗。

(8)家长应掌握有关糖尿病治疗及保健知识。

(六)儿童糖尿病的三级预防

1. 一级预防 要加强患儿预防病毒感染，远离食用亚硝胺食品，提倡母乳喂养，从而减低易感个体罹患糖尿病。严防儿童肥胖，可预防2型糖尿病。

2. 二级预防 提倡病前小剂量治疗预防、基因治疗、免疫治疗预防。

3. 三级预防 采用食疗、药物治疗及康复治疗，以减轻并发症的发生。已有并发症者要尽量防止其由早期向晚期进展，积极治疗心、脑、肾、眼的并发症。

七、2 型糖尿病

2 型糖尿病是最普遍的糖尿病,也是最常见的慢性病之一。全世界已超过 1.5 亿人患有 2 型糖尿病。国际糖尿病联盟预测,到 2025 年,全球 2 型糖尿病患者将翻倍。我国 2 型糖尿病患者已达 2 000 万人,随着肥胖儿童的增加,2 型糖尿病患者大有增加趋势。

(一)2 型糖尿病高危人群谱

2 型糖尿病高危人群谱见图 45。

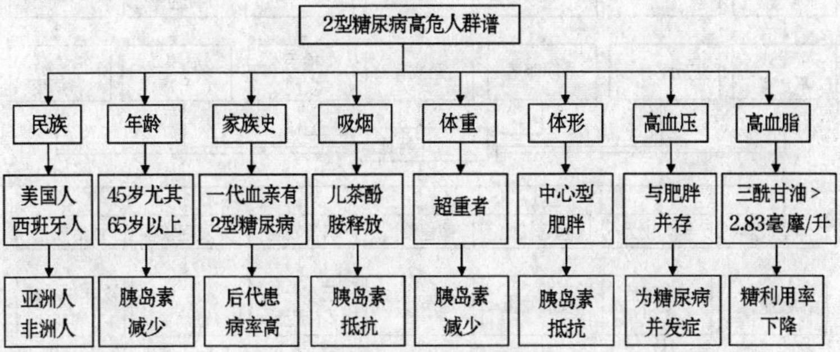

图 45　2 型糖尿病高危人群谱

(二)2 型糖尿病谱

2 型糖尿病谱见图 46。

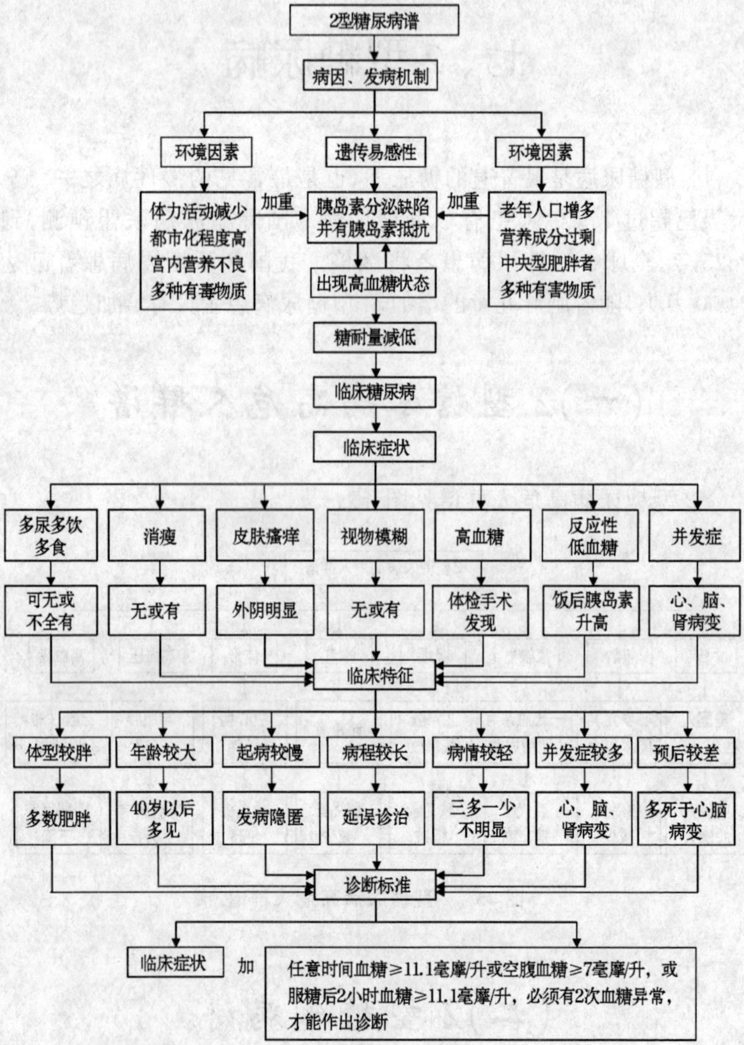
2型糖尿病谱
病因、发病机制
环境因素
遗传易感性
环境因素
体力活动减少
都市化程度高
宫内营养不良
多种有毒物质
加重
胰岛素分泌缺陷
并有胰岛素抵抗
加重
老年人口增多
营养成分过剩
中央型肥胖者
多种有害物质
出现高血糖状态
糖耐量减低
临床糖尿病
临床症状
多尿多饮
多食
消瘦
皮肤瘙痒
视物模糊
高血糖
反应性
低血糖
并发症
可无或
不全有
无或有
外阴明显
无或有
体检手术
发现
饭后胰岛素
升高
心、脑、
肾病变
临床特征
体型较胖
年龄较大
起病较慢
病程较长
病情较轻
并发症较多
预后较差
多数肥胖
40岁以后
多见
发病隐匿
延误诊治
三多一少
不明显
心、脑、
肾病变
多死于心脑
病变
诊断标准
临床症状
加
任意时间血糖≥11.1毫摩/升或空腹血糖≥7毫摩/升，或
服糖后2小时血糖≥11.1毫摩/升，必须有2次血糖异常，
才能作出诊断

图 46　2 型糖尿病谱

（三）1型糖尿病与2型糖尿病主要不同点

1型糖尿病与2型糖尿病主要不同点见表4。

表4　1型糖尿病与2型糖尿病主要不同点

不同点	1型糖尿病	2型糖尿病
发病年龄	婴幼儿、儿童至年长儿	成年人
发病急缓	急骤、多有感染诱因	缓慢
病情轻重	“三多一少”较重 婴幼儿被忽视	“三多一少”轻 或不全有
体重	多较瘦	多肥胖
胰岛功能状态	胰岛B细胞受损多见	胰岛素抵抗多见
酮症酸中毒发生率	多	无
胰岛素治疗效果	敏感	不敏感
对胰岛素依赖程度	依赖	不依赖
ICA、IAA和GAD	阳性	阴性
并发症	糖尿病肾病系死因	多见心脑血管病死亡

注：ICA. 胰岛细胞抗体；IAA. 胰岛素自身抗体；GAD. 谷氨酸脱氢酶

（四）2型糖尿病急性并发症

2型糖尿病急性并发症见图47。

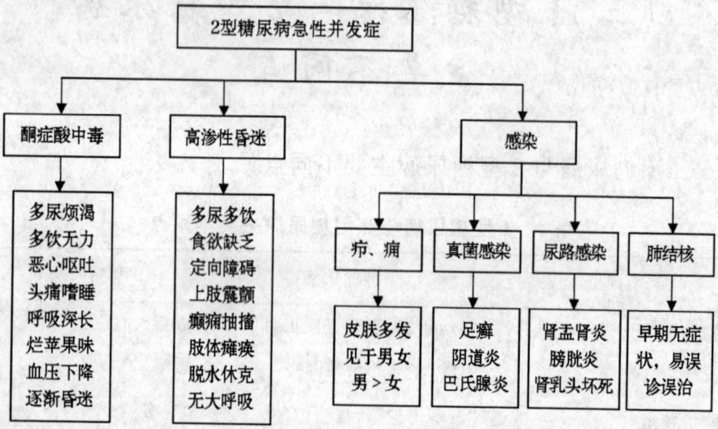

图 47　2 型糖尿病急性并发症

（五）2 型糖尿病慢性并发症

2 型糖尿病慢性并发症疾病谱见图 48。

（六）治　疗

1. 治疗特点　见图 49。

2. 饮食治疗　饮食治疗是不可或缺的重要措施。在总热能、营养成分、进食量及进食次数等基础上，再配合口服降糖药物或胰

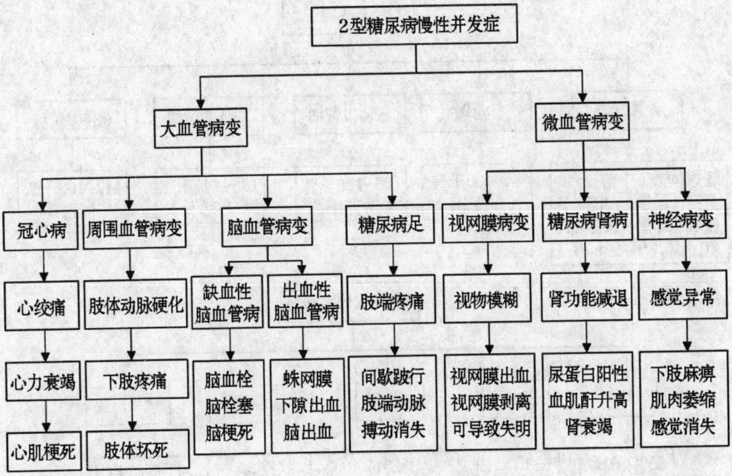

图48　2型糖尿病慢性并发症

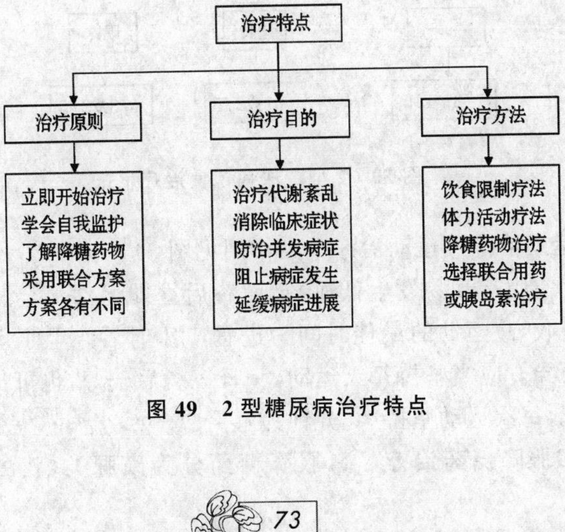

图49　2型糖尿病治疗特点

岛素治疗将更好地控制血糖又不发生低血糖。饮食治疗见图 50。

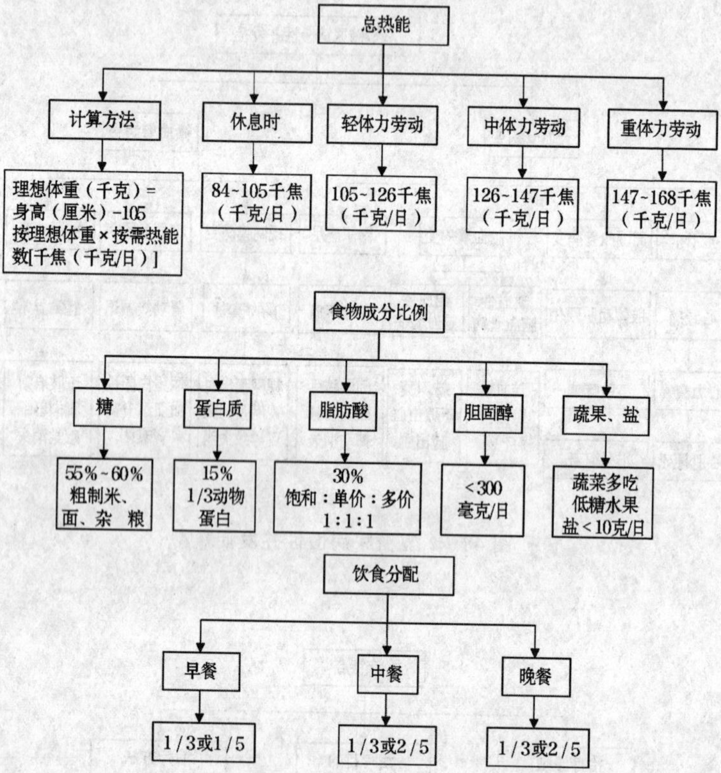

图 50　2 型糖尿病饮食治疗

3. 运动治疗　运动治疗十大作用见图 51。

由于空腹运动易发生低血糖，而餐后立即运动又会影响食物消化和吸收，故运动的最佳时间为进食 1 小时后。至于运动频率则因人而异。应当坚持每天运动，一日三餐后较好，也可集中在晚餐后进行，每次运动坚持 30 分钟为宜。

4. 口服降糖药治疗　口服降糖药分为磺脲类（胰岛素促泌

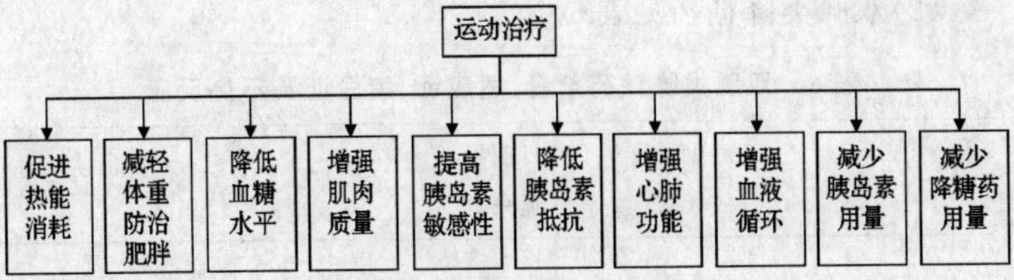

图51 运动治疗的作用

药)、双胍类、α-葡萄糖苷酶抑制药、噻唑烷二酮类(胰岛素增敏药)。

(1)磺脲类降糖药见表5。

表5 磺脲类降糖药剂量、适应证、禁忌证及不良反应

名称	每片剂量(毫克)	每日剂量(毫克)	适应证	禁忌证	不良反应
格列本脲(优降糖)	2.5	2.5～15,维持量2.5～5	胰岛素不敏感患者 肥胖患者应用双胍类药物血糖控制不良 患者对双胍类药物有胃肠道反应者 采取饮食和运动干预而血糖控制不理想患者	1型糖尿病 有严重并发症 有酮症倾向者 妊娠期和哺乳期糖尿病者	低血糖 恶心、呕吐 粒细胞减少症 溶血性贫血
微粒型格列赫素(微粒型优降糖)	3.5	1.75～10.5			
格列齐特(达美康)	80	80～400,维持量80～160			
格列波脲(克糖利)	25	25～100,维持量25			
格列喹酮(糖适平/糖肾平)	30	30～180,维持量30			
格列吡嗪(美吡达/迪沙片)	5/2.5	5～30,维持量5～15			
格列吡嗪控释片(瑞易宁)	5	5～20,维持量5～10			
消渴丸	10粒含优降糖1片2.5	15～30粒			
格列美脲(迪北、万苏平、圣平、亚莫利)	1.2	起始剂量1～2,推荐最大剂量8,维持量2～4			

(2)双胍类降糖药见表6。

表6　双胍类降糖药剂量、适应证、禁忌证及不良反应

名　称	每片剂量(毫克)	每日剂量(毫克)	适应证	禁忌证	不良反应
苯乙双胍(降糖灵)	25、50	25～150,维持量25～50,超过100时,不良反应明显	超重或肥胖者和胰岛素联合应用者 胰岛素治疗疗效较差者 原发性肥胖症	酮症酸中毒 乳酸性酸中毒 严重心、肝、肾疾病 老年患者慎用 妊娠期及哺乳期糖尿病者	恶心、呕吐、腹泻 肝、肾、心、肺功能不好者 过敏者
二甲双胍	250	250～1500,维持量250～750			
迪化糖锭、立克糖	500				
降糖片、美迪康	250				
格华止	500、850				
二甲双胍肠溶片	250	500～1500,常用量500,维持量250～750			

(3)α-葡萄糖苷酶抑制药见表7。

表7　α-葡萄糖苷酶抑制药剂量、适应证、禁忌证及不良反应

名　称	每片剂量(毫克)	每日剂量(毫克)	适应证	禁忌证	不良反应
阿卡波糖(拜糖平)	50	50～300,维持量50～100,小剂量开始,逐渐加量	空腹血糖<11.1毫摩/升 早期有低血糖反应者	肝肾功能受损者 严重感染者 酮症酸中毒 妊娠期糖尿病者 哺乳期糖尿病者	腹胀 排气增多 腹痛、腹泻
伏格列波糖(倍欣)	0.2	0.2～0.8,维持量0.2～0.4,小剂量开始,逐渐加量			

(4)噻唑烷二酮类降糖药见表8。

表8　噻唑烷二酮类降糖药剂量、适应证、禁忌证及不良反应

名称	每片剂量（毫克）	每日剂量（毫克）	适应证	禁忌证	不良反应
罗格列酮（文迪雅）	2、4	2～8，最大量8，维持量2～4	应用饮食和运动控制不佳患者 单用胰岛素控制不佳者 单一用药控制不佳者	过敏者 酮症酸中毒者 水肿患者 心功能不良者 妊娠和哺乳期	贫血 水肿 低血糖 腹胀
吡格列酮（艾汀）	15	15～45，维持量15～30			

5. 胰岛素治疗

(1)胰岛素治疗的临床意义和原则

临床意义：①降低2型糖尿病患者的高血糖和高脂血症，防止肥胖和胰岛素抵抗。②防止、延缓或抑制微血管病变，如糖尿病肾病、神经病变及视网膜病变等。③防治糖尿病慢性并发症的发生发展，如心脑血管病。④控制糖尿病临床症状，如“三多一少”。

治疗原则：①严格掌握胰岛素治疗适应证。②熟悉各剂型胰岛素作用特点。③强调胰岛素治疗个体化、因人而异、因病而定、灵活掌握。④第一次应用胰岛素一般要应用短效胰岛素，每日3～4次，皮下注射。⑤初用胰岛素必须从小剂量开始，防止发生低血糖。⑥不可随意自行中断胰岛素治疗，以防发生酮症酸中毒。⑦应用胰岛素治疗时，必须强调严格控制饮食，与增加运动相配合。

(2)胰岛素剂量调整

①胰岛素第一次剂量的确定。依据糖尿病确定胰岛素剂量。

在确定饮食量及运动量之后，再根据患者的血糖、尿糖、病情及体重来评估胰岛素第一次剂量。

根据尿糖定性评估剂量，即每餐前尿糖定性，按尿糖每1个加号(+)，给予胰岛素3～4单位。如早餐前尿糖2个加号(++)，在早餐前给予胰岛素8个单位皮下注射(表9)。

表9 根据尿糖检测结果给予胰岛素试用量

加入班氏试剂尿染色变化	蓝	绿	黄	橘红	砖红
尿糖检测结果	±	+	++	+++	++++
胰岛素试用量(单位)	0～4	4	8	12	16以上

②根据24小时尿糖总量(每2克尿糖给予胰岛素1单位)，确定全天胰岛素试用量。例如，24小时尿糖定量为54克，每日应给予胰岛素27单位，分3次皮下注射。仅限于肾糖阈正常者。

③根据生理需要量确定胰岛素第一次用量。正常人每日胰岛素分泌量为24～48单位，其中24单位为基础量，每日可按24～30单位给予。胰岛素第一次剂量确定后，可将全日量分配到三餐前15～30分钟皮下注射。剂量分配原则是早餐前＞晚餐前＞午餐前。

④根据病情、体重评估胰岛素第一次用量。2型糖尿病患者病情中度可按0.3～0.4单位/(千克·日)给予胰岛素。病情严重或有应激状况可＞1.5单位/(千克·日)给予胰岛素。胰岛素第一次剂量确定后，可将全日量分配到三餐前15～30分钟皮下注射。剂量分配原则为早餐前＞晚餐前＞午餐前。

(3)胰岛素治疗适应证、剂型、用法及不良反应见表10。

表 10　胰岛素治疗适应证、剂型、用法及不良反应

适应证		剂型	注射途径	作用时间(小时)			注射时间	不良反应
				开始	最强	持续		
2型糖尿病经饮食控制及口服降糖药治疗未获得良好控制者	速效	普通胰岛素(R1)	静脉	即可	1/2	2	视病情需要	低血糖反应、肥胖、高胰岛素血症、过敏反应
			皮下	1/2～1	2～4	6～8		
		基因工程人胰岛素	静脉	即可	1/2	2		
			皮下	1/2～1	2～4	6～8		
	中效	鱼精蛋白锌胰岛素(NPH)	皮下	2～3	8～12	18～24	早餐前1次或早晚餐前各1次	
		基因工程人胰岛素(NPH)	皮下	2～3	8～12	18～24		
	长效	精蛋白锌胰岛素(P21)	皮下	3～4	14～20	24～36	早餐前1次或早晚餐前各1次	

八、妊娠期糖尿病

妊娠期糖尿病是指怀孕前未患糖尿病，而在怀孕时才出现高血糖的现象，其发生率为1%～3%。妊娠期有各种程度的糖耐量减低或明显的糖尿病，不论是否需要胰岛素或仅使用饮食治疗，也不论分娩后这一情况是否持续，均可认为是妊娠期糖尿病。

（一）妊娠期糖尿病高危人群

妊娠期糖尿病高危人群谱见图52。

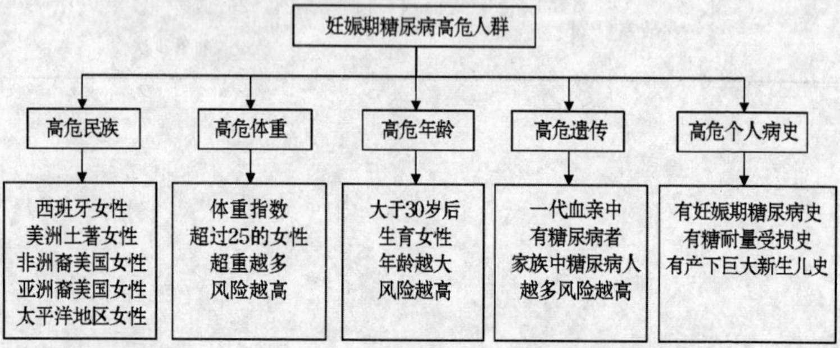

图52　妊娠期糖尿病高危人群谱

（二）妊娠期糖尿病的类型

1. 显性糖尿病 孕妇有糖尿病的临床表现(三多一少),空腹血糖升高,尿糖阳性,糖耐量减低。其中部分孕妇在妊娠前已患有糖尿病,经治疗后受孕。部分孕妇则在妊娠后才发现患有糖尿病,分娩后糖尿病继续存在。

2. 潜在或隐性糖尿病 此类孕妇妊娠前后均无糖尿病的临床表现,但糖耐量异常,经过一定时间后,可能发展成显性(临床)糖尿病。

3. 妊娠期糖尿病 妊娠前无糖尿病的临床表现,糖代谢功能正常。妊娠后出现糖尿病的症状和体征,部分孕妇出现合并症(妊娠高血压综合征、巨大胎儿、死胎及死产等),但在分娩后糖尿病的临床表现逐渐消失,在以后的妊娠中又出现,分娩后又恢复。这部分患者在数年后可发展为显性(临床)糖尿病。

4. 糖尿病前期 这类孕妇有糖尿病的家族史,但孕妇无明显糖代谢紊乱,可在妊娠后出现类似糖尿病孕妇的合并症(巨大胎儿、畸形儿及羊水过多等)。若干年后多数将出现显性(临床)糖尿病。

（三）妊娠期糖尿病国际分级

目前,国际上按怀特(White)建议进行分级。他认为,影响母子平安的因素有糖尿病的发病过程、发病年龄及有无血管并发症(表 11)。

表11　妊娠期糖尿病分级标准

分级	临床表现	诊断标准
A	无	空腹血糖正常，糖耐量试验异常，仅用化学测定作出诊断，故称化学性糖尿病
B	有	妊娠前即有糖尿病，20岁后发病，但病程在10年以内，无血管病变
C	有	妊娠前即有糖尿病，20岁后发病，但病程在10～20年，无血管病变
D	有	妊娠前即有糖尿病，儿童期发病，病程在20年以上，伴有视网膜病变
E	有	伴有盆腔血管硬化症
F	有	伴有糖尿病性肾病(蛋白尿、肾功能降低)
R	有	伴有增殖性视网膜病变
RF	有	肾病并发视网膜病变
H	有	伴有动脉硬化性心脏病

(四)妊娠期糖尿病症状

1. 呕吐　妊娠并发糖尿病早期极易发生妊娠剧吐(恶心、呕吐加重，严重者可有脱水及电解质紊乱)。

2. 疲乏无力　这是最常见的症状，因为摄入的葡萄糖不能充分利用而且分解代谢又增快。

3. 多尿　进食后血糖浓度增高，要从尿中排出多余的葡萄糖，带出大量液体，而且高血糖又有利尿作用，因此尿量增多。

4. 多饮(口渴)　由于多尿，患者体内丢失大量水分，引起口干舌燥而饮水特别多。

5. 多食 由尿中失去了大量葡萄糖，体内的葡萄糖又利用障碍，引起饥饿反应，因而吃得多。

6. 体重减轻 由于胰岛素缺乏，体内葡萄糖利用减少，而由脂肪供应热能，蛋白质转化为葡萄糖的速度加快，体内糖类、蛋白质及脂肪均大量消耗，致使体质差、体重轻。

7. 血糖高 空腹血糖＞6.66 毫摩/升（120 毫克/分升），糖耐量试验异常。

妊娠早期并发糖尿病易发生真菌感染；妊娠中期糖尿病症状可减轻；妊娠晚期分娩、引产、剖宫产易致细菌感染，而使糖尿病症状进一步加重。

（五）妊娠并发糖尿病可无自觉症状

1. 有些患者肾排糖阈值增高，即使血糖超过 11.1 毫摩/升（200 毫克/分升），尿中也无葡萄糖排出，所以患者不会出现多尿、多饮、多食，体重可能不会减轻，即缺少所谓“三多一少”症状。但这部分患者已有微血管病变，生化代谢已失常。

2. 有的患者对糖尿病症状缺乏认识，甚至亦有临床医生对糖尿病的警惕性不高，误以为多食表现是妊娠后身体的正常需要，是食欲好的标志。

3. 少数妊娠并发糖尿病患者的症状被糖尿病并发症的症状所掩盖（如高血压、动脉硬化和各种感染等）。这部分患者空腹血糖＞6.66 毫摩/升，糖耐量试验异常。

(六)妊娠期出现糖尿的原因

有15%～20%的正常孕妇,在妊娠中晚期有糖尿出现,初产妇更为多见。正常无妊娠妇女摄入的糖类转变为葡萄糖,在胰岛素的作用下,进入肝脏变成肝糖原储存起来;进入肌肉变成肌糖原储存起来;进入各种组织变成脂肪储存起来;进入细胞组成细胞成分,又被各组织细胞利用产生热能。进入血液循环内的葡萄糖,一般不会超过6.66毫摩/升(120毫克/分升),即不会超过血糖的肾阈值(肾小管的重吸收作用),因此无糖尿。

妊娠期出现尿糖是由于以下原因。

1. 胎盘激素(胎盘催乳素、雌激素、孕激素、肾上腺糖皮质激素和生长激素)引起胰岛素分泌相对不足。

2. 妊娠后期可致糖耐量减低。

3. 胎盘激素有致糖尿作用,使血糖的肾阈值降低。

4. 妊娠期血容量增加,血液被稀释,胰岛素相对不足,体内糖类不能被充分利用。但分娩后糖尿消失,糖耐量恢复正常。

(七)妊娠期糖尿病谱

以下三种情况均称为妊娠期糖尿病:①妊娠前已确诊为糖尿病。②妊娠前为无症状糖尿病。妊娠后发展为临床(有症状)糖尿病。③妊娠前无糖尿病,妊娠后患有糖尿病,而产后可恢复者(图53)。

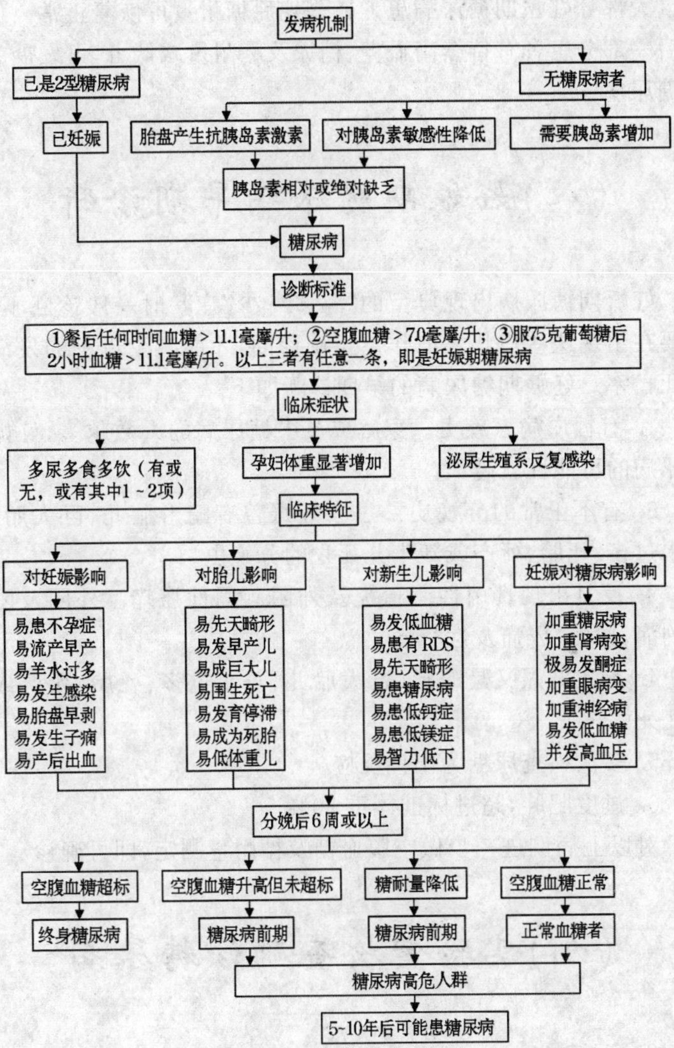

图 53 妊娠期糖尿病

注：RDS. 新生儿呼吸窘迫综合征

大部分妊娠期糖尿病患者在分娩后糖耐量可恢复正常。但分娩后一部分患者有持续高血糖、糖尿及糖耐量减低者,可发展为临床糖尿病。

(八)妊娠期糖尿病早期诊断

妊娠期糖尿病出现典型的“三多一少”症状时一般诊断不难,但要在出现这些症状之前作出正确诊断,才能减少母子的发病率和死亡率。妊娠期糖尿病的早期诊断如下。

1. 有糖尿病家族史。家庭成员中糖尿病的人数越多,妊娠期糖尿病的可能性就越大。

2. 有不正常的分娩史。过去妊娠曾有畸形胎儿、巨大胎儿、羊水过多、死胎、死产或新生儿死亡的分娩史。

3. 反复出现真菌性阴道炎及外阴顽固性瘙痒。外阴及阴道有灼痛,尿频、尿痛及性交痛。

4. 本次妊娠又是畸形、巨大胎儿、羊水过多、死胎、死产或新生儿死亡。

5. 多次检查尿糖为阳性反应。

6. 过度肥胖,超过标准体重20%。

对以上病例进一步做空腹血糖及糖耐量测定,即可确诊。

(九)实验室检查确诊糖尿病

1. 尿糖≥++。

2. 空腹血糖≥6.66毫摩/升(120毫克/分升)。

3. 口服葡萄糖耐量试验(简称OGTT),即口服葡萄糖75克,观察血糖的变化:①空腹血糖值为 4.44～6.66 毫摩/升(80 毫克～120 毫克/分升)。②服后 1 小时血糖值为 9.16 毫摩/升(165 毫克/分升)。③服后 2 小时血糖值为 8.05 毫摩/升(145 毫克/分升)。④服后 3 小时血糖值为 6.94 毫摩/升(125 毫克/分升)。

以上 4 项中有 3 项异常,即可诊断为糖尿病。

妊娠期糖尿病患者的目标血糖水平见表 12。

表 12　妊娠期糖尿病患者的目标血糖水平

试　验	参考范围
空腹全血糖试验	≤5.3 毫摩/升(95 毫克/分升)
空腹血浆葡萄糖试验	≤5.8 毫摩/升(105 毫克/分升)
饭后 1 小时空腹全血糖试验	≤7.8 毫摩/升(140 毫克/分升)
饭后 1 小时空腹血浆葡萄糖试验	≤8.6 毫摩/升(155 毫克/分升)
饭后 2 小时空腹全血糖试验	≤6.7 毫摩/升(120 毫克/分升)
饭后 2 小时空腹血浆葡萄糖试验	≤7.2 毫摩/升(130 毫克/分升)

(十)糖尿病对妊娠所致疾病谱

1. 糖尿病妇女生育能力降低,糖尿病能引起妇女不孕、闭经及月经不调。

2. 糖尿病孕妇妊娠高血压综合征和妊娠剧吐发生率增高,使糖尿病病情更复杂且严重。

3. 糖尿病孕妇的流产、习惯性流产、早产和死胎发生率高于非糖尿病孕妇。

4. 糖尿病孕妇羊水过多的发生率增高,可伴有胎儿畸形。羊水骤增可致心、肺衰竭。

5. 糖尿病孕妇的宫内、尿道、皮肤、肺部及产褥期细菌、真菌和结核菌感染发生率增高，且感染后病情严重。

6. 糖尿病产妇围生期死亡率增高。

7. 糖尿病可引起胎盘早期剥离，脑血管意外的发生率增高。

8. 糖尿病产妇的胎儿比一般大而重，容易引起胎头与骨盆不相称。因此，手术产(引产、剖宫产、产钳助产及碎胎术等)率增加。

9. 糖尿病产妇分娩时子宫收缩力弱，使产程延长，又易发生产后大出血，危及产妇生命。

(十一)妊娠期糖尿病对胎儿所致疾病谱

妊娠期糖尿病对胎儿的不良影响主要如下。

1. 糖尿病孕妇早产发生率增加。

2. 糖尿病孕妇娩出巨大儿的发生率高。

3. 糖尿病孕妇围生期胎儿死亡率为非糖尿病孕妇的 4～5 倍。

4. 糖尿病孕妇胎儿畸形发生率达 14%～25%，比非糖尿病孕妇高 2～3 倍，多为中枢神经系统和心血管畸形，且多合并羊水过多。

5. 重症糖尿病合并微血管病变的孕妇，易引起胎儿宫内发育停滞和低体重儿增多。

6. 糖尿病孕妇的胎儿易发生低血糖症。

7. 糖尿病孕妇易发生死胎，多发生在妊娠 36 周后。母体产生过多的血糖通过胎盘进入胎儿体内，多余的葡萄糖以脂肪形式存储在胎儿体内导致胎儿肥胖而巨大，易造成难产、死胎或碎胎。

(十二)妊娠期糖尿病对新生儿所致疾病谱

1. 糖尿病产妇的新生儿出现呼吸窘迫综合征是非糖尿病产妇的5～10倍,且病死率极高。

2. 糖尿病产妇的新生儿先天性畸形高达5%～15%,主要为心血管病、先天性心脏病及神经管畸形(无脑儿、无头颅、唇裂、腭裂、脊柱裂等)。

3. 糖尿病产妇的新生儿约1/3发生低血糖症,且多发生在出生后1～2小时。

4. 糖尿病产妇的新生儿约1/4出现低血钙抽搐。

5. 糖尿病产妇的新生儿先天性糖尿病发生率为1%～9%。

6. 糖尿病产妇可生下先天性糖和脂肪代谢异常儿,新生儿肾静脉栓塞、新生儿红细胞增多症及新生儿高胆红素血症的发病率增高。

7. 糖尿病产妇的新生儿,其智力低下和精神异常的发生率为20%～30%。

(十三)妊娠对糖尿病的影响

1. 妊娠后会加重糖尿病,尤以妊娠中晚期为重。

2. 妊娠后糖尿病的微血管病变及肾病变加重。

3. 妊娠后极易发生糖尿病酮症酸中毒及低血糖昏迷。

4. 妊娠后可使无症状隐性糖尿病发展成为临床糖尿病。

5. 妊娠后糖尿病增殖性视网膜病变增加,可高达25%。

6. 妊娠后可加重糖尿病性神经系统损害。

（十四）妊娠期糖尿病低血糖昏迷与酮症酸中毒昏迷的鉴别

患糖尿病的孕妇突然发生昏迷时，首先应鉴别是低血糖昏迷或酮症酸中毒昏迷（表13）。

表13　糖尿病并发昏迷的鉴别

项　目	酮症酸中毒昏迷	低血糖昏迷
原因和诱因	急性感染、手术、分娩、吐泻、精神刺激、胰岛素治疗中断	注射胰岛素或服降糖药过量，尤其进食少及过劳时
发病	慢（2～3日）	急（数分到数小时）
症状	疲乏无力，极度口渴，多饮，多尿，恶心，呕吐，腹痛，气急，嗜睡，神志障碍等	心悸，手抖，出汗，软弱，饥饿感，气促，烦躁不安，焦虑，头晕，昏迷等
脱水征	明显	不明显，皮肤苍白，湿冷
呼吸	深快，有烂苹果味	正常
血压	低	正常
腱反射	迟钝	亢进
尿糖	＋＋＋＋	－
尿酮	＋＋＋	－
血糖	明显增高	明显降低
二氧化碳结合力	低	正常
注射葡萄糖	无反应	立即好转

（十五）妊娠期糖尿病患者饮食治疗原则

妊娠期糖尿病患者饮食治疗原则见图 54。

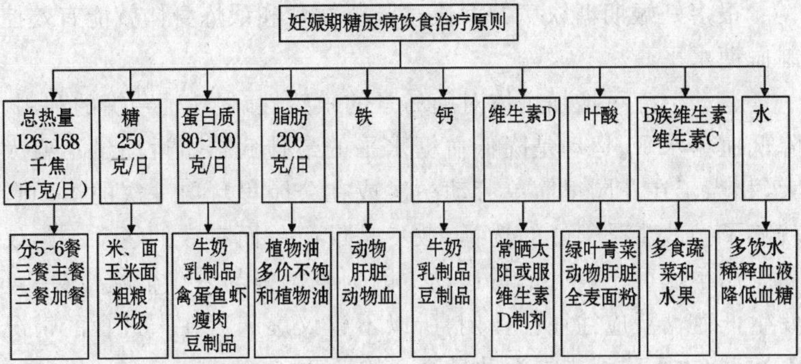

图 54　妊娠期糖尿病饮食治疗原则

妊娠期糖尿病患者进食要少食多餐，这样可以降低餐后血糖，防止血糖波动，又可防止发生低血糖。

钙是人体必需的营养素，母体保持正常水平的钙，有利于胎儿骨骼生长发育。

妊娠期对叶酸的需要量比平时增加 2 倍，要多吃些含叶酸较多的食物。

糖尿病时，由于血糖升高，易发生渗透性利尿，故常出现多尿，要多饮水，防止血液浓缩，有利于控制血糖。且记，不要用喝奶、喝汤代替饮水。多喝水是保证糖尿病患者体液充足和血糖控制的根本。

（十六）妊娠期糖尿病运动治疗

运动是健康的最佳武器。为降低血糖水平，避免孕妇和胎儿可能出现的糖尿病并发症，孕妇必须改变生活方式，养成包括合理饮食和积极运动在内的健康生活方式。

很多妊娠期糖尿病妇女通过调节饮食和锻炼身体就能有效控制血糖水平。

运动治疗可增加机体对胰岛素的敏感性，促使葡萄糖的利用，降低血糖水平，运动是降低血糖水平的最佳武器。运动量不要太大，相当于在花园里简单劳动一次或在公园里玩耍一次的运动量就够了。散步是很好的选择，散步是最简单而有效的运动。建议糖尿病孕妇可于饭后适量运动。因为孕妇极易发生低血糖，一旦发生低血糖反应往往会摔倒，所以不建议晨起后在未进食的情况下运动，也不建议进行运动量过大的运动。

（十七）妊娠期糖尿病胰岛素治疗流程

口服降糖药对胎儿不利，可能有潜在危险，故不推荐孕妇服用。胰岛素不会通过胎盘进入胎儿体内，所以胰岛素治疗对母子是相对安全的。

应用胰岛素治疗，只适用于 B 级以上的妊娠期糖尿病孕妇，每日剂量为 20～40 单位，首次剂量为 10 单位，采用 3～4 次注射法。饮食亦应本着少吃多餐的原则。治疗时应在产科医生的监护下按时监测血糖和尿糖。凡尿糖增加 1 个＋，则胰岛素用量应增加 4 单位，尿糖减少 1 个＋，胰岛素用量应减少 2～4 单位，以维持尿糖±为宜。随妊娠月份的增加，胰岛素用量也随之增加（图 55）。

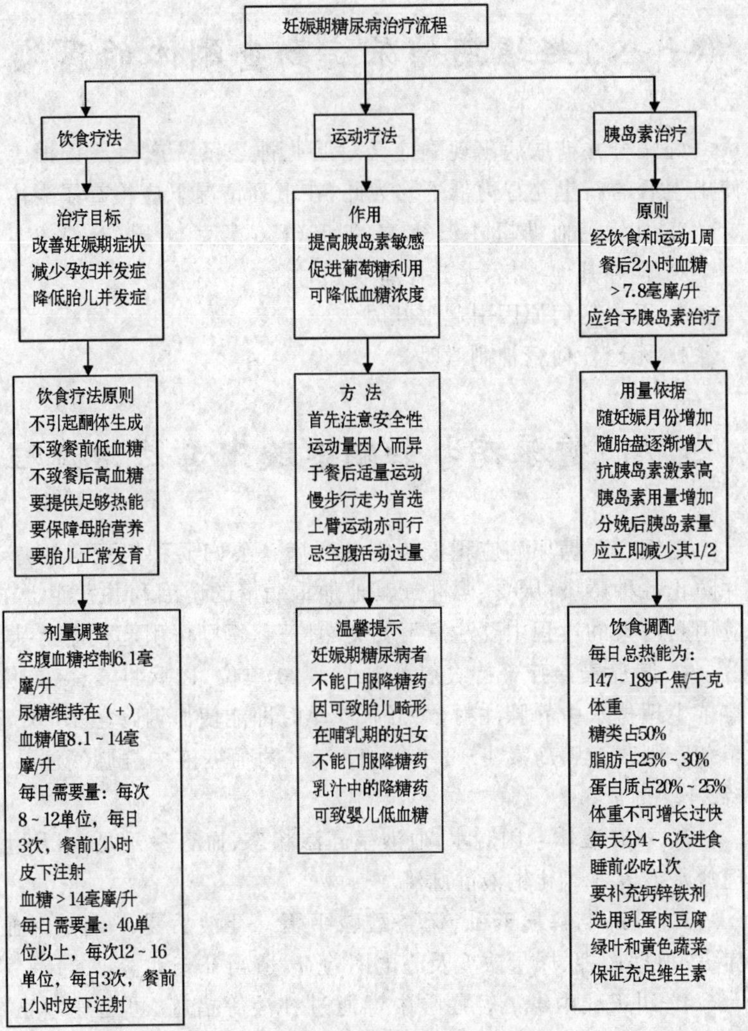

图 55　妊娠期糖尿病治疗流程

（十八）妊娠期糖尿病勤查酮体的意义

妊娠合并糖尿病出现酮症会对胎儿神经系统产生严重损害，使出生后的新生儿智力低下。为此，在下列情况下应检查尿酮体。

1. 凡饭后血糖超过 8.32 毫摩/升（150 毫克/分升）。

2. 合并其他疾病，尤其伴有发热时。

3. 无论任何原因引起呕吐时。

4. 无论任何精神刺激时。

（十九）糖尿病孕妇酮症酸中毒防治流程

妊娠合并糖尿病应积极控制糖尿病。孕妇要积极配合治疗，并防止各种感染、厌食、呕吐或其他加重病情的诱因和并发症。在应用胰岛素的过程中要注意不要突然停药，否则可引起代谢紊乱。

1. 胰岛素治疗 首次剂量为 10～20 单位，以后将 6～8 单位溶于生理盐水中静脉注射。大约 10 小时即能使血糖降至 13.9 毫摩/升，则改为胰岛素 1～2 单位加入 5%葡萄糖液中静脉滴注，维持 24 小时。

2. 补充液体 因脱水，血液呈高渗状态，血容量不足，可用生理盐水或复方氯化钠液静脉滴注。

3. 纠正电解质紊乱，调整酸碱平衡 补液后易发生低钾血症，应根据血钾、尿量改变及心电图检查，适当补充钾盐。

4. 纠正酸中毒 轻症酸中毒通过补液等措施，可迅速纠正。血 pH 值在 7.1 以下时，可用 5%碳酸氢钠液 100～200 毫升静脉滴注。

5. 防止感染 高血糖酮症酸中毒易发生感染，应及早发现，积极治疗。

6. 终止妊娠 酮症酸中毒被矫治后24小时终止妊娠。

7. 积极防治并发症 如肾病、视网膜病变、动脉硬化性心脏病、肝病、高血压及消化系统并发症等(图56)。

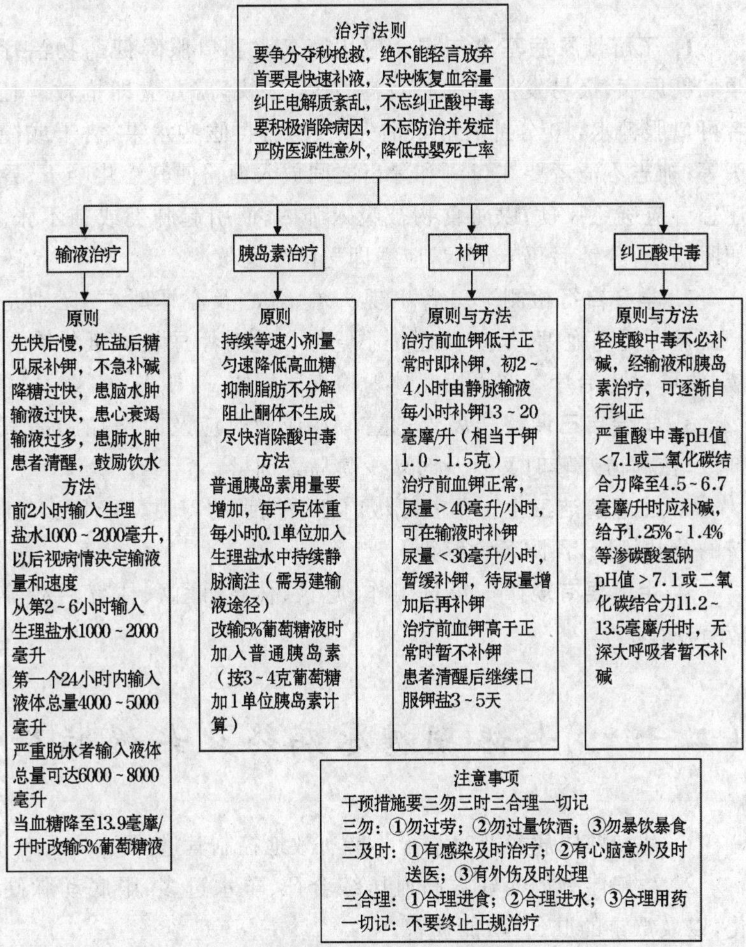

图56 妊娠期糖尿病酮症酸中毒治疗流程图

（二十）糖尿病孕妇及其家属应学会的诊治方法

1. 了解糖尿病基本知识 应用胰岛素和口服降糖药物治疗孕妇糖尿病，极易发生低血糖反应，来势很快，需要立即抢救。轻者可口服糖水，10 分钟后症状消失；较重者再吃些水果、饼干或馒头等；神志不清者要在口颊和牙齿之间放入糖粉使其溶化咽下；昏迷患者应避免喂食，以防食物被吸入肺内，而引起肺炎或肺不张。如服糖 10 分钟后仍未清醒，应立即送医院抢救。

2. 学会自行检测 患者出现头晕、恶心及心悸时，要区别是低血糖还是高血糖，是吃糖还是不吃糖。此时用尿糖试纸检查尿液，便可对症治疗。亦可用酮体粉检查尿酮体。

3. 学会自己调整胰岛素剂量 在应激时应及时增加胰岛素剂量，在病情好转时又要及时减少胰岛素剂量。

4. 注意清洁卫生 要养成饭前便后洗手的习惯，不到人多拥挤的公共场所，预防各种感染。

5. 生活要有规律 每日工作、吃饭、休息、睡眠、体育活动等应有规律。

（二十一）妊娠期糖尿病终止妊娠指征

1. 孕妇糖尿病经及时治疗不能有效地控制其进展。

2. 孕妇伴有重症妊娠高血压综合征、羊水过多、眼底动脉硬化，以及严重的肝、肾功能损害。

3. 并发子痫及高血糖酮症酸中毒。

4. 并发低血糖昏迷时间较长，危及母子安全。

5. 胎儿宫内发育停滞及胎儿畸形。

6. 母体患有营养不良、动脉硬化性心脏病及恶性进展性增殖性视网膜病变。

7. 孕妇并发严重的呼吸道、皮肤、泌尿系统感染及患有结核病。

（二十二）糖尿病产妇新生儿护理

1. 糖尿病产妇分娩的新生儿，无论体重多少，其生活能力很弱，易发生新生儿呼吸窘迫综合征，故应按早产儿进行护理。

2. 新生儿娩出后，应立即清除呼吸道黏液，吸出胃液，并注意保温和给氧。

3. 新生儿娩出后 1 小时喂糖水，胎儿在宫内受到母体高血糖的影响，胰岛素分泌旺盛，出生后糖的来源骤然中止，会使其血糖迅速下降而发生低血糖反应，如面色发绀、气急、心率过速及肌肉颤动等，故出生 1 小时内喂 25%～50%葡萄糖液 5～10 毫升，每 4 小时 1 次，并逐渐增至 20～30 毫升。

4. 出生后 24 小时改喂母乳，每 3～4 小时 1 次。

5. 每日静脉滴注 10%葡萄糖液 50～100 毫升，以迅速提高血糖，数日后稳定时可停用。

6. 新生儿出现过度嗜睡时，应间断给予刺激。

7. 注意低血钙，如血糖正常后发生抽搐，应及时检测血钙，给予钙剂。

（二十三）妊娠期糖尿病不良后果的预防

1. 应严密监测糖尿病孕妇的血压，肝、肾、心功能，视网膜病变及胎儿健康情况，最好在怀孕前即开始。

2. 怀孕前有效控制糖尿病，因为胎儿最严重的畸形是发生在最初6～7周。

3. 避免酮症的发生，主食每日应吃300～400克，分5～6次吃，少量多餐并多次胰岛素注射。

4. 妊娠期糖尿病应勤查血糖，及时增减胰岛素用量。

5. 妊娠后合并糖尿病的孕妇，及早进行治疗。

6. 密切监测胎儿大小及有无畸形，定期查胎心及胎动。胎儿有危险信号出现，应立即住院，由医生决定引产或剖宫产。

（二十四）妊娠期糖尿病并发真菌性阴道炎的临床特点及防治

1. 临床特点 正常妇女阴道中也有少量真菌，但并不出现症状。妊娠期尿糖含量增高，并发糖尿病时尿糖更高，可使真菌迅速繁殖。其临床特点如下：①妊娠期并发糖尿病。②白带增多，外阴和阴道瘙痒。③外阴及阴道灼痛，排尿时疼痛加重，伴有尿急、尿频及性交痛。④白带黏稠，呈白色豆渣样或凝乳样。有时白带稀薄，含有白色片状物。⑤阴道黏膜有白膜覆盖，擦后可见阴道黏膜红肿或有出血点。⑥阴道分泌物涂片或培养可发现真菌。

2. 防治 妊娠期糖尿病并发真菌性阴道炎的防治应做到以

下几点:①加强个人卫生,防止身体其他部位真菌感染经手指传入阴道。②彻底治疗身体其他部位的真菌感染。③肛门周围皮肤瘙痒者,可口服制霉菌素,局部涂克霉唑或达克宁软膏。④积极治疗糖尿病。⑤真菌性阴道炎可用阴道栓剂或霜膏局部治疗,尤其妊娠期以局部治疗为主。常用栓剂有制霉菌素栓、美康唑、克霉唑栓或米克定泡腾片等,睡前用2%～3%的苏打溶液清洗外阴及阴道后,自行将1枚栓剂置入阴道深部,7日为1个疗程。⑥妊娠期真菌性阴道炎不宜口服酮康唑或氟康唑,以免引起胎儿畸形,但应彻底治疗,防止分娩时感染新生儿。⑦置入阴道栓剂时,手法应当轻柔,以免引起流产、早产。⑧真菌性阴道炎可通过性生活而感染,故治疗期间应避免性生活,且夫妻应同时进行治疗。

九、老年糖尿病

老年糖尿病包括了60岁以前发病并延续到60岁以后和60岁以后发生的糖尿病患者。

(一)病　因

1. 老龄化因素　人体糖耐量和胰岛素敏感性随年龄增长而降低。

2. 遗传因素　1型糖尿病的病因中遗传因素的重要性为50%,2型糖尿病的病因中遗传因素的重要性达90%以上。

3. 环境因素　环境毒素、病毒感染及药物等这些综合因素,对老年糖尿病致病有重要影响。

4. 肥胖因素　有60%～80%成年糖尿病患者在发病前均为肥胖者,肥胖程度与糖尿病的发病率呈正比。

5. 长期摄食过多　饮食过多而无节制,营养过剩等均可诱发糖尿病。

6. 精神因素　长期的精神紧张、情绪波动和各种应激状态也可能诱发糖尿病。

7. 体力活动减少　肌肉组织减少、脂肪组织增多而肥胖,以致周围组织对胰岛素抵抗性增加。

（二）临床特点

1. 老年人患糖尿病，临床表现多不典型或缺如典型的“三多一少”。而且老年糖尿病患者往往轻型较多，肥胖者多见。

2. 老年糖尿病患者常常仅有“三多一少”的一项或两项，且又较轻。

3. 老年糖尿病者口渴少见，因为老年人的口渴中枢神经敏感性较低，尽管血糖测定很高，但口渴多饮较轻或缺如。

4. 老年糖尿病患者常常以高血压、高脂血症、脑血管意外、冠心病、肾病、皮肤瘙痒及各种感染而就诊。

（三）诊　断

1. 有糖尿病症状，并且一天当中任何时间血糖浓度≥11.1 毫摩/升。

2. 空腹至少 6 小时后，空腹血糖浓度≥7.0 毫摩/升。

3. 进行糖耐量试验，口服 75 克葡萄糖后 2 小时的血糖浓度≥11.1 毫摩/升，并且上述检查在另外一天重复进行，测定血糖浓度达到上述标准，即可诊断糖尿病。

以上标准中任何一个达到诊断标准即可诊断为糖尿病。

4. 尿糖测定，可作为诊断和治疗的参考，尿糖阴性而血糖高者，诊断以血糖为主，血糖正常而尿糖阳性者为肾性糖尿。

5. 做胰岛素和胰岛素释放试验，了解胰岛素释放功能和胰岛素敏感性，可以鉴别有无高胰岛素血症和胰岛素释放功能受损程度。

6. 检测血脂、血黏度、血小板聚集功能。老年患者有胰岛素抵抗，高胰岛素血症可导致高脂血症、高凝血症、高糖血症、高血压等。为防治慢性血管并发症，以上是不可缺少的检查项目。

7. 其他如定期检查血压、眼底等，可防止大血管和微血管并发症。

（四）鉴别诊断

老年糖尿病鉴别诊断见表 14。

表 14　老年糖尿病鉴别诊断

疾病	病史	尿糖	餐后半小时至 2 小时血糖	空腹血糖	糖耐量试验	餐后 2 小时血糖	其他
肾性糖尿	有肾病史	+		—	—	—	—
应激状态	有应激史	+	一过性血糖升高		—	—	应激后皆正常
甲亢	有甲亢史	+	+	—	—	—	
肝病性糖尿	有肝病史	+	+	降低		正常或低于正常	
药物性糖尿	有服药史	+	+	+	+	停药后恢复正常	

（五）老年糖尿病谱

老年糖尿病谱见图 57。

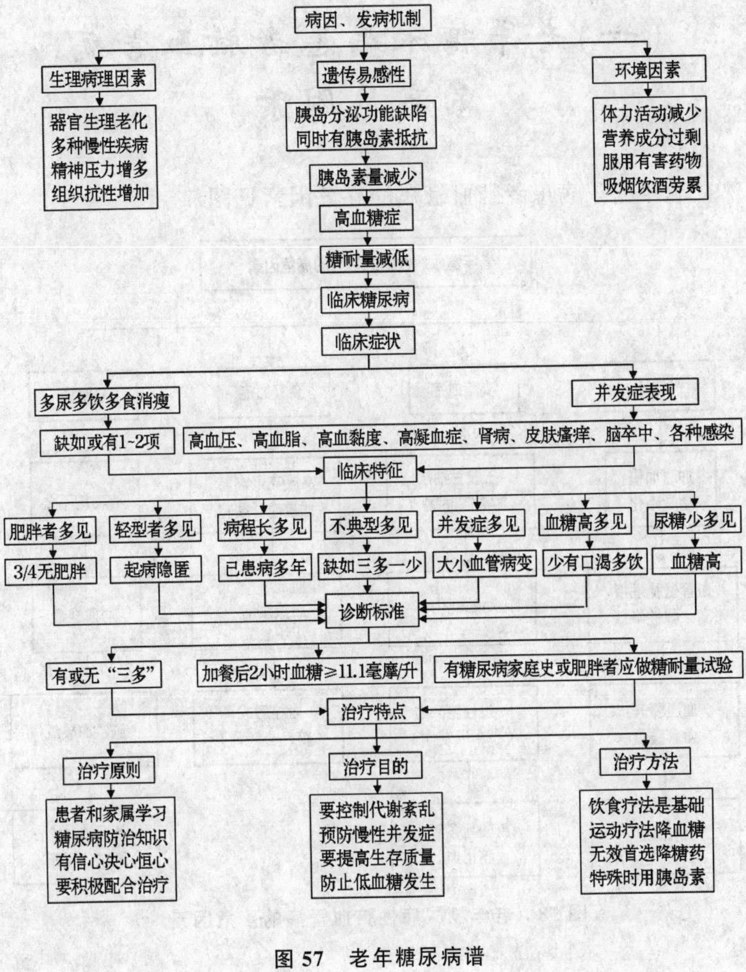
病因、发病机制
生理病理因素
遗传易感性
环境因素
器官生理老化
多种慢性疾病
精神压力增多
组织抗性增加
胰岛分泌功能缺陷
同时有胰岛素抵抗
体力活动减少
营养成分过剩
服用有害药物
吸烟饮酒劳累
胰岛素量减少
高血糖症
糖耐量减低
临床糖尿病
临床症状
多尿多饮多食消瘦
并发症表现
缺如或有1~2项
高血压、高血脂、高血黏度、高凝血症、肾病、皮肤瘙痒、脑卒中、各种感染
临床特征
肥胖者多见
轻型者多见
病程长多见
不典型多见
并发症多见
血糖高多见
尿糖少多见
3/4无肥胖
起病隐匿
已患病多年
缺如三多一少
大小血管病变
少有口渴多饮
血糖高
诊断标准
有或无“三多”
加餐后2小时血糖≥11.1毫摩/升
有糖尿病家庭史或肥胖者应做糖耐量试验
治疗特点
治疗原则
治疗目的
治疗方法
患者和家属学习
糖尿病防治知识
有信心决心恒心
要积极配合治疗
要控制代谢紊乱
预防慢性并发症
要提高生存质量
防止低血糖发生
饮食疗法是基础
运动疗法降血糖
无效首选降糖药
特殊时用胰岛素

图 57 老年糖尿病谱

（六）老年糖尿病患者脑血管病的高危因素

老年糖尿病患者脑血管病的高危因素见图58。

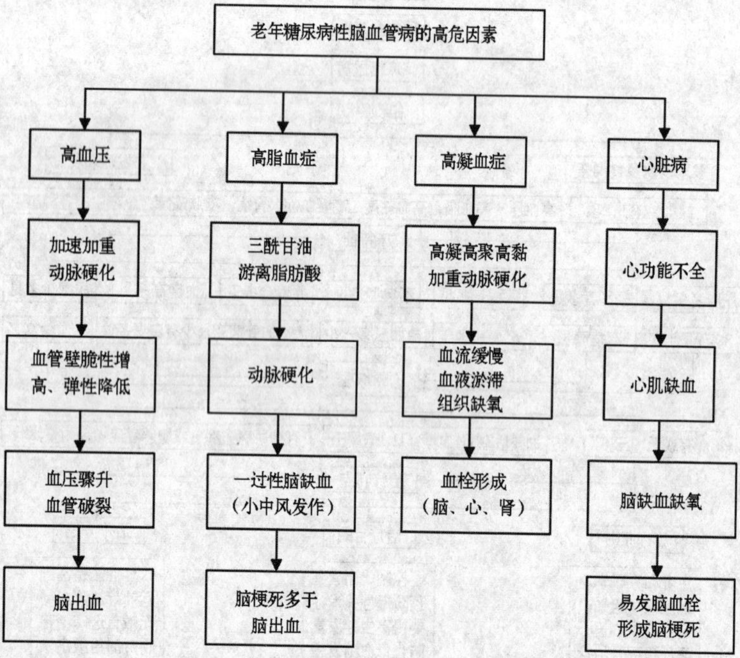

图58 老年糖尿病性脑血管病的高危因素

（七）老年糖尿病治疗步骤

老年糖尿病治疗步骤见图59。

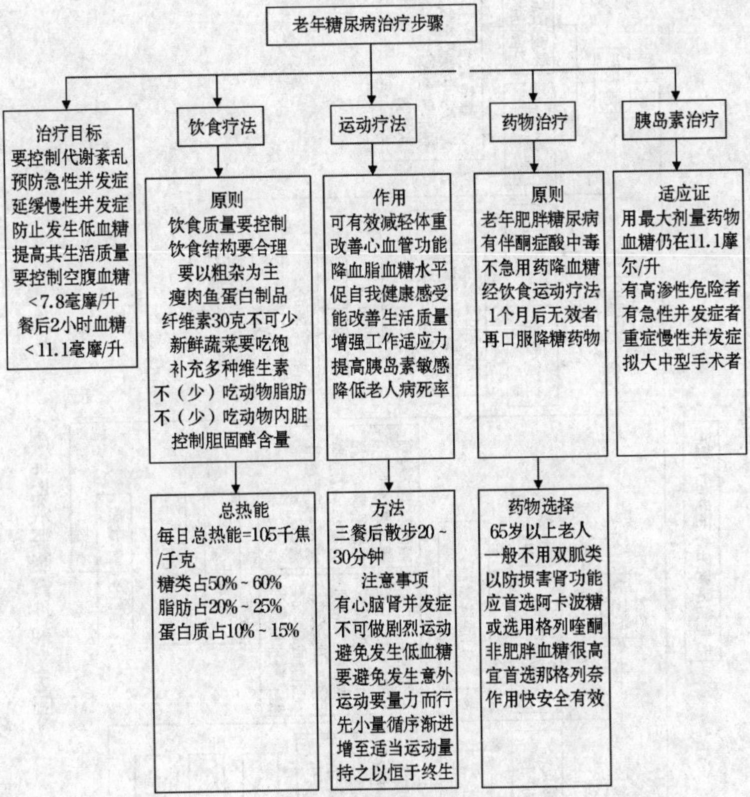

图 59　老年糖尿病治疗步骤

注：1. 阿卡波糖起始剂量为每次 50 毫克，每日 3 次，可增至每次 100 毫克，每日 3 次。

2. 那格列奈（唐力）每次 60～120 毫克，每日 3 次，饭前 1～15 分钟以内服用。

（八）老年糖尿病患者五步治疗流程

老年糖尿病五步治疗流程见图 60。

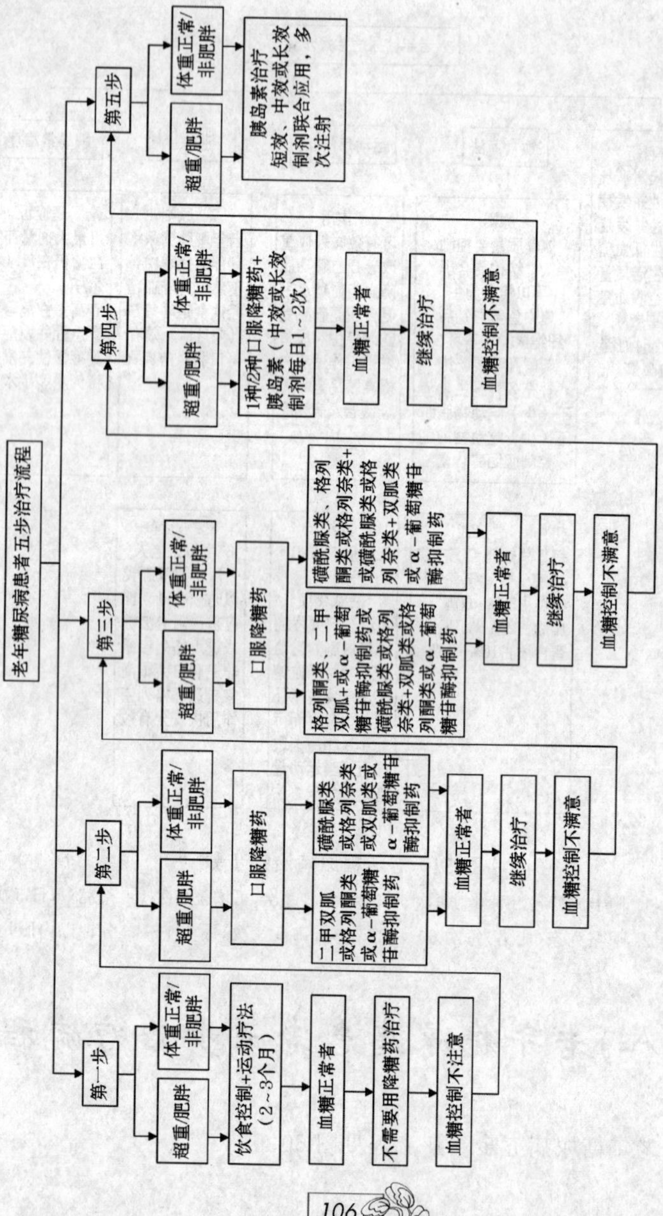

图60 老年糖尿病治疗流程

（九）老年糖尿病酮症酸中毒治疗流程

老年糖尿病患者酮症酸中毒治疗流程见图 61。

治疗法则

要争分夺秒抢救，绝不能轻言放弃
首要是快速补液，尽快恢复血容量
纠正电解质紊乱，不忘纠正酸中毒
要积极消除病因，不忘防治并发症
严防医源性意外，降低患者死亡率

输液治疗

原 则

先快后慢，先盐后糖
见尿补钾，不急补碱
降糖过快，患脑水肿
输液过快，患心衰竭
输液过多，患肺水肿
患者清醒，鼓励饮水

方 法

1. 前 2 小时输入生理盐水1000 ~ 2000毫升，以后视病情决定输液量和速度
2. 从第2 ~ 6小时内输入生理盐水1000 ~ 2000毫升
3. 第一个24小时内输入液体总量4000 ~ 5000毫升
4. 严重脱水者输入液体总量可达6000 ~ 8000毫升
5. 当血糖降至13. 9毫摩/升时改输5%葡萄糖液

胰岛素治疗

原 则

持续等速小剂量
匀速降低高血糖
抑制脂肪不分解
阻止酮体不生成
尽快消除酸中毒

方 法

1. 普通胰岛素用量要增加，每千克体重每小时0.1单位加入生理盐水中持续静脉滴注（需另建输液途径）
2. 改输5%葡萄糖液时加入普通胰岛素（按3 ~ 4克葡萄糖加1单位胰岛素计算）

补钾

原则与方法

1. 治疗前血钾低于正常时即补钾，初2 ~ 4小时由静脉输液每小时补钾13 ~ 20毫摩/升（相当于钾1.0 ~ 1.5克）
2. 治疗前血钾正常，尿量 > 40毫升/小时，可在输液时补钾
3. 尿量 < 30毫升/小时，暂缓补钾，待尿量增加后再补钾
4. 治疗前血钾高于正常时暂不补钾
5. 患者清醒后继续口服钾盐3 ~ 5天

纠正酸中毒

原则与方法

1. 轻度酸中毒不必补碱，经输液和胰岛素治疗，可逐渐自行纠正
2. 严重酸中毒pH值 < 7.1或二氧化碳结合力降至4.5 ~ 6.7毫摩/升时应补碱；给予1.25% ~ 1.4%等渗碳酸氢钠
3. pH值 > 7.1或二氧化碳结合力11.2 ~ 13.5毫摩/升时，无深大呼吸者暂不补碱

注：干预措施要三勿三时三合理一切记
三勿：①勿过劳；②勿过量饮酒；③勿暴饮暴食
三及时：①有感染及时治疗；②有心脑意外及时送医；③有外伤及时处理
三合理：①合理进食；②合理进水；③合理用药
一切记：不要终止正规治疗

图 61　老年糖尿病酮症酸中毒治疗步骤

（十）老年糖尿病酮症酸中毒诊断及鉴别诊断流程

酮症酸中毒鉴别诊断见图 62。

第一步，想：凡昏迷、休克、眼窝下陷、不明原因呕吐的患者，要首先想到有无糖尿病酮症酸中毒的可能

↓

第二步，嗅：对上述患者要用鼻子闻一闻其呼气中有无烂苹果味（即丙酮味）

↓

第三步，查：对上述患者要急查尿糖、尿酮、血糖、血酮、pH值、CO_2CP、乳酸及血浆渗透压等

↓

第四步，甄：对上述检查结果进行诊断及鉴别诊断

酮症酸中毒	低血糖昏迷	高渗性昏迷	乳酸性酸中毒
临床特征	临床特征	临床特征	临床特征
多见青少年	无年龄界限	多见老年人	有肝肾心病
有糖尿病史	有糖尿病史	无糖尿病史	饮酒服药史
常常有感染	也有用药史	有腹泻呕吐	有休克状态
胰岛素中断	发病数小时	发病已多日	有心衰表现
有三多一少	有饥饿多汗	先嗜睡幻觉	先厌食恶心
发病2～4天	心慌双手抖	后震颤昏迷	后有伴发病
两眼窝下陷	皮肤湿多汗	两眼窝下陷	两眼窝下陷
血压多降低	血压多正常	血压多降低	血压多降低
实验室检查	实验室检查	实验室检查	实验室检查
尿糖++++	尿糖必阴性	尿糖++++	尿糖多阴性
尿酮体阳性	尿酮体阴性	尿酮体阴性	尿酮体阴性
血糖极增高	血糖极降低	血糖极增高	血糖多正常
血酮体增高	血酮体正常	渗透压增高	血酮体正常
乳酸稍增高	pH值多正常	血酮体正常	渗透压正常
pH值多降低	CO_2CP多正常	pH值多正常	pH值多降低
CO_2CP多降低	渗透压正常	CO_2CP多正常	CO_2CP多降低
乳酸亦正常	乳酸亦正常	乳酸亦正常	乳酸极增加
（即2阳3高2低1正常）	（即2阴1低5正常）	（即1阳1阴2高4正常）	（即2阴3正常2低1高）

图 62　老年糖尿病酮症酸中毒诊断及鉴别诊断

十、饮食治疗

(一)饮食治疗原则

1. 控制总热能 既要考虑减轻胰岛细胞分泌胰岛素负担,又要考虑机体的正常需要,将体重控制在标准体重±5%范围内。肥胖患者总热能要减少,而消瘦者还要提高。

2. 合理的饮食结构 碳水化合物、脂肪及蛋白质必须合理分配。碳水化合物占总热能的60%,脂肪占总热能的30%,蛋白质占总热能的10%~15%。

3. 少量多餐 应做到一日不少于三餐,每餐不多于100克,有条件者上、下午安排间食及睡前进食。早餐量要少,如一日三餐比例可为1/5、2/5、2/5,进餐时间要定时,并少吃零食,严格遵守,长期坚持。

4. 高纤维膳食 纤维食物使血糖不升高,又有降低体重和通便作用,如多吃粗粮。

5. 饮食要清淡 坚持低脂肪少油脂,且不甜不咸饮食,有助于控制体重、血糖、血压、血脂和血黏度。

6. 不吸烟、不饮酒 不仅有助于降糖,还可防止糖尿病并发症的发生发展。

(二)饮食计算

1. 计算标准体重 标准体重(千克)=身高(厘米)-105,或体重指数(BMI)=体重(千克)÷身高(米)^2。

BMI=18.5～22.9为健康标准体重指数;BMI=23.0～24.9属于超重;BMI=25～29.9属于Ⅰ度肥胖;BMI≥30属于Ⅱ度肥胖。

2. 计算每日所需总热能 ①休息者:每日每千克体重给予总热能84～105千焦。②轻体力劳动者:每日每千克体重给予总热能126千焦。③中等体力劳动者:每日每千克体重给予总热能147千焦。④重体力劳动者:每日每千克体重给予总热能168千焦。

以上计算应密切结合每个患者的具体情况而增减,坚持控制饮食治疗,即使患者体重达到标准体重的范围,且能控制血糖达正常水平。

3. 计算碳水化合物、脂肪及蛋白质比例 ①碳水化合物(糖)占总热能45%～65%;②脂肪占总热能25%～35%;③蛋白质占总热能15%～20%;④每千克标准体重需蛋白质0.8～1.2克,脂肪0.6～1.0克,余下的是碳水化合物(糖类)。可根据患者具体情况做适当调整。

4. 热能分配 ①三餐热能分配:1/5、2/5、2/5,或1/3、1/3、1/3。②四餐热能分配:1/7、2/7、2/7、2/7。

5. 主食粗算法 ①轻劳动力者,主食量(克)=(标准体重/10+1.0)×50;②每增加一个劳动强度者,主食加75克;③实际体重比标准体重每增加5千克,其主食减50克,每减少5千克者,其主食加50克;④患者原主食量特别大者,要阶梯式下调主食量,不可一步到位，可多吃粗粮。

（三）巧用食品交换份

食品交换份是指将食物按固定的热能分成份（如每份 378 千焦），不同种类食物每份的重量不同，但所提供的热能相同，而同类食物在一定重量内所含的蛋白质、脂肪、碳水化合物和热能相似。

1. 食品交换份计算优点 ①易于达到平衡膳食要求。②易于了解和掌控总热能。③易于做到食品多样化。④易于在同类食物中任意选择自己喜爱的食物。⑤避免单一单调饮食。⑥易于选择个体化饮食治疗方案，易于灵活掌控饮食治疗方法。

食物品种丰富，分为谷薯类、蔬菜类、水果类、豆类、乳类、肉蛋鱼类、坚果类及油脂类。凡能产生 378 千焦热能的食品称为一个食品交换份。如 20 克粮、500 克菜、1 个鸡蛋、50 克肉、半袋奶、200 克水果等，都是 1 个食品交换份。人的饮食需多样化，不同种类间的食物，只要符合一个食品交换份产生的热能，都可以互相交换。

2. 计算每日所需食品交换份数

（1）计算出每日要摄入的总热能。

（2）计算自己的标准体重：标准体重（千克）＝身高（厘米）－105 或标准体重（千克）＝［身高（厘米）－100］×0.9。

（3）计算自己目前体重重量：目前体重重量（％）＝（实际体重－标准体重）÷标准体重×100％。

（4）判定自己的体型，体型判定标准见表 15。

表 15　体型判定标准

目前体重状况(%)	体　型
＞40	重度肥胖
20～40	肥胖
10～20	超重
(－10)～10	正常
(－20)～(－10)	偏瘦
＜(－20)	消瘦

(5)确定每日每千克标准体重所需热能:可根据不同体力劳动强度确定每日每千克标准体重所需热能(表 16)。

表 16　不同劳动强度下每日每千克标准体重所需热能

劳动强度	热能需要量(千焦)		
	消瘦者	正常者	肥胖者
卧床者	105	84	63
轻劳动者(办公人员、教师、离退休及家务劳动者)	147	126	105
中等劳动者	168	147	126
重劳动者(建筑工人、农民)	189	168	147

每日所需总热能(千卡)＝每日每千克体重所需热能(千卡)×标准体重(千克)。

(6)计算出每日所需食品交换份数:每日所需食品交换份数＝总热能(千卡)÷90。

(7)下面举一例作进一步说明:糖尿病患者男性 32 岁,身高 170 厘米,职员,较胖。计算出其一日的食品交换份数为:标准体重＝170－105＝65 千克；每日所需总热能＝65(千克)×25 千卡/(千克・日)＝1625 千卡/日。

(8)每日所需食品交换份数＝1625(千卡/日)÷90(千卡)＝18 份/日。

此人每日所需总交换份是 18 份，一日三餐的热能分配：早餐占 30%，中餐占 40%，晚餐占 30%。该糖尿病患者一日三餐的食品交换份分配是：早餐占 30%，18×0.3＝5.4 份；中餐占 40%，18×0.4＝7.2 份；晚餐占 30%，18×0.3＝5.4 份。

根据以上份数，可以安排三餐的食谱(表 17)。

表 17　三餐食谱

早　餐	中　餐	晚　餐
牛奶 200 毫升(大约 1.2 份)	米饭 100 克(4 份)	烧饼 100 克(4 份)
鸡蛋 1 个(大约 1 份)	青菜 300 克(1 份)	黄瓜炒木耳(黄瓜 150 克、木耳 50 克、油 10 克，共约 1.4 份)
馒头 50 克(大约 2 份)	草鱼 100 克(1 份)	
凉拌芹菜 100 克(大约 1.2 份)	油 12 克(1.2 份)	
共计　5.4 份	7.2 份	5.4 份

食品交换份法较粗算法更接近科学饮食，应推广使用。适用于体重大致正常的糖尿病患者。主食按劳动强度大致估计：如休息者，每日主食 200～250 克(4～5 两)；轻体力劳动者主食 250～350 克(5～7 两)；中等体力劳动者主食 350～400 克(7～8 两)；重体力劳动者主食 400～500 克(8～10 两)。副食大致与家中其他成员相同。动物性食品每日为 150～250 克(3～5 两)；烹调油每日 3～4 匙；蔬菜 0.5～1.0 千克。在上述水平前提下，可经常调换食品种类。

但需要注意的是：主食可以互换；肉类、蛋、鱼、豆制品可以互换;蔬菜与水果不可互换,零食及水果应计算其热能,并包含在每一天的热能中。具体食品交换份见附录四。

(四)食物升糖指数

食物升糖指数是指微量食物引起餐后血糖反应的一项有效指标,人们吃进食物后,在一定时间内血糖上升的速度和峰值,就是升糖指数。根据升高血糖的程度将食物分为以下三类。

1. 低升糖指数食物 其升糖指数在G55以下。低升糖指数食物在胃肠中停留时间较长,吸收率较低,葡萄糖释放较慢,葡萄糖进入血液循环速度较慢,峰值较低。

2. 中等升糖指数食物 升糖指数在G55～75。

3. 高升糖指数食物 升糖指数大于G75,高升糖指数食物进入胃肠道后消化快、吸收率高,葡萄糖进入血液循环快,峰值高。

食物升糖指数对糖尿病患者的饮食治疗有很大影响,因为进食高升糖指数食物,致使葡萄糖进入血液循环后很快达到高峰,对原已有胰岛素缺乏者加重胰岛素缺乏,而导致血糖再度升高,进一步损害全身各系统。

低升糖指数的食物,葡萄糖进入血液的速度慢,峰值低,致餐后血糖上升慢,有利于糖代谢。因此,养成进食低升糖指数食物的饮食习惯,不仅适用于糖尿病患者,也适用于糖耐量减低的人群,对健康人群也有意义。常见食物升糖指数(GI)值见附录六。

(五)中国居民膳食指南

根据各类食物所含的膳食成分及热能，中国营养学会制订了一份膳食指南，提供了每人每日各类食物的摄入量：谷类占的比例最大，是提供热能的基础；蔬菜、水果、肉蛋鱼虾类居中；豆类、奶制品和油脂类最少（表18）。

表18　各类食物每人每日建议摄入量（成人）

类　别	摄入量
油脂类	25克（0.5两）
奶类及奶制品	100克（2两）
豆类及豆制品	50克（1两）
畜禽肉类	50～100克（1～2两）
鱼虾类	50克（1两）
蛋类	25～50克（0.5～1两）
蔬菜类	400～500克（8两至1斤）
水果类	100～200克（2～4两）
谷类	300～500克（6两至1斤）

(六)美国糖尿病患者饮食金字塔

糖尿病患者的日常饮食应包括各种营养丰富的食物，包括蔬菜、水果、谷类等，这些都是不可缺少的食物。美国糖尿病协会根据美国农业部提供的健康饮食金字塔指南，提出了修改后的日常饮食金字塔指南。改动的指南与原来版的金字塔指南有所不同，主要原则在于美国糖尿病协会把淀粉类蔬菜从蔬菜中划分出来，归到金字塔底部，与面包等高淀粉食物处在一起。也就是说，淀粉类蔬菜、面包等高淀粉食物处在金字塔的最底部。改动后的健康饮食金字塔指南包括以下内容：①面包、谷类、豆类及淀粉类蔬菜：6～11份。②不含淀粉的蔬菜：3～5份。③水果：2～4份。④牛奶和酸乳酪：2～3份。⑤肉类（蛋白质）：2～3份。⑥脂类和糖类：尽量少用。

哈佛大学公共卫生健康学院对糖尿病患者饮食结构有不同的看法。他们把碳水化合物的质量作为制订计划的蓝图脚本。在由哈佛大学制订的健康饮食金字塔中，淀粉类、高升糖指数类碳水化合物处于金字塔的顶端，有利于心脏健康的油脂类归并到谷类食物中，处于金字塔的底端。具体如下：①粗粮（谷类）和健康的油脂类（如橄榄油）：6～11份。②不含淀粉的蔬菜：尽量充分。③水果：3～5份。④坚果和豆类：1～2份。⑤乳制品：1～2份。⑥鱼类、家禽类以及鸡蛋：0～2份。⑦精加工的谷类、高碳类的淀粉、黄油、红肉和糖类：尽量少用。

（七）糖尿病患者对各种营养素的需要量

糖尿病患者对各种营养素的需要量见图63。

糖尿病患者营养素需要

- **总热能**

劳动强度	消瘦（千焦/千克）	正常（千焦/千克）	肥胖（千焦/千克）
休息状态	84～105	63～84	63
轻体力劳动	147	126	63～84
中等体力劳动	168	147	126
强劳动	189～210	168	147

- **碳水化合物**：每日200～400克，占总热能的比例大于65%或小于45%，都不利于健康
- **蛋白质**：占全日总热能的12%～20%，相当于每日每千克体重0.6～0.7克
- **脂肪**：占总热能的25%～30%，不超过30%，以富含不饱和脂肪酸的植物油为主，胆固醇小于200毫克/日
- **维生素**：维生素A：700～800微克/日；维生素B_1：1.3毫克/日；维生素B_{12}：2.4毫克/日；维生素B_6：1.5毫克/日；叶酸：460微克/日；维生素C：100毫克/日；维生素D：10微克/日；维生素E：14微克/日；维生素K：120微克/日
- **膳食纤维**：每日为20～35克，多食粗粮、蔬菜、海藻、杂豆等
- **钠盐**：每日6～8克，并发高血压，小于3克，合并肾病者应低于2克
- **微量元素**：铁：15～20微克/日；铜：2微克/日；碘：150微克/日；锌：11.5微克/日；硒：50微克/日
- **常量元素**：钙：1000毫克/日；磷：700毫克/日；钾：200毫克/日；镁：350毫克/日

图63　糖尿病患者需要的营养素

(八)饮食治疗作用

饮食治疗作用见图 64。

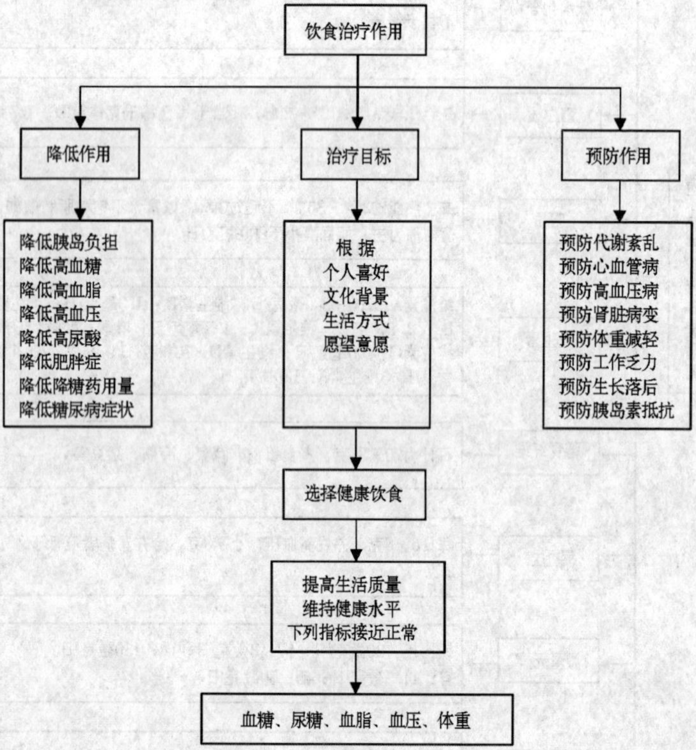

图 64 饮食治疗作用

十一、运动治疗

生命在于运动，阳光、空气、水和运动是生命的法宝。而运动治疗是糖尿病的基础治疗方法。

（一）运动的意义

1. 改善胰岛素的敏感性 运动可使活动的肌肉等组织对胰岛素治疗敏感性增强，并能加快肝糖原、肌糖原分解及增强末梢组织对葡萄糖的充分利用，易使血糖下降。运动30分钟，可使血糖下降0.67～0.89毫摩/升（12～16毫克/分升）。胰岛素敏感性增强是由于运动增加最大耗氧量，使肌肉等组织摄取葡萄糖的敏感性和反应性增强。

2. 保持理想体重 肥胖是促发糖尿病发生发展及并发症的重要因素之一，肥胖型糖尿病患者，在饮食治疗的基础上，坚持长期运动可减少体内脂肪，减轻体重，增强肌肉量，控制血糖，是防止糖尿病发展和恶化的重要手段。运动可促进身体脂肪重新分布，尤其可改善腹部脂肪对胰岛素的敏感性，因而所用药物可明显减少，使糖尿病得到满意控制。

3. 调整代谢紊乱 长期坚持运动能改善脂肪代谢，可提高肌肉组织脂蛋白酶的活性，有助降低血脂总胆固醇、三酰甘油及低密度脂蛋白水平，并可增高高密度脂蛋白的水平，从而减少心血管危险因素。运动可加速脂肪分解，促进脂肪、胆固醇、游离脂肪酸的利用，以补偿葡萄糖供能不足，并促进过剩的脂肪组织消耗，达到降低体重，降低血压，对伴有轻中度高血压的糖尿病患者，可使收缩压和舒张压平均各下降 5～10 毫米汞柱。

4. 增强体质　坚持适当的、有规律的运动有助于增强机体的运动能力，增强身体对内、外环境的适应能力，又能增强肌力、肌肉持久性和抵抗力，也能促进运动的调整力、柔韧性等“运动能力”。

5. 增强心肺功能　长期坚持有规律运动，可促进全身代谢旺盛，增强肺的通气、换气功能，增加肺流量及肺泡与毛细血管接触面积，增加吸氧量及气体交换，提高心肌供氧量，增强心肌功能，有利于预防心脏病的发生发展。

6. 有助心情愉悦，有利心理健康　经常坚持有规律的运动，可提高大脑功能状态，消除精神紧张，使人精神上有爽快感、愉悦感、满足感，尤其有利于糖尿病患者休息和调整，消除糖尿病患者的忧患和悲观，从而增强治疗的信心。运动能消除应激，提高精神耐受力、决断力、意志力、自制力和创新力。

7. 提高机体各系统功能状态　坚持有规律的运动可提高心脏功能、骨骼肌的生理功能，防止骨质疏松，降低骨折发生率；坚持运动可增强胃肠蠕动，保持大便通畅，防止便秘，提高消化系统功能。

8. 减少胰岛素用量　坚持有规律运动可促进组织利用葡萄糖，从而降低血糖和尿糖，并减少胰岛素的用量，同时，坚持运动后，糖尿病患者身体健壮，体内脂肪减少，肌肉发达，对胰岛素的需要量可减少。

9. 预防并发症的发生发展　坚持持久而有规律的运动，由于增强了心肺生理功能，调整糖、脂肪代谢，减轻体重，改善神经系统功能，从而降低高血糖、高血压、高脂血症、肥胖、高尿酸血症及动脉粥样硬化发生，有利于预防糖尿病的大血管病变和微血管病变（糖尿病肾病、眼底病变、心肌病变及神经系统病变）的发生和发展。

10. 能减少降糖药物剂量 由于坚持持久的运动，可控制代谢紊乱，使血糖、血脂、血压、尿酸、体重等接近正常，可以不服降糖药物或少用降糖药物，保证儿童、青少年的正常发育，保证育龄妇女正常生理，保证妊娠妇女围生期母子平安。所以说，运动本身就是一种降糖疗法，尤其是餐后运动更能使血糖下降。通过坚持运动，有助于降糖药物更大地发挥治疗作用。

运动治疗见图 65。

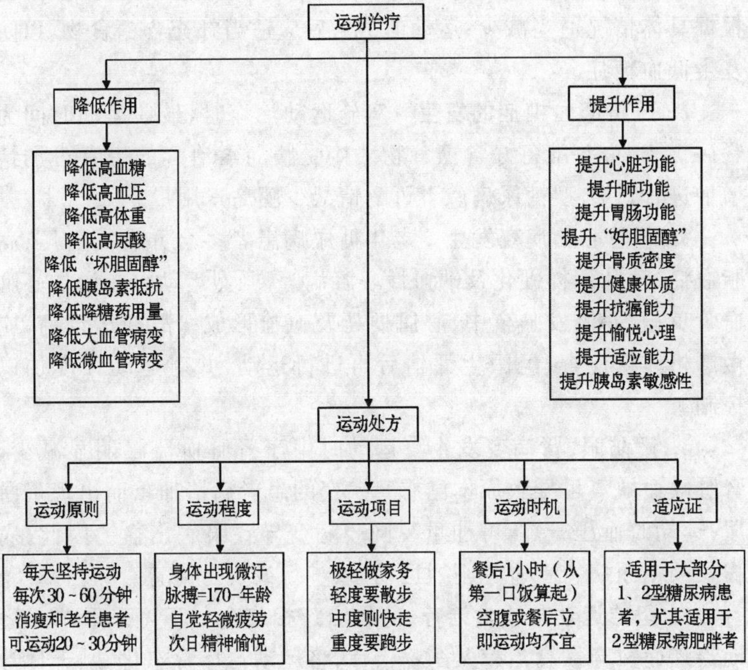

图 65 运动治疗

（二）运动治疗注意事项

1. 调整胰岛素剂量 由于运动和注射胰岛素时间不同，可能导致胰岛素相对过多或相对不足，故可能发生低血糖症、高血糖症或酮症酸中毒。因此，接受胰岛素治疗的糖尿病患者，应将胰岛素注射部位改在腹壁处皮下，以防吸收过快、过多；胰岛素用量也应根据具体情况适当减少；运动前、中、后应适当补充含糖食物，以防发生低血糖症。

2. 严防低血糖症的发生 实施运动治疗时，最佳运动时间为餐后1小时，并准备好含糖食物。接受胰岛素治疗的患者可酌情增加进食量，2型糖尿病患者可酌情减少胰岛素用量。

3. 严防心脑病变发生 老年糖尿病患者多合并有高血压、高脂血症、动脉粥样硬化及缺血性心脏病等，剧烈运动可能增加心脑血管负担，并诱发脑卒中、心肌梗死及血栓形成。故在运动前，应做严格体格检查，经医生评估后再进行运动，并对运动强度加以控制。

4. 严防眼、肾病变发生 运动时由于肾脏血流量明显减少，肾脏缺血缺氧可导致原本已有肾病变的患者病情加重而出现蛋白尿；运动时血压升高，可加重视网膜病变导致眼底出血。因此，病程长的糖尿病患者避免剧烈运动，以步行或快走为宜。

5. 坚持运动与饮食治疗、药物治疗相结合 不可采取单一运动治疗而放弃饮食治疗及药物治疗，将运动治疗常态化，融于日常生活中去，方能收到治疗效果，也易于坚持运动。

6. 要量力而行 糖尿病患者可根据不同年龄、性别、病程、病情及身体健康程度，适时、适度、适量进行运动，不可操之过急、过量、过时，保持长期坚持，无急性并发症，不可中断运动。

7. 要坚持有氧运动 有氧运动是指那些能够增强心、肺及上下肢活动的运动。有氧运动项目有：骑自行车、跳舞、慢跑、跳绳、划船、游泳、散步、做操、打太极拳、扭秧歌等，使全身得到锻炼。以心率（脉搏）＝170－年龄为准，例如，60 岁者，心率（脉搏）＝170－60＝110 次/分为宜，大于 110 次/分为运动量过大，小于 110 次/分则为运动量不足。但有心、脑、肺、肾病变者，不适于此公式。

8. 运动要循序渐进 糖尿病患者一般体质较弱，故开始进行运动时，应以短时间做轻微运动，即从小运动量开始，随着体质增强，兴趣增加，信心增足，逐渐增加运动量，并延长运动时间。

9. 要精心保护足部不受损伤 糖尿病患者要穿有弹性、鞋底厚、鞋帮不软不硬的鞋，如运动鞋，避免足部碰伤，足部若有外伤要及时去医院治疗，可预防感染、坏疽、截肢。

10. 要在餐后 1～2 小时运动 不可空腹运动，以防低血糖发生。运动时要携带血糖仪、血糖试纸、含糖食物、求助卡，以便及时测血糖，及时自救，及时寻求别人帮助。

（三）运动治疗方法

1. 散步法

（1）普通散步法：每天 1 次，每次 20～30 分钟，每分钟散步 60～90 步。适宜于老年糖尿病患者和妊娠期糖尿病患者。

（2）快速散步法：每天 1 次，每次 20～30 分钟，每分钟散步 90～120 步。适宜老年糖尿病患者。

（3）摆臂散步法：每天 1 次，每次 20～30 分钟，每分钟散步 90～120 步。由于散步时两臂用力前后摆动，使肩关节、肘关节及胸部也随之运动，有利于带动全身运动。适宜老年糖尿病患者。

（4）摩腹散步法：每天 1 次，边散步边按摩腹部，有助于胃肠蠕动和通便作用，每次 20～30 分钟，每分钟 60～90 步。适宜于老年糖尿病患者。

(5)扭体散步法：每天 1 次，一边散步一边扭动身体，并带动腰腿活动，每次 30～40 分钟，每分钟散步 90～110 步。适宜于老年糖尿病患者。

2. 跑步法

(1)跑步的意义

①预防冠状动脉粥样硬化。坚持跑步运动，心跳增快，呼吸增加，肺摄氧量增加，心肌的供血增多，增强心肌收缩力，有防止冠状动脉粥样硬化的作用。

②增强全身血液循环。跑步时双下肢肌群交替收缩和松弛，有利于下肢静脉血液回流，有助于减少下肢和盆腔静脉淤血，可预防下肢静脉血栓形成。长期坚持跑步运动可提高纤溶酶活性，防止血栓形成。

③增强全身代谢。跑步能消耗大量热能，促进新陈代谢，使血糖降低，有助于调节血脂水平，降低高脂血症。

④减轻体重。跑步可减少脂肪存积，减轻体重，是防治肥胖的有效方法。

(2)跑步运动方法

①慢速长跑。从 1 000 米开始，经几天适应后，改为每周或每两周增加 1 000 米，直至 3 000～6 000 米，其速度为 10 分钟跑完 1 000 米。

②跑行运动。通常为跑步 30 秒，步行 60 秒，如此反复跑行 20～30 次，时间为 30～50 分钟。适宜于心肺功能较差的糖尿病患者。

3. 游泳法

(1)游泳好处多

①增强呼吸系统功能。游泳时人的胸腔和腹部都受到水的压

力，胸部受到的压力为120～150牛顿，给呼吸造成困难。而长期游泳可以使呼吸深度增加，肺活量加大，一般健康人群肺活量可达3 500毫升。

②增强心血管系统功能。游泳时由于水的压力将体表静脉中700毫升的血液压回胸腔，导致中心静脉压明显升高，回心血量增多，心脏容积增大（可增至840毫升左右），心动频率变慢。长期坚持游泳者可使心率减少至60次/分以下，明显提高循环系统功能。

③增强减肥功能。游泳能有效地消耗体内脂肪，因为水温和体温相差约10℃，故在水中会加速人体热能的散发，消耗加大，故在游泳后胃口大开或饥饿感明显，故肥胖型糖尿病患者在游泳后控制饮食，无疑是一种减肥的好方法。

④增强体质，提高免疫功能。游泳是一种全身性锻炼，可以提高人体对水温、气温的适应能力，增强体质，提高免疫功能。随着年龄的增长，人体免疫功能将逐渐下降，易患多种疾病，而长期坚持游泳会提高免疫功能，有利于防治多种疾病。

⑤抗衰老功能。游泳负荷强度较低，是适合任何人娱乐健身的好方法。参加水中锻炼的人并非都是游泳高手，在水中行走，或带着救生圈都可以达到锻炼的目的，可以增强肌肉力量，增强心脑血管功能，提高关节韧带的柔韧性、灵活性，有利于防衰老。

⑥磨炼意志，陶冶情操。游泳可以培养人同大自然搏斗的拼搏精神，使患者建立起战胜疾病的信心，克服对疾病的畏惧、懊恼的消极心理，有助于疾病的治疗和康复。

(2)游泳运动量的掌握

①根据游泳者脉搏变化。正常成年人脉搏为60～80次/分。游泳后脉搏增加10次/分以内者，为小运动量；游泳后脉搏为90～110次/分者，为中等运动量；游泳后脉搏为120～140次/分者，为大运动量。但锻炼有素者，脉搏可能要慢一些。

②每周游泳运动频率。年轻力壮者，每周大运动量不应超过

2次;中年者,以中等运动量为宜;老年者,宜小运动量进行游泳锻炼。

(四)运动治疗的风险

1. 增加心脏负担 糖尿病患者随着病程的增长常伴有心肌缺血改变,而运动可使血压升高和心肌缺血加重,可能导致心力衰竭或心律失常,严重者可引起心绞痛或心肌梗死。因此,凡有心肌缺血表现和高血压的糖尿病患者,必须在医生的建议下进行适合自己的运动项目。

2. 发生直立性低血压 糖尿病患者进行运动时心率加快,血压升高。而运动后肌肉放松,皮肤和肌肉的血管呈高度扩张状态,可能发生直立性低血压而晕倒。

3. 发生眼底出血 运动时由于用力过大或头低位提举重物,导致血压急剧增高,可能会使伴有眼底病变的糖尿病患者发生玻璃体和视网膜出血,严重者可致失明。

4. 加重糖尿病肾病变 糖尿病患者运动时会使肾脏血流量降低,引起肾缺血缺氧性损害,使肾毛细血管通透性增强而出现蛋白尿,加重糖尿病肾脏病变。

5. 发生酮症酸中毒 运动时可使胰岛素缺乏和胰岛素拮抗激素分泌增加,导致血糖升高,脂肪分解增快,可产生大量酮体,严重者可发生酮症酸中毒。

6. 发生低血糖 皮下注射胰岛素的1型糖尿病患者由于运动可使胰岛素吸收加速,导致体内胰岛素水平相对增多,而使体内糖原分解被抑制,可能导致低血糖发生。

7. 可发生脑卒中 糖尿病患者运动时,由于血压升高、用力过大、出汗过多,使血液浓缩,可导致脑缺血性病变,血压增高可致原有动脉粥样硬化患者脑出血。

8. 加重并发症的发生发展 糖尿病患者随病情的进展可出现不同程度的隐匿性并发症，而患者常无自觉症状或被忽视，运动时可能会加速或加重并发症的发展。

十二、心理治疗

（一）糖尿病患者产生心理障碍的原因

1. 糖尿病是一种终身性疾病，需要终身治疗，而且需要改变自己长期养成的各种生活习惯，可能产生心烦、郁闷情绪，极易导致常因一点小事而发火生气。

2. 糖尿病是一种慢性病，在病程中可发生严重的心、脑、肾、眼、足等严重并发症和合并症，易产生恐惧感和悲观，更加沉闷、抑郁，影响吃饭睡觉。

3. 糖尿病的并发症可导致死亡、致残、致伤，易产生抑郁感，从而情绪沮丧、消极悲观，易导致血糖升高，不利于治疗。

4. 糖尿病又有遗传倾向，患者担心糖尿病基因遗传给下一代，易产生内疚感和自责。

5. 糖尿病患者需要长期饮食治疗、运动治疗、心理治疗，易产生畏难感、厌烦感。

6. 糖尿病患者需要终身治疗，由于经济负担较重，影响家庭生活水平，易产生自责感。

7. 糖尿病患者需长期定时、定量、定品种饮食等，造成不便，易产生多愁善感。

8. 糖尿病患者需定时定量口服降糖药物而不敢外出活动，易产生急躁易怒感。

9. 有些糖尿病患者需终身坚持自我注射胰岛素，感到程序烦琐，易产生悲观绝望。

10. 糖尿病患者常年不定期监测血糖、尿糖、血酮体、尿酮体、血糖化血红蛋白、血脂、肾功能、肝功能、眼底、尿蛋白，导致身体疲惫，易失去治疗耐心、信心和恒心。

（二）心理障碍对糖尿病病情的影响

1. 长期精神紧张、情绪激动及在各种应激状态下，如丧偶、亲人突患重病等，人体内肾上腺素、肾上腺皮质激素等分泌增高，使体内糖原分解增快，而致血糖升高，可促进糖尿病的发生发展。

2. 长期抑郁，精神压力，使机体内分泌紊乱，导致血压增高，血糖升高，导致糖尿病病情加重。情绪越消极，糖尿病的控制越差，并发症越多。

3. 在长期愤怒或内疚的状态下，肾上腺皮质激素、儿茶酚胺等激素分泌增多，使血糖进一步升高，可诱发糖尿病酮症酸中毒。

4. 长期焦虑或恐惧，可诱发冠心病的发生发展。

5. 着急、烦恼、失眠，可导致高血压。这充分体现了神经系统的作用，精神压力是高血压的重要因素，同时又缺少体力活动者更容易发生高血压。

6. 急躁或生气可使血压急剧升高，而糖尿病患者多合并动脉粥样硬化，可诱发脑卒中。

7. 烦躁不安、长期失眠，可致冠状动脉突然痉挛，可诱发心绞痛或心肌梗死。

8. 经常抑郁烦恼、绝望悲观者，易内分泌失调，免疫功能降低，使正常的细胞畸变而导致癌症。

9. 精神过度紧张、严重的精神创伤、长期忧郁寡欢等不良心理状态可导致中枢神经功能紊乱，从而降低免疫系统功能，可导致细菌、病毒和真菌性感染。

10. 经常产生“压抑”及“否认”两种不良心理状态，“压抑”是封闭情感的活动，不对外宣泄，而“否认”则是否定疾病经历的思想、情感，两种不良心理均可导致糖尿病及其并发症的发生发展。

（三）自我心理治疗

1. 正确认识糖尿病 糖尿病不可怕，只要正确治疗就可以延缓或预防糖尿病并发症的发生，要树立战胜糖尿病的信心，只要积极配合医生的治疗，就会取得良好效果，可以像正常人一样工作、学习、生活。

2. 交流沟通 糖尿病患者切不可自我封闭、自我孤独地生活，而要经常与家人、朋友、同志、同学及糖尿病病友们交流沟通，闲聊谈心。多参与社区活动，听糖尿病的专题讲座，与同龄人一块下棋、打牌等。

3. 转移思路 糖尿病患者出现身体不适或心情不顺时，可用转移法来解脱，尽力将不愉快的情绪消遣转移到使人高兴的事情或活动上，如看电视、听音乐、看电影等。要养成一种“既来之则安之”的良好心理；同时，尽力安排好充实的生活内容，让自己没有空余时间去想那些不愉快的事情。沉淀一段时间，心情便会慢慢平静下来。

4. 培养爱好 糖尿病患者要努力培养自己的兴趣爱好，这是转移心理障碍最良好的方法，如唱歌、跳舞、下棋、钓鱼、养宠物等，这些爱好可以使自己寄情其中，从而消除不良心情，并能培养对生活、生命的关爱。

5. 抒发宣泄 糖尿病患者心情抑郁时，要尽快将它发泄出来，才能尽快使心理恢复平衡。宣泄的方法是发牢骚、向家人及亲友倾诉、高喊、唱歌或哭泣等。

6. 参加瑜伽训练 糖尿病患者可以参加瑜伽训练，放松身心，缓解心理压力，也是一种体力运动，有助于健身。

十三、胰岛素及口服降糖药治疗

(一)胰岛素治疗

1. 单组分猪胰岛素

【其他名称】 单组分正规胰岛素(注射剂),单组分中性胰岛素。

【药理作用】 胰岛素主要促进肝脏、脂肪、肌肉等靶组织糖原和脂肪的储存。

(1)促进肌肉、脂肪组织等对葡萄糖的主动转运,促进葡萄糖分解代谢,生成能量或是以糖原或三酰甘油的形式储存起来。

(2)促进肝摄取葡萄糖并转变为糖原。

(3)抑制肝糖原分解及糖原异生,抑制肝葡萄糖的输出。

(4)促进全身组织对糖、蛋白质、脂肪的摄取,并促进蛋白质的合成及抑制脂肪细胞中游离脂肪酸的释放,抑制酮体生成,调节物质代谢。

对于胰岛素分泌有缺陷或不足的糖尿病患者,注射外源性胰岛素可在一定程度上纠正物质代谢紊乱,主要是降低血糖,并可延缓或防止糖尿病慢性并发症的发生。

【体内作用】 口服易被肠道消化酶破坏。皮下给药吸收迅速,皮下注射后 0.5～1 小时开始生效,2～4 小时作用达高峰,维持时间 5～7 小时;皮下注射后半衰期为 2 小时。静脉注射 10～30 分钟起效,15～30 分钟达高峰,持续时间 0.5～1 小时;胰岛素在血液循环中半衰期为5～10分钟。

皮下注射后吸收很不规则，不同注射部位胰岛素的吸收可有差别，腹壁吸收最快，上臂外侧比股前外侧吸收快；不同患者吸收差异很大，即使同一患者，不同时间也可能不同。胰岛素吸收到血液循环后，只有5%与血浆蛋白结合，但可与胰岛素抗体相结合，后者使胰岛素作用时间延长。主要在肾与肝中代谢，少量由尿排出。

【适应证】 ①1型糖尿病终身需要。②2型糖尿病有严重感染、外伤、大手术等严重应激情况，以及并发心脑血管、肾脏或视网膜病变等。③糖尿病酮症酸中毒，高血糖非酮症性高渗性昏迷。④2型糖尿病血浆胰岛素水平确实较低，经饮食治疗、运动治疗和口服降糖药治疗控制不满意者，2型糖尿病具有口服降糖药禁忌时，如妊娠、哺乳等。⑤成年或老年糖尿病患者发病急、体重显著减轻伴明显消瘦者。⑥妊娠糖尿病和哺乳期糖尿病者。⑦继发于严重胰腺疾病的糖尿病。⑧对严重营养不良、消瘦、顽固性妊娠呕吐、肝硬化初期，可同时静脉滴注葡萄糖和小剂量胰岛素，以促进组织利用葡萄糖补充能量。

【用法用量】

(1)皮下注射：一般每日3次，于餐前15～30分钟注射，必要时睡前加注一次小量。剂量根据病情、血糖、尿糖由小剂量(视体重等因素每次2～4单位)开始，逐步调整。

1型糖尿病患者每日胰岛素需用总量多为0.5～1单位/千克，应根据血糖监测结果调整。2型糖尿病患者每日需用总量变化较大，在无急性并发症情况下，敏感者每日仅需5～10单位，一般约20单位，肥胖对胰岛素敏感性较差者需要量可明显增加。

在有急性并发症(感染、创伤、手术等)情况下，对1型及2型糖尿病患者，应每4～6小时注射1次，剂量根据病情变化及血糖监测结果调整。

（2）静脉注射：主要用于糖尿病酮症酸中毒、高血糖高渗性昏迷的治疗。成人可调整每小时4～6单位持续滴入，小儿按每小时0.1单位/千克体重，根据血糖变化调整剂量；也可首次静脉注射10单位加肌内注射4～6单位，根据血糖变化调整。病情较重者，可先静脉注射10单位，继之以静脉滴注，当血糖下降至13.9毫摩/升（250毫克/毫升）以下时，胰岛素剂量及注射频率随之减少。在用胰岛素的同时，还应补液纠正电解质紊乱及酸中毒并注意机体对热能的需要。不能进食的糖尿病患者，由静脉输含葡萄糖液的同时应滴注胰岛素。

【药物相互作用】

（1）糖皮质激素、促肾上腺皮质激素、胰高血糖素、雌激素、口服避孕药、肾上腺素、苯妥英钠、噻嗪类利尿药、甲状腺素等可不同程度地升高血糖浓度，合用时应调整这些药或胰岛素的剂量。

（2）口服降糖药与胰岛素有协同降血糖作用。

（3）抗凝血药、水杨酸盐、磺胺类药及抗肿瘤药甲氨蝶呤等，可与胰岛素竞争和血浆蛋白结合，从而使血液中游离胰岛素水平增高。非甾体消炎镇痛药可增强胰岛素降血糖作用。

（4）β受体阻滞药（如普萘洛尔）可阻止肾上腺素升高血糖的反应，干扰机体调节血糖功能，与胰岛素同用可增加低血糖的危险，而且可掩盖低血糖的症状，延长低血糖时间。合用时应注意调整胰岛素剂量。

（5）中等量至大量的乙醇可增强胰岛素引起的低血糖的作用，可引起严重、持续的低血糖，在空腹或肝糖原储备较少的情况下更易发生。

（6）氯喹、奎尼丁、奎宁等，可延缓胰岛素的降解，使血中胰岛素浓度升高从而加强其降血糖作用。

（7）升血糖药物如某些钙通道阻滞药、可乐定、达那唑、二氮嗪、生长激素、肝素、H_2受体拮抗药、大麻、吗啡、尼古丁、磺吡酮等可改变糖代谢，使血糖升高，因此胰岛素同上述药物合用时应适当加量。

(8)血管紧张素转换酶抑制药、溴隐亭、氯贝丁酯、酮康唑、锂、甲苯达唑、维生素 B_6、茶碱等，可通过不同方式直接或间接致血糖降低，胰岛素与上述药物合用时应适当减量。

(9)奥曲肽可抑制生长激素、胰高血糖素及胰岛素的分泌，并使胃排空延迟及胃肠道蠕动减缓，引起食物吸收延迟，从而降低餐后高血糖，在开始用奥曲肽时，胰岛素应适当减量，以后再根据血糖调整。

(10)吸烟可通过释放儿茶酚胺而拮抗胰岛素的降血糖作用，吸烟还能减少皮肤对胰岛素的吸收，所以正在使用胰岛素治疗的吸烟患者突然戒烟时，应观察血糖变化，考虑是否需适当减少胰岛素用量。

【禁忌证】 对胰岛素过敏患者禁用。

【不良反应】

(1)低血糖反应：又称苏木杰现象。低血糖反应是胰岛素治疗中最常见的副反应，胰岛素过量、注射胰岛素后未及时服适量碳水化合物或从事较平时量大的活动时，易发生低血糖反应。低血糖反应的早期症状为无力、饥饿、眼花、出冷汗、皮肤苍白、心悸、兴奋、手抖、神经过敏、头痛、颤抖等；较重者为抑郁、注意力不集中、嗜睡、缺乏判断力和自制力、健忘，也可有偏瘫、共济失调、心动过速、复视、感觉异常，严重者可惊厥和昏迷。在昏迷前，患者可有病理反射，瞳孔扩大，对光反应消失，呼吸浅快；少数患者可无昏迷前症状，迅速进入昏迷。低血糖后，患者血糖往往升高。低血糖反应最易出现的时间是在皮下注射胰岛素后 3～4 小时，普通胰岛素在半夜或次日早饭前，此期应严加巡视，发现异常及时处理。此外，还要警惕不自觉低血糖的发生。故使用胰岛素时应严密监测血糖，及时加餐和减少胰岛素的用量，以免引起不良后果。一旦出现症状应及时进食或进糖水，严重者应静脉注射葡萄糖治疗。

(2)过敏反应：用胰岛素治疗者可产生对胰岛素过敏反应，严重的过敏反应少见。过敏反应可有全身性及局部性两种。局部过敏常发生于用不纯的胰岛素制剂，表现为注射部位出现瘙痒的红斑、丘疹、硬结、硬块、疼痛、皮肤红晕，一般发生在注射胰岛素几小时或数天后。全身性过敏反应在注射胰岛素后立即发生，身体迅速出现荨麻疹，可伴有或不伴有全身性症状，包括血管神经性水肿、呼吸道症状(如哮喘、呼吸困难)。这些反应被认为是对胰岛素本身的过敏。局部反应轻者可以耐受，会自动脱敏，也可以更换胰岛素，反应重者可用抗组胺药，休克时及时抢救。

(3)胰岛素抵抗：指患者需要每日注射胰岛素200单位以上者，也有认为100单位以上就可认定为胰岛素抵抗。儿童每日>2.5单位/千克，一般注射1个月左右便产生对胰岛素的IgG抗体，与抗体结合的胰岛素无生物活性。此现象可于数月至1年内自行消失。胰岛素抵抗多在胰岛素治疗后1年内发生，常发生于一度停用胰岛素治疗4周以上再度使用时，多见于使用牛胰岛素的患者。

(4)胰岛素水肿：多见于初次使用胰岛素后的4～6日，主要是面部和四肢水肿，继续使用一段时间后，一般在1～2周自行消失。可能是胰岛素促进肾脏对钠的吸收及水潴留等因素所致，严重者需要更换制剂。

(5)注射部位脂肪萎缩：多见于年轻妇女，为胰岛素制剂不纯所引起的脂肪溶解反应。

(6)注射部位的脂肪增生：为胰岛素所致的脂肪生成反应。将胰岛素注入脂肪增生处，胰岛素吸收延缓，故应避免将胰岛素注入该处。

(7)屈光不正：可能是使用胰岛素后血糖迅速下降，引起晶状体和玻璃体渗透压的改变，导致屈光不正，多见于初用胰岛素的患者，一般是暂时的，待血糖稳定后可自行消失。故无须配戴眼镜进行视力矫正。

(8)皮下脂肪纤维增生：胰岛素多次注射在同一部位可使该处皮下组织增生及纤维化。若同一部位反复多次注射，儿童和女性可出现无痛性皮下脂肪萎缩，男性则出现注射部位肿块。

(9)注射部位改变：注射部位可有皮肤发红、皮下结节和皮下脂肪萎缩，需常更换注射部位，少数发生荨麻疹，偶见过敏性休克。

(10)其他症状：荨麻疹、恶心、呕吐、腹泻、哮鸣，也偶尔有致死性过敏性休克出现。

【用药提示】

(1)低血糖反应，严重者低血糖昏迷，有严重肝、肾病变等患者应密切观察血糖。

(2)患者伴有下列情况，胰岛素需要量应减少：肝功能不正常，甲状腺功能减退，恶心、呕吐，肾功能不正常。肾小球滤过率10～50毫升/分钟，胰岛素的剂量减少到75%～95%；肾小球滤过率减少到10毫升/分钟以下，胰岛素剂量减少到50%。

(3)患者伴有下列情况，胰岛素需要量增加：高热、甲状腺功能亢进、肢端肥大症、糖尿病酮症酸中毒、严重感染或外伤、重大手术等。

(4)用药期间应定期检查血糖、尿常规、肝肾功能、视力、眼底视网膜血管、血压及心电图等，以了解病情及糖尿病并发症情况。

(5)糖尿病孕妇在妊娠期间对胰岛素需要量增加，特别在妊娠中期及后期，对胰岛素需要量增加。分娩后需要量减少；如妊娠中发现的糖尿病为妊娠糖尿病，分娩后应终止胰岛素治疗，随访其血糖，再根据有无糖尿病决定治疗与否。

(6)儿童使用本品时应注意运动量、饮食，儿童易产生低血糖，血糖波动幅度较大，调整剂量后失去知觉，应肌内、皮下或静脉注射胰高血糖素0.5～1单位，逐步增加或减少，青春期少年应适当增加剂量，青春期后再逐渐减少。

(7)老年患者的各组织、器官结构功能发生变化，生理生化储备能力下降，调节功能和适应能力下降，易发生低血糖，在使用本品时更需注意。

(8)用药过程中应经常注意低血糖反应，有先兆症状时应口服葡萄糖、进食糕饼或糖水，如患者神志清醒后可口服糖类物质。对胰高血糖素无反应者，须静注葡萄糖溶液。以下情况易出现低血糖：①肾上腺、垂体、甲状腺等病变或肝肾疾病恶化等。②忘记或推迟进餐。必要时可由专人控制每次的剂量和注射操作。需特别注意饮食，体力活动要适量。

(9)出现胰岛素耐受性，此时可换用另一药厂或另一批号的胰岛素，或更换不同种属动物制剂或加口服降糖药。但每日必须严密观察病情，以防耐药性突然消失而发生严重的低血糖。

(10)胰岛素脱敏治疗，可由 0.001 单位开始，每 15～30 分钟加倍注射，直至需要量。

(11)为了防止血糖突然下降，来不及呼救而失去知觉，应给每一患者随身携带记有病情及胰岛素情况的卡片，以便不失时机及时抢救处理。

(12)注射部位可有皮肤发红、皮下结节和皮下脂肪萎缩等局部反应。经常更换注射部位，以免局部不良反应及药物吸收不良。

(13)注射液中多含有防腐剂，一般不宜用于静脉注射。静脉注射宜用注射用胰岛素制剂。

(14)胰岛素可少量被注射器吸附，含量愈低吸附愈多，使用剂量应考虑此因素。

(15)慢性胰岛素过量综合征是指糖尿病患者长期应用胰岛素所致的低血糖后的高血糖，低血糖的发生多半在半夜 1～3 时，而早晨 6～7 时又转为高血糖状态，故夜间应注意观察。

(16)注射液应注意在 2℃～8℃储存，避免冰冻，如出现混浊则不能应用。

(17)用高纯度胰岛素治疗，前述第2～5项不良反应发生较少。

(18)在混合使用2种剂型的胰岛素时，必须在医生指导下进行。注意不同厂家出品的注射器与针头可能不相匹配。注意不要改变抽取胰岛素的顺序，不要任意更换医生推荐的注射器和针头的型号。

【制剂规格】 注射液：10毫升，400单位；10毫升，800单位。粉针剂：50单位，100单位；400单位(临用前以生理盐水溶解成40单位/毫升、400单位/毫升)。

【贮藏】 在2℃～8℃处保存，避免冷冻。

2. 低精蛋白胰岛素

【其他名称】 中效胰岛素、NPH。

【药理作用】 本品由胰岛素和适量的硫酸鱼精蛋白、氧化锌组合配制成中性灭菌混悬液，为中效胰岛素。

【体内作用】 本品于皮下注射后1～1.5小时起效，最佳作用时间8～12小时，持续24小时。

【适应证】 参见“单组分猪胰岛素”的相关内容。

【用法用量】 ①单用：早餐前30～60分钟皮下注射。每日1次，开始给予8单位，然后根据病情调整。②合用：常与正规胰岛素合用，本品占10%，正规胰岛素占30%。也可根据病情组合。

【药物相互作用】 参见“单组分猪胰岛素”的相关内容。

【禁忌证】 参见“单组分猪胰岛素”的相关内容。

【不良反应】 参见“单组分猪胰岛素”的相关内容。

【制剂规格】 注射液：400单位；800单位。

【贮藏】 在2℃～8℃处保存，避免冷冻。

3. 鱼精蛋白锌胰岛素注射液

【其他名称】 慢效胰岛素、PZI。

【药理作用】 本品作用同正规胰岛素。皮下注射后需经酶解后才逐渐释放出游离胰岛素而被机体吸收。

【体内作用】 因吸收缓慢,本品于皮下注射后 4～8 小时起效,最佳作用时间 14～20 小时,持续 36 小时。

【适应证】 参见“单组分猪胰岛素”的相关内容。

【用法用量】 可于早餐前 30～60 分钟皮下注射 8 单位,根据病情和用药的效应调整用量。必要时,晚餐前加注 1 次,剂量应根据病情个体化,一般日剂量为 10～20 单位。

【药物相互作用】 参见“单组分猪胰岛素”的相关内容。

【禁忌证】 参见“单组分猪胰岛素”的相关内容。

【不良反应】 参见“单组分猪胰岛素”的相关内容。

【制剂规格】 注射液:400 单位;800 单位。

【贮藏】 在 2℃～8℃处保存,避免冷冻。

4. 单组分人胰岛素

【其他名称】 诺和灵 R,中性人胰岛素。

【药理作用】 本品为生物合成人胰岛素,它是通过基因重组技术,利用酵母生产的。1 国际单位(IU)相当于 0.035 毫克无水人胰岛素。本品是短效胰岛素溶液,也是可溶性胰岛素溶液,主要用于初发 2 型糖尿病。

【体内作用】 血流中胰岛素的半衰期仅几分钟,经皮下注射后起始作用时间为 0.5 小时,最大作用时间为 1～3 小时,作用维持时间约 8 小时。

【适应证】 ①具有降血糖作用,适用于治疗糖尿病。②可用于糖尿病患者的初起稳定化治疗,特别是用于糖尿病急症。

【用法用量】 剂量因人而异,由医生根据患者的需要而定。用于糖尿病治疗的平均每日胰岛素需要量在 0.5～1.0 国际单位/千克,有时会需要更多,因患者情况不同而有所不同。

糖尿病患者良好的代谢控制可以延缓糖尿病晚期并发症的发

生和发展。因此,建议患者达到最理想的代谢控制,包括血糖监测。

通常选取在腹壁做本品的皮下注射,也可在大腿、臀肌或三角肌区域做皮下注射。

【药物相互作用】 ①可能会减少胰岛素需要量的药物:口服降糖药(OHA)、奥曲肽、单胺氧化酶抑制药(MAOI)、非选择性β受体阻滞药、血管紧张素转换酶(ACE)抑制药、水杨酸盐、乙醇和合成代谢类固醇。②可能会增加胰岛素需要量的药物:口服避孕药、噻嗪化物、糖皮质激素、甲状腺激素和拟交感神经类药物、炔羟雄烯异唑。β受体阻滞药会掩盖低血糖的症状。③乙醇会加重和延长胰岛素引起低血糖的作用。

【禁忌证】 ①低血糖患者禁用。②对生物合成人胰岛素注射剂或本品任何成分过敏者禁用。

【不良反应】

(1)低血糖是胰岛素治疗经常发生的不良反应。低血糖的症状可以突然发生,包括冷汗、皮肤发冷苍白、神经紧张或震颤、焦虑、不同寻常的疲惫或衰弱、错乱、难以集中精力、瞌睡、过度饥饿、暂时的视觉改变、头痛、恶心和心悸。严重低血糖可能导致意识丧失及引起暂时的或永久的脑损伤,甚至死亡。

(2)开始胰岛素治疗时可能出现水肿和屈光异常。这些症状通常是暂时的。

(3)胰岛素治疗过程中可能出现局部过敏反应(注射部位红、肿和痒)。这些反应通常是暂时的,在继续治疗的过程中会消失。

(4)全身性的过敏反应有可能偶有发生,这种全身反应可能严重,引起全身性的皮疹、发痒、出汗、胃肠道不适、淋巴水肿、呼吸困难、心悸及血压降低。全身性过敏反应有可能危及生命。

(5)未在注射区域内轮换注射部位可导致注射部位的脂肪萎缩。

【用药提示】

(1)胰岛素注射剂量不足或治疗中断,会引起高血糖和糖尿病酮症酸中毒,特别是在1型糖尿病患者中,通常在大约数小时到数天内,高血糖的首发症状逐渐发生,症状有口渴、尿频、恶心、呕吐、瞌睡、皮肤发红干燥、口干、食欲缺乏、呼吸有丙酮味。1型糖尿病血糖过高未经治疗最终会导致糖尿病酮症酸中毒,会有生命危险。

(2)伴随疾病,特别是感染和发热时,通常会增加患者对胰岛素制剂的需要量。

(3)肝、肾损害患者应减少胰岛素的需要量。

(4)如果患者增加体力运动或通常的饮食有所改变,必须调整胰岛素剂量。

(5)以下的变化均需调整剂量:药物浓度,品牌(生产商),类型(短效、中效、长效等),种类(动物、人胰岛素类似物)或生产工艺(基因重组、动物来源的胰岛素)。患者使用本品时,需要调整常用胰岛素剂量。如果需要调整剂量,则应在首次给药时进行,或者在开始治疗数周或数月内进行。

(6)少数从动物胰岛素转用本品,并发生过低血糖反应的患者报告,使用人胰岛素时发生低血糖的先兆症状与使用动物胰岛素时的不同,或较不明显。

(7)血糖控制有显著改善的患者,如接受胰岛素强化治疗的患者,他们的低血糖反应的先兆症状会有所改变,应给予相应的建议。

(8)由于会有使某些泵导管产生沉淀的危险,所以本品不要用于胰岛素泵做持续皮下胰岛素输注治疗。

(9)本品与输注液体混合时,数量不详的胰岛素会被输注器吸附。因此,建议输液时监测患者的血糖水平。

(10)胰岛素只能加入到已知相容的化合物中。部分药物加到胰岛素溶液中可引起胰岛素的降解,如含有硫醇和亚硝酸盐的药物。

(11)由于胰岛素不透过胎盘屏障,所以糖尿病患者在妊娠期间使用胰岛素治疗不受限制,建议患有糖尿病的妊娠妇女在整个妊娠期间和计划妊娠时采用强化血糖控制的方法治疗。胰岛素的需要量通常在妊娠的前3个月降低,在妊娠的后6个月增加。分娩后胰岛素的需要量应迅速回复至怀孕前的水平。

(12)由于哺乳的母亲使用胰岛素治疗对婴儿无危险,所以哺乳期间使用胰岛素治疗糖尿病不受限制,但胰岛素剂量也许需要降低。

(13)本品在儿童和青少年用药中的药效学特性与成人用药基本相同。曾对本品在糖尿病儿童(6～12岁)和青少年(13～17岁)用药进行了小数量研究($n=18$),结果显示药代动力学特性与成人用药基本相同。本品用于青春期前儿童,通常剂量为每日0.7～1.0国际单位/千克。但在症状得到部分缓解期间可使用更低剂量。

(14)本品是短效胰岛素,常与其他中效或长效胰岛素联合使用。

(15)注射后30分钟内必须进食有碳水化合物的正餐或加餐。

(16)通常选取在腹壁做本品的皮下注射,也可在大腿、臀肌或三角肌区域做皮下注射。从腹壁皮下给药比从其他注射部位给药吸收更快。将皮肤捏起注射会减少误做肌内注射的危险。

(17)注射后针头必须在皮下停留至少6秒,保持注射推键完全压下直至针头从皮肤拔出,如此操作以保证注射正确的剂量及防止血液或其他体液回流至针头和胰岛素笔芯。

(18)为防止脂肪萎缩,注射部位应在注射区域内轮换。为防止传染疾病,本品只能由一人单独使用。

(19)老年患者治疗的主要目的是减轻症状和避免低血糖反应。

(20)胰岛素药物过量没有特别的定义。但是,会有不同程度低血糖的发生。轻度的低血糖时可采取口服葡萄糖或含有糖分的食物的治疗方式。建议糖尿病患者经常随身携带糖块、糖果、饼干或含糖的果汁。对于严重的低血糖,患者已意识丧失的情况,可由受过指导的人士给患者肌内或皮下注射胰高血糖素(0.5～1.0毫克),或由医务人员静脉给予葡萄糖。如果患者在10～15分钟对胰高血糖素无反应,必须静脉给予葡萄糖。建议患者恢复知觉后,口服碳水化合物以免复发。

(21)使用前查看笔芯式瓶是否完整(如无裂缝)。如有任何损坏或是橡皮活塞的可见宽度大于白色条码带的宽度时,则不能使用。

(22)本品不可自行装满重新使用。

(23)不要将本品暴露在热源或直接光照下,也不要将其冷冻。冷冻后的胰岛素产品不可使用。

(24)胰岛素包装盒注明了有效期,过期切勿使用。如果本品不呈现无色澄明液体,请不要使用。

【制剂规格】 本品有3个规格:瓶装为10毫升西林瓶装短效胰岛素溶液,每支10毫升,40国际单位/毫升,每盒1支装;笔芯为3毫升卡式瓶装短效胰岛素溶液,每支3毫升,100国际单位/毫升,每盒1支装;特充为每支3毫升,100国际单位/毫升,每盒1支装。

【贮藏】 本品未开始使用时应储存于2℃～8℃的冰箱内(不要太接近冷冻室)。使用中的本品不要放在冰箱里。本品可与诺和诺德胰岛素注射器一起使用或随身携带,可以在室温(最高25℃)最长保存4周。避光保存。避免儿童触及。

5. 人胰岛素

【其他名称】 因苏林、甘舒霖R、优泌林-常规、优泌林R、普通人胰岛素,正规人胰岛素,Humulin R,Insular。

【药理作用】 本品为利用重组 DNA 技术生产的人胰岛素，与天然胰岛素有相同的结构和功能。作用机制同正规胰岛素，主要药效为降血糖，同时影响蛋白质和脂肪代谢，包括以下多方面的作用：①抑制肝糖原分解及糖原异生作用，减少肝输出葡萄糖。②促使肝摄取葡萄糖及肝糖原的合成。③促使肌肉和脂肪组织摄取葡萄糖和氨基酸，促使脂肪的合成和储存。④促使肝生成极低密度脂蛋白并激活脂蛋白酶，促使极低密度脂蛋白的分解。⑤抑制脂肪及肌肉中脂肪和蛋白质的分解，抑制酮体的生成并促进周围组织对酮体的利用。

【体内作用】 口服易被胃肠道消化酶破坏。皮下给药吸收迅速，皮下注射后 0.5～1 小时开始生效，2～4 小时作用达高峰，维持时间 5～7 小时；皮下注射半衰期($t_{1/2}$)为 5～10 分钟。

皮下注射后吸收很不规则，不同注射部位胰岛素的吸收可有差别，腹壁吸收最快，前臂外侧比股前外侧吸收快；不同患者吸收差异很大，即使同一患者，不同时间也可能不同。胰岛素吸收到血液循环后，只有 5% 与血浆蛋白结合，但可与胰岛素抗体相结合，后者使胰岛素作用时间延长。主要在肾与肝中代谢，少量由尿排出。

【适应证】 参见“单组分猪胰岛素”的相关内容。

【用法用量】 参见“单组分猪胰岛素”的相关内容。

(1)饮食治疗是基础。用胰岛素治疗时，除早、中、晚三餐外，于上午、下午、睡前少量加餐(每日总热能不增加)，有利于减少血糖波动和防止低血糖的发生。

(2)首次用胰岛素应从小量开始，要注意患者对胰岛素的敏感程度，有无局限及全身过敏反应，根据空腹及餐后血糖、尿糖、尿酮体情况逐步调整剂量。糖化血红蛋白测定有利于全面了解血糖控制情况。

(3)一般胰岛素每日皮下注射 2 次(早、晚餐前)或 3 次(早、中、晚餐前)，有的可4次(三餐前及睡前)，每日胰岛素总量的分配，早餐前最多，依次为晚餐前、中餐前及睡前，一般于中、晚餐前15～30分钟注射，而早餐胰岛素注射时间取决于病情程度，病情越重、空腹血糖越高者(早晨5时以后血糖迅速升高，称为“黎明”现象)，越需提前注射，可以早餐前45～60分钟注射。

【药物相互作用】 参见“单组分猪胰岛素”的相关内容。

【禁忌证】 低血糖、肝硬化、溶血性黄疸、胰腺炎、肾炎患者忌用。

【不良反应】 参见“单组分猪胰岛素”的相关内容。

【用药提示】

(1)过敏反应少见，与胰岛素的来源及纯度有关，发生在用过胰岛素的患者。

(2)胰岛素应用中的任何改变都必须小心，应在医生指导下进行。每次使用胰岛素之前都应仔细检查胰岛素的纯度，效价，注册商标，类型，种属(牛、猪、人)，生产方法(重组人胰岛素、动物提纯胰岛素)，是否是医生建议的。任何一项的改变都会导致剂量的改变。

(3)以往使用动物胰岛素的患者在换用本品时必须在医生指导下调整剂量。

(4)取药前应仔细检查瓶盖是否完好，并仔细查看瓶签上的名称、字母标志，以确认所取的药品与医生所开的处方一致。

(5)胰岛素应贮藏在冰箱中，2℃～8℃保存，切勿冷冻或接近冰格，冰冻过的胰岛素不可使用，一定不要使用超过有效期的胰岛素，若所买的药品保护盖不严，一定要退回药房。

(6)一次性使用的注射器不得重复使用，针头和注射器不得与他人共用，可重复使用的注射器用前必须经过消毒(平常一般可用煮沸法消毒，外出旅行时用91%的异丙醇消毒比较方便)。

其他参见“单组分猪胰岛素”的相关内容。

【制剂规格】 注射液:10 毫升,400 单位;10 毫升,800 单位。

【贮藏】 2℃～8℃避光保存,避免冷冻。

6. 低精蛋白锌胰岛素

【其他名称】 诺和灵 N、优泌林 N、甘舒霖 N(人)、中效优泌林、中性精蛋白锌胰岛素、中性低精蛋白锌人胰岛素、精蛋白锌胰岛素、低精蛋白胰岛素、精锌胰岛素、Insulin NPH。

【药理作用】 参见“单组分猪胰岛素”的相关内容。

【体内作用】 皮下注射后约 1.5 小时开始起效,最大作用时间 4～12 小时,持续作用 24 小时。

【适应证】 需要胰岛素治疗的糖尿病。

【用法用量】 皮下注射,开始时一般为 4～8 单位,早餐前 30～60 分钟皮下注射,每日 1 次,必要时可于晚餐前再给予早餐前剂量的 1/2。以后根据血糖、尿糖变化调整剂量。

【药物相互作用】 与甲状腺素、类固醇、利尿药、苯妥英钠、口服避孕药、乙醇、β 受体阻滞药和单胺氧化酶抑制药合用时,可能需增加胰岛素用量。

【禁忌证】 低血糖,胰岛细胞瘤。

【不良反应】 低血糖反应(出冷汗,心跳加速,神经过敏或震颤)。偶见过敏反应和脂肪萎缩。

【用药提示】 精神紧张、感染、妊娠或其他疾病时,需增加胰岛素用量。

【制剂规格】 注射液:10 毫升,400 单位。笔芯:3 毫升,300 单位(100 单位/毫升)。

【贮藏】 2℃～8℃保存,避免冷冻。

7. 赖脯胰岛素

【药理作用】 赖脯胰岛素是由基因重组技术生产的人胰岛素类似物,它是将胰岛素 B 链上第 28 位和第 29 位氨基酸互换而产生的。研究发现赖脯胰岛素与等摩尔胰岛素具有同等的药效。胰岛素，包括赖脯胰岛素，最基本的作用是调节葡萄糖代谢。此外，所有胰岛素在全身许多组织中都有多种合成代谢和抗分解代谢的作用。在肌肉和其他组织（脑组织除外）胰岛素导致葡萄糖和氨基酸快速转运至细胞内，促进合成代谢，抑制蛋白质的分解代谢。在肝脏，胰岛素促进葡萄糖的摄取并以糖原形式储存，抑制糖异生并促进过量的葡萄糖转变为脂肪。

其余参见“单组分猪胰岛素”的相关内容。

【体内作用】 与常规人胰岛素相比，赖脯胰岛素具有起效快、达峰时间早、作用持续时间短等特点。赖脯胰岛素在给药后15～20分钟即可起效，30～60分钟达高峰，与其快速吸收直接相关，这使得赖脯胰岛素给药时间更接近用餐时间（餐前15分钟之内），而常规人胰岛素要在餐前30～45分钟注射。赖脯胰岛素起效快速，且作用持续时间更短，为4～5小时。赖脯胰岛素吸收速率和起效时间受注射部位和其他变量的影响。

【适应证】 赖脯胰岛素适用于需控制高血糖的糖尿病患者。

【用法用量】 赖脯胰岛素剂量由医生根据患者的需要情况来决定。

三餐前皮下注射各1次，剂量视病情而定，并按血糖变化调整剂量。如在治疗过程中改用本品，其剂量基本上同原来使用的人正规胰岛素。有时为了控制晚上高血糖，可于早晨加注1次中效胰岛素，但本品不能与NPH混合。为了控制晨起的高血糖，需在睡前加注1次中效胰岛素。

【药物相互作用】 参见“单组分猪胰岛素”的相关内容。

【禁忌证】 赖脯胰岛素在低血糖发作时严禁使用。患者对赖脯胰岛素或其赋形剂过敏者严禁使用。

【不良反应】 参见“单组分猪胰岛素”的相关内容。

过量时可引起低血糖，同时伴有倦怠、意识模糊、心悸、大汗、呕吐和头痛。低血糖发生主要是因为相对于食物摄入量和能量消耗，使用本品量过大所致。轻度低血糖一般口服葡萄糖即可缓解，需调整胰岛素剂量、饮食和运动量。严重低血糖和伴有昏迷、抽搐或神经系统损害时，需肌内（皮下）注射胰高血糖素或静脉输注高浓度的葡萄糖，而且必须保持碳水化合物摄入并严密观察，因为低血糖常在明确的临床缓解后再度发生。

【用药提示】

(1)赖脯胰岛素与其他胰岛素不同，由于其独特的结构导致起效快和持续时间短，患者从以前的胰岛素转换为赖脯胰岛素时可能需要调整剂量。

(2)低血糖是胰岛素最常见的副作用，包括赖脯胰岛素。某些情况下低血糖的早期警告性症状可能不一样，或不明显，如在长期的糖尿病或强化血糖控制时。

(3)任何胰岛素转换必须小心且在监护下进行。任何转换包括胰岛素浓度，剂型（如常规、中效），种类（牛、猪、牛－猪、人胰岛素、人胰岛素类似物）或生产方法（基因重组技术、动物源性胰岛素）都可能导致剂量的改变。

(4)在疾病或精神紧张情况下，胰岛素剂量可能需要增加。

(5)有肝、肾功能不全时，胰岛素用量可能减少。

(6)如果患者体力活动增加或改变日常饮食习惯，都需要调整胰岛素的剂量。

(7)使用正确的胰岛素剂量，未发现对驾车和机器操作能力有任何不良影响。

(8)赖脯胰岛素皮下注射部位可选择上臂、大腿、臀部或腹部，应轮换注射部位，同一注射部位每月注射不能超过 1 次。注射时应小心，不要损伤血管。应教育患者掌握正确的注射技术。

(9)12 岁以下儿童的安全性和有效性尚未建立。

(10)在肝、肾功能不全的情况下，胰岛素的需要量可能会减少。

(11)妊娠期使用赖脯胰岛素的临床实验尚未进行。但在整个妊娠过程中,胰岛素治疗维持良好的血糖控制对1型糖尿病或妊娠糖尿病患者是非常必要的。胰岛素的需用量在妊娠最初3个月减少,在妊娠中晚期增加。建议已经妊娠或准备妊娠的糖尿病患者应咨询医生。哺乳期的患者应调整胰岛素剂量、饮食,或两者需同时调整。目前尚不知道赖脯胰岛素是否会向乳汁中大量分泌,许多药物包括人胰岛素可分泌到人乳汁中。

(12)过量时可引起低血糖,同时伴有倦怠、意识模糊、心悸、大汗、呕吐和头痛。

【药物评价】 赖脯胰岛素是美国礼来公司于1996年首次在瑞士上市的,迄今已获得瑞典、德国、英国等欧洲国家,美国、加拿大和一些拉美国家,以及日本、澳大利亚、新西兰、南非等国的批准并广泛用于临床,普遍反映良好。

人胰岛素类似物的出现是为了克服常规人胰岛素的缺陷,主要包括不能产生胰岛素的生理样分泌和必须餐前提前注射。赖脯胰岛素是一种速效胰岛素类似物,由胰岛素B链C末端上第28位脯氨基酸与第29位赖氨酸位置颠倒后产生,这种互换既不影响胰岛素的生物活性,又减少了胰岛素自身的结合。同普通胰岛素(RHI)相比,赖脯胰岛素有以下特点:①在生理浓度下不易聚合,以单分子胰岛素的形式存在,而普通胰岛素多以六聚体的形式存在。②皮下注射后吸收快,15～20分钟开始发挥作用,适于餐前15分钟内或即时注射。③皮下注射后到达峰值的时间短,30～60分钟,峰值浓度是普通胰岛素(RHI)的3倍,高峰持续时间约为12小时,且较快降至生理水平,而普通胰岛素(RHI)高峰持续时间约为24小时。④作用持续时间短,约45小时,而RHI作用持续时间约68小时。⑤与中或长效普通胰岛素(RHI)混合使用时不改变原有效能。

赖脯胰岛素的一个显著优点是能减少低血糖的发生,尤其是夜间和严重低血糖的发生，更适用于老年糖尿病患者。赖脯胰岛素用于糖尿病的临床治疗，总体血糖控制较好，低血糖事件发生少，使糖尿病的餐时血糖替代治疗更为合理。因此，本品是应用胰岛素的糖尿病患者较理想的选择之一。

【制剂规格】 笔芯：3 毫升，300 单位。

【贮藏】 避光、冷藏保存，不得冷冻。赖脯胰岛素笔芯应储存于冰箱冷藏室内，不可置于冷冻室。正在使用的赖脯胰岛素笔芯不可冷藏，但应置于尽量低温条件下（$<30℃$），避免直接光照和过热。如果发现赖脯胰岛素已经冰冻，则不得使用。非冷藏的赖脯胰岛素笔芯 28 天后扔掉笔芯，尽管可能还有剩余药物。超过标签上注明的有效期者不得使用。

8. 甘精胰岛素

【其他名称】 长秀霖，Rasalin。

【药理作用】 甘精胰岛素是一种利用重组 DNA 技术生产的生物合成人胰岛素类似物。同其他胰岛素一样，甘精胰岛素的主要作用也是调节糖代谢，通过促进肌肉和脂肪等周围组织摄取葡萄糖、抑制肝葡萄糖的产生而降低血糖，同时抑制脂肪细胞的脂肪分解和蛋白质水解，以及促进蛋白质合成。甘精胰岛素是在人胰岛素 B 链羧基末端增加了两个精氨酸，同时也把 A 链羧基末端 A21 位置的天冬酰胺替换成甘氨酸，这使甘精胰岛素在酸性溶液（$pH=4$）中完全溶解，在中性溶液中溶解度很低，因此皮下注射后，因酸性溶液被中和而形成的微小沉淀可持续释放甘精胰岛素，从而产生长达 24 小时平稳无峰值的可预见的血药浓度。

甘精胰岛素吸收缓慢的特点决定于甘精胰岛素皮下注射后释放缓慢，继之吸收入血也慢。因此，每日定时皮下注射 1 次，即可满足人体对基础胰岛素的需要。

国外已公开发表的临床药理学研究表明：甘精胰岛素和人胰岛素的生物效价是等同的。

其余参见"单组分猪胰岛素"的相关内容。

【体内作用】 甘精胰岛素和其他胰岛素在血液中的半衰期相似,只有几分钟。

甘精胰岛素经皮下注射后,部分在B链的羧基末端降解生成A_{21}-甘氨酸胰岛素和A_{21}-甘氨酸-脱-B_{30}-苏氨酸胰岛素,这两种代谢产物均具有降血糖活性,而未改变的甘精胰岛素及其降解产物也存在于血浆中。

胰岛素的作用特点取决于其释放速度。健康人与糖尿病患者皮下注射甘精胰岛素后,其释放远比NPH胰岛素缓慢而持久,且无明显峰值,因此甘精胰岛素具有平稳、长效的降血糖作用,作用时间长达24小时。

甘精胰岛素的吸收也受注射部位、注射技术、饮食、运动、疾病等多种因素的影响,因此甘精胰岛素的降血糖效果在不同个体及同一个体不同时期可能存在差异。

国外已公开发表的常规药理学安全性研究表明,包括重复剂量毒剂、生殖毒性、基因毒性、致癌性等临床资料均未发现对患者有特殊危害。

【适应证】 糖尿病。

【用法用量】

(1)用法:甘精胰岛素具有长效作用,每日定时皮下注射1次即可。甘精胰岛素应皮下注射给药,注射前请恢复至室温。使用胰岛素笔注射时请遵循以下步骤。

①每次使用前特别是使用新胰岛素笔芯前,应仔细观察笔芯中液体的外观,正常应为无色澄清溶液。如果外观呈云雾状、变稠或有轻微的颜色改变或可见固体颗粒时,请不要继续使用。

②在使用新开封的笔芯前,请按照所用胰岛素笔的使用说明,小心将笔芯装入笔中。

③注射前用消毒棉球擦拭笔芯金属盖末端暴露在外的橡皮部

分，并将针头装到笔上。

④注射前药液中如有气泡，请将笔尖朝上，轻敲笔的侧面使之浮到顶部。调节 2 单位并向前推注射按钮，将气泡排出笔芯，如有必要则重复上述过程直至有液滴出现于针头的末端，然后按所需甘精胰岛素的剂量调整笔的刻度。

⑤消毒注射部位的皮肤。注射部位一般应选择皮肤较松的部位，如腹壁、大腿外侧、上臂三角肌和臀肌区域，注射部位应轮换使用。

⑥用手指捏起注射部位的皮肤，将针头刺入，按下注射按钮，并在皮下停留数秒，保证注射剂量的准确，然后拔出针头，用消毒棉球轻压注射部位数秒，但不要按摩注射部位，避免损伤皮下组织或造成甘精胰岛素渗出。

⑦注射后立即取下针头，不要重复使用针头。

注：勿与他人合用同一支胰岛素笔和针头。当胰岛素笔的推杆前缘已超过最后一个刻度时不要继续使用该笔芯，请更换一只新笔芯，避免注射剂量不足。

（2）用量

①甘精胰岛素的使用剂量，应考虑患者的病情需要，以及患者的饮食、运动、从事的工作及伴随疾病等许多因素的影响，所以用药剂量应个体化，须在医生的指导下用药。

②甘精胰岛素可根据患者病情与短效胰岛素、速效胰岛素类似物和口服药物联合使用。具体使用方式和用法用量应遵医嘱。

③从其他胰岛素治疗改为甘精胰岛素治疗时，可能需改变甘精胰岛素的剂量，并调整其他同时使用的治疗糖尿病药物的剂量（普通胰岛素、速效胰岛素类似物或口服降糖药）。

④原来每天注射 2 次 NPH 胰岛素的患者，改为每天注射 1 次甘精胰岛素时，在变更治疗的第一周，每天甘精胰岛素的用量应比 NPH 胰岛素减少 20%～30%。若血糖控制不满意，应在医生

指导下调整使用剂量，以达到合理的血糖控制。

⑤使用甘精胰岛素的最初几周，应密切监测血糖，及时调整剂量。

【药物相互作用】 参见“单组分猪胰岛素”的相关内容。

【禁忌证】 低血糖。

【不良反应】 参见“单组分猪胰岛素”的相关内容。

【用药提示】

(1)甘精胰岛素注射液不能同其他胰岛素或稀释液混合。

(2)甘精胰岛素的长效作用与其皮下注射后的释放速度有关，若静脉注射了原来用于皮下注射的剂量，可发生严重低血糖，切勿静脉注射甘精胰岛素。

(3)糖尿病酮症酸中毒的治疗，不能选用甘精胰岛素，推荐静脉注射短效胰岛素或速效胰岛素类似物。

(4)肾功能损害患者由于胰岛素的代谢缓慢，对胰岛素的需要量可能减少。老年人及肾功能衰退患者，对胰岛素的需要量可能减少。

(5)严重肝损害患者由于葡萄糖异生能力降低及胰岛素代谢缓慢，对胰岛素的需要量可能减少。患者改用其他胰岛素时，应在医生指导下进行，如果胰岛素的浓度、品牌、类型、种类(动物胰岛素、人胰岛素、人胰岛素类似物)和制造工艺发生改变，应注意调整剂量。

(6)合并疾病尤其是感染，常会增加胰岛素的用量。

(7)若误餐或进行未纳入计划的大运动量的体育锻炼时，可能导致低血糖，可能降低患者的注意力及反应能力。因此，在患者进行特别重要的活动(如驾驶汽车或操作机械)时，可能会有危险，尤其是对那些无症状低血糖发作及经常性低血糖发作的患者更重要。

(8)低血糖反应的发生与使用胰岛素的剂型及使用剂量有关，

因此可能会随治疗方案的改变而改变。由于甘精胰岛素提供平稳的基础胰岛素，可以预见低血糖反应较为少见。并且临床试验证实：甘精胰岛素与 NPH 相比夜间低血糖的发生率更低。

(9)本品尚无用于妊娠女性的系统研究结果。建议妊娠或考虑妊娠的糖尿病患者，在整个妊娠期内维持良好的代谢控制，密切监测血糖。妊娠期间对胰岛素的需要量，第一个 3 个月可能减少，第二、三个 3 个月通常是增加的。分娩后可能对胰岛素的需要量快速减少，因此哺乳期要调整胰岛素的用量和饮食，以减少低血糖发作的危险，同时仔细监测血糖的控制情况。

(10)老年人由于进行性肾功能衰退，对胰岛素的需要量可能逐渐减少。

(11)胰岛素过量会发生低血糖反应，有时可能发生严重的、持久的甚至危及生命的低血糖。轻度低血糖反应通常可口服葡萄糖或含糖物质(如饼干、果汁、糖块等)，可能需要调整药物剂量、膳食结构或体力活动。伴有昏迷、癫痫或神经功能障碍的严重低血糖反应，可能需要肌内(皮下)注射胰高血糖素和(或)静脉注射高浓度葡萄糖。低血糖在临床症状明显恢复后可能复发。因此，必须持续摄入碳水化合物并密切观察。

甘精胰岛素在健康志愿者腹部皮下注射后，吸收明显慢于基础型胰岛素制剂(NPH)，吸收速率相对恒定，24 小时无明显血胰岛素高峰，相比 NPH 胰岛素高峰出现在 4～6 小时，14～16 小时回到基线水平。甘精胰岛素单次注射后，在 4 小时达到维持正常血糖的葡萄糖输注速度平台，作用相对稳定维持 30 小时。NPH 在 4～6 小时出现代谢活性高峰期，作用仅维持 14～16 小时。

对控制良好的 1 型糖尿病比较睡前 1 次甘精胰岛素注射与每日 1～2 次 NPH 的疗效和安全性，所有患者餐前加用普通胰岛素(RI)，4 周后甘精胰岛素降低空腹血糖及 HbA1c 较 NPH 组更显著，且甘精胰岛素引起夜间低血糖较少，另有一个 1 型糖尿病研究显示空腹血糖降低且低血糖发生明显减少。

28 周随机研究比较睡前 1 次甘精胰岛素联合普通胰岛素(RI)和 NPH 联合普通胰岛素(RI)的治疗方案，两组血糖控制水平(HbA1c)相类似，而甘精胰岛素组体重增加减少及低血糖发生率降低。同样方案用于空腹降糖药控制不住的 2 型糖尿病持续 52 周，甘精胰岛素组夜间低血糖较 NPH 组显著降低(10%：24%)。

【制剂规格】 注射剂：3 毫升，400 单位；10 毫升，1 000 单位。

【贮藏】 2℃～8℃保存，避免冷冻。

9. 门冬胰岛素

【其他名称】 诺和锐，NovoRapid。

【药理作用】 门冬胰岛素与肌肉和脂肪细胞上的胰岛素受体结合后，促进葡萄糖吸收，同时抑制肝糖原释放。门冬胰岛素是用生物技术将人胰岛素氨基酸链的 B28 位脯氨酸由天冬氨酸代替，所以可溶性人胰岛素中形成六聚体的倾向在门冬胰岛素中被降低了。因此，与可溶性人胰岛素相比，门冬胰岛素皮下吸收速度更快。其余参见“单组分猪胰岛素”的相关内容。

【体内作用】 门冬胰岛素比可溶性人胰岛素起效更快，餐后血糖浓度下降更为显著，且皮下注射后持续作用时间更短。门冬胰岛素达到最高血药浓度的平均时间为可溶性人胰岛素的 50%。1 型糖尿病患者达峰时间约为皮下注射后 3～5 分钟。本品吸收很快。但最高血药浓度有年龄组间差异，因此应重视本品治疗个体化。

【适应证】 用于治疗糖尿病。

【用法用量】 本品比可溶性人胰岛素起效更快，持续作用时间更短，由于快速起效，所以一般须紧邻餐前注射。如有必要，可于餐后立即给药。

本品用量因人而异，应由医生根据患者的病情来决定。一般应与中效或长效胰岛素合并使用，至少每日 1 次。

胰岛素每日需求量通常为0.5～1.0单位/千克。其中2/3用量是餐时胰岛素，另1/3用量是基础胰岛素。

对糖尿病患者进行良好的代谢控制，可以有效延缓晚期并发症的发生和进展。因此，建议加强代谢控制，包括血糖水平检测。

本品经皮下注射，部位可选择腹壁、大腿、三角肌区域和臀肌区域。注射点应在同一注射区域内轮换。

腹壁皮下注射后，10～20分钟起效，因此注射后10分钟内需进餐或进食含有碳水化合物的快餐。

最大作用时间为注射后1～3小时，降糖作用可持续3～5小时。

【药物相互作用】 参见"单组分猪胰岛素"的相关内容。

【禁忌证】 低血糖症。对门冬胰岛素或本品中任何成分过敏者。

【不良反应】 参见"单组分猪胰岛素"的相关内容。

【用药提示】

(1)胰岛素注射剂量不足或治疗中断时，会引起高血糖症和糖尿病酮症酸中毒(特别是在1型糖尿病患者中易发生)。通常在几小时到几天内，高血糖症的首发症状逐渐出现。症状包括口渴、尿频、恶心、呕吐、嗜睡、皮肤干燥、口干、食欲缺乏和呼吸出现丙酮气味。出现高血糖症若不予以治疗有可能导致死亡。

(2)本品的注射时间应与进餐时间紧密相连，即紧邻餐前。本品起效迅速，所以必须同时考虑患者的合并症及合并用药是否延迟食物的吸收。

(3)伴发疾病，尤其是感染，通常患者的胰岛素需要量会增加。

(4)肾功能或肝功能不全时，通常患者的胰岛素需要量会减少。

(5)患者换用不同品牌或类型的胰岛素制剂的过程，必须在严密的医疗监控下进行。以下方面的变化均可能导致剂量改变：胰岛素规格、品牌、类型、种类(动物胰岛素、人胰岛素或胰岛素类似物)和生产工艺。患者从其他胰岛素转用本品后,可能需要增加每日注射次数或调整剂量。如果需要调整剂量,则应在首次给药时,或者在开始治疗的几周或几个月内进行调整。

(6)血糖控制有显著改善的患者(如接受胰岛素强化治疗的患者),其低血糖症的先兆症状会有所改变,应提醒患者注意。

(7)如果发生低血糖症状,因胰岛素类似物起效迅速的药效学特征,注射本品后发生低血糖症状的时间会比可溶性人胰岛素早。

(8)误餐或进行无计划、高强度的体力活动,可能导致低血糖症。

(9)对驾驶和机械操作能力的影响,低血糖症可能会降低患者的注意力和反应能力。这些能力受损,会造成危险(如在驾驶汽车和操作机械的过程中)。应特别提醒患者注意避免在驾驶时出现低血糖反应,尤其是低血糖先兆症状不明显或缺乏及以往经常发生低血糖症的患者。在上述情况下,应首先考虑患者能否安全操作。

(10)如果本品不再呈透明或无色,请勿使用。

(11)为防止交叉感染,本品仅供个人使用。

(12)每次注射后拔下针头。否则,当环境温度变化时液体会通过针头漏出。

(13)请勿撞击或摔落本品。

(14)请勿根据胰岛素余量刻度来估算胰岛素实际注射剂量。

(15)不要把本品重新灌装使用。

(16)建议患有糖尿病的妊娠妇女在整个妊娠期间和计划妊娠时采用强化血糖控制和监测的方式治疗。胰岛素的需要量在妊娠早期通常减少;而在妊娠中、晚期逐渐增加。

哺乳期妇女使用本品不受限制。哺乳母亲使用胰岛素不会对婴儿产生危害。但是本品的剂量可能需要做相应的调整。

(17)儿童只有在与可溶性胰岛素相比快速起效更有利的情况下使用本品,如注射时间与进餐时间相关时。

(18)药物过量会发生不同程度的低血糖反应。其症状包括出冷汗、皮肤苍白发冷、疲乏、神经紧张或震颤、焦虑、不同寻常的疲倦或衰弱、情绪紊乱、注意力不集中、嗜睡、过度饥饿、视觉异常、头痛、恶心和心悸。严重的低血糖反应可导致意识丧失、惊厥和暂时性或永久性脑功能损害甚至死亡。

对于轻度低血糖反应可采取口服葡萄糖或含糖食物的治疗方式。所以,建议糖尿病患者随身携带糖块或含糖食品(如饼干)。

对于严重的低血糖反应,在患者已丧失意识的情况之下,可由受过专业训练的人员给患者肌内或皮下注射胰高血糖素(0.5～1.0 毫克)或由医务人员给予葡萄糖静脉注射。如果患者在 10～15 分钟对胰高血糖素无反应,则必须立即给予葡萄糖静脉注射。患者神志恢复之后,建议口服碳水化合物以免复发。

【制剂规格】 注射剂:3 毫升,300 单位。

【贮藏】 尚未使用的门冬胰岛素注射液(诺和锐)应冷藏于2℃～8℃的冰箱中(不要太接近冷冻室),不可冷冻。

正在使用的本品不要存放于冰箱中,开始使用后,可在室温下(不超过 30℃)存放 4 周。避光保存。

10. 70-30 混合人胰岛素

【其他名称】 诺和灵 30R,Novolin 30R。

【药理作用】 本品含可溶性人胰岛素 30%,低精蛋白锌人胰岛素 70%。

【体内作用】 皮下注射的起效和持续时间存在较大的个体差异,一般注射后于 0.5 小时后起作用,最大作用时间 2～12 小时,持续作用时间 16～24 小时。主要在肝、肾灭活,也可直接由肾胰岛素酶水解。

【适应证】 需要胰岛素治疗的糖尿病。

【用法用量】 每天早餐前 0.5 小时皮下注射 1 次，一般从 1 个预定剂量开始(如 4～8 单位)，按血糖、尿糖变化调整剂量。有时需于晚餐前再注射 1 次，起始剂量可用早上剂量的 1/2，以后按需调整。其余参见“单组分猪胰岛素”的相关内容。

【药物相互作用】 参见“单组分猪胰岛素”的相关内容。

【禁忌证】 低血糖、胰岛细胞瘤。

【不良反应】 参见“单组分猪胰岛素”的相关内容。

【用药提示】

(1)本品不可静脉注射。

(2)皮下注射时，可选择上臂、大腿、臀部或腹部等部位，腹壁皮下注射比其他部位注射吸收更快，应注意每次轮换注射部位。注射时将皮肤捏起，可减少误成肌内注射的危险。注射后 30 分钟必须用餐。

(3)胰岛素笔芯卡式瓶仅供个人使用。使用前应检查笔芯是否完整，如有任何破损或是橡皮活塞的宽度大于白色码带的宽度时，则不能使用。插入针头注射前应让针头在皮下停留至少 6 秒，并压住笔芯按钮直至针头从皮肤拔出为止。使用笔芯制剂后，必须除去针头，因温度的改变可使溶液自瓶中流出，导致胰岛素浓度改变。使用该卡式笔芯量不应超出色条码带，不能自行装满药液重新使用。

(4)其余参见“单组分猪胰岛素”的相关内容。

【制剂规格】 注射剂：4 毫升，400 单位；3 毫升，300 单位。

【贮藏】 2℃～8℃保存，避免冷冻。避免阳光直射或剧烈的冷热。

11. 50-50 混合人胰岛素

【其他名称】 诺和灵 50R，Novolin50R。

【药理作用】 本品含可溶性人胰岛素 50％，低精蛋白锌人胰岛素 50％。

【体内作用】 本品代谢具有双峰特征，一般注射后于0.5小时后起作用，最大作用时间2～8小时，持续作用时间24小时。主要在肝、肾灭活，也可直接由肾胰岛素酶水解。

【适应证】 ①适用于1型糖尿病的常规治疗。②适用于2型糖尿病口服降糖药效果不佳或继发失效者，尤其适合不超重，血浆胰岛素水平不高者。

【用法用量】 每日早餐前0.5小时皮下注射1次，一般从1个预定剂量开始(如4～8单位)，按血糖、尿糖变化调整剂量。一般平均为每日0.5～1.0单位/千克。其余参见“单组分猪胰岛素”的相关内容。

【药物相互作用】 参见“单组分猪胰岛素”的相关内容。

【禁忌证】 低血糖患者。对本品过敏者。

【不良反应】 参见“单组分猪胰岛素”的相关内容。

【用药提示】

(1)本品不可静脉注射。

(2)皮下注射时，可选择上臂、大腿、臀部或腹部等部位，腹壁皮下注射比其他部位注射吸收更快，应注意每次轮换注射部位。注射时将皮肤捏起，可减少误成肌内注射的危险。注射后30分钟必须用餐。

(3)胰岛素笔芯卡式瓶仅供个人使用。使用前应检查笔芯是否完整，如有任何破损或是橡皮活塞的宽度大于白色码带的宽度时，则不能使用。插入针头注射前应让针头在皮下停留至少6秒，并压住笔芯按钮直至针头从皮肤拔出为止。使用笔芯制剂后，必须除去针头，因温度的改变可使溶液自瓶中流出，导致胰岛素浓度改变。使用该卡式笔芯量不应超出色条码带，不能自行装满药液重新使用。

(4)其余参见“单组分猪胰岛素”的相关内容。

【制剂规格】 注射剂:10毫升,400单位;3毫升,300单位。

【贮藏】 2℃～8℃保存，避免冷冻。避免阳光直射或剧烈的冷热。

12. 三磷酸腺苷辅酶胰岛素

【其他名称】 丰原能，辅能，能力佳，凯同。

【药理作用】 本品为复方制剂，其组分每支含三磷酸腺苷二钠20毫克、辅酶A50单位、胰岛素4单位。本品中三磷酸腺苷能改善机体代谢作用，参与体内脂肪、蛋白质、糖、核酸及核苷酸的代谢，同时又是体内能量的来源，辅酶A是体内代谢乙酰反应的辅酶，对糖、脂肪及蛋白质的代谢起重要作用。与体内乙酰胆碱的合成、肝糖原的积存、胆固醇量的降低及血脂含量的调节均有密切关系。胰岛素有降血糖、抑制糖原分解及糖原异生，促使肌肉和脂肪组织摄取葡萄糖和氨基酸，促使极低密度脂蛋白分解等作用。

【适应证】 ①用于1型、2型糖尿病。②用于肝炎、肾炎、肝硬化、心力衰竭等疾病的症状改善。

【用法用量】 ①静脉注射，用25%葡萄糖注射液稀释后缓慢注射。②静脉滴注，用5%葡萄糖注射液500毫升溶解后滴注。③肌内注射，用氯化钠注射液2毫升溶解后注射。每日1瓶，2～6周为1个疗程。

【不良反应】 本品中胰岛素可引起局部红肿、瘙痒、荨麻疹、血管神经性水肿。

【禁忌证】 对胰岛素过敏者禁用。

【用药提示】 ①本品含胰岛素，不宜空腹使用，静脉注射时要缓慢，否则易引起心悸、出汗等。②有严重肝、肾病者应密切观察血糖变化。③当药品性状发生改变时禁止使用。

【制剂规格】 本品为复方制剂。每支2毫升，其组分每支含三磷酸腺苷二钠20毫克、辅酶A50单位、胰岛素4单位。

【贮藏】 密闭，在阴凉处保存。

(二)口服降血糖药治疗

1. 磺脲类降血糖药

(1)甲苯磺丁脲

【其他名称】 甲磺丁脲,甲糖宁,D-860。

【药理作用】 本品为降血糖药。作用机制为:①刺激胰岛B细胞分泌胰岛素,先决条件是胰岛B细胞还有一定的合成和分泌胰岛素的功能。②通过增加门静脉胰岛素水平或对肝脏直接作用,抑制肝糖原分解和糖原异生,使肝生成和输出葡萄糖减少。③也可能增加胰外组织对胰岛素的敏感性和糖的利用(可能主要通过受体后作用)达到降低血糖的目的,总的作用是降低空腹血糖和餐后血糖。

【体内作用】 口服吸收快,分布于细胞外液,蛋白结合率很高,为90%,一般口服30分钟内出现在血中,口服后3～4小时血药浓度达峰值,持续作用6～12小时。半衰期为4.5～6.5小时。在肝内代谢氧化而失活,约85%由肾排出,约8%由胆汁排出。

【适应证】 适用于单用饮食控制疗效不满意的轻、中度2型糖尿病,患者胰岛B细胞有一定的分泌胰岛素功能,并且无严重的并发症。

【用法用量】 口服常用量1次0.5克,每日1～2克。开始在早餐前或早餐及午餐前各服0.5克,也可0.25克,每日3次,于餐前半小时服,根据病情需要逐渐加量,一般用量为每日1.5克,最大用量每日3克。

【药物相互作用】 与下列药物合用,可增加低血糖发生。

①抑制本品由尿中排泄的药物,如治疗痛风的丙黄舒、别嘌醇。

②延缓本品代谢的药物，如乙醇、H_2 受体阻断药（西咪替丁、雷尼替丁）、氯霉素、咪康唑、抗凝药。本品与乙醇同服可引起腹痛、恶心、呕吐、头痛及面部潮红。与香豆素类抗凝药合用时，开始二者血浆浓度皆升高，以后二者血浆浓度皆降低，故应按情况调整两药的用量。

③促使与血浆白蛋白结合的本品分离出来的药物，如水杨酸盐、贝特类降脂药。

④药物本身具有降低血糖作用，如乙醇、水杨酸类、胍乙啶类、单胺氧化酶抑制药、奎尼丁。

⑤合用其他类降血糖药物时，如胰岛素、二甲双胍、阿卡波糖、胰岛素增敏药。

⑥β肾上腺素受体阻滞药可干扰低血糖时机体的升血糖反应，阻碍肝糖酵解，同时又可掩盖低血糖的警觉症状。

下列药物与本品同用可升高血糖，可能需要增加本品的剂量：糖皮质激素、雌激素、噻嗪类利尿药、苯妥英钠、利福平。β肾上腺素受体阻滞药可拮抗本品的促胰岛素分泌作用，故也可升高血糖。

【禁忌证】 下列情况应禁用：①1 型糖尿病患者。②2 型糖尿病患者伴有酮症酸中毒、昏迷、严重烧伤、感染、外伤和重大手术等应激情况。③肝、肾功能不全者。④对磺胺药过敏者。⑤白细胞减少的患者。

【不良反应】 ①可有腹泻、恶心、呕吐、头痛、胃痛或不适。②较少见的有皮疹。③少见而严重的有黄疸、肝功能损害、骨髓抑制、粒细胞减少（表现为咽痛、发热、感染）、血小板减少症（表现为出血、紫癜）等。

【用药提示】

①体质虚弱、高热、恶心和呕吐、甲状腺功能亢进、老年人慎用。

②用药期间应定期测血糖、尿糖、尿酮体、尿蛋白和肝肾功能，

并进行眼科检查等。

③动物实验和临床观察证明磺脲类降血糖药物可造成死胎和胎儿畸形，孕妇不宜服用。

④本品可由乳汁排出，乳母不宜服用，以免婴儿发生低血糖。

⑤老年患者及有肾功能不全者对本类药的代谢和排泄能力下降，用药量应减少，不宜用长效制剂。

【制剂规格】 片剂：0.5克。

【贮藏】 遮光，密封保存。

(2)妥拉磺脲

【其他名称】 妥拉扎米，Diabenwas，Tolinase。

【药理作用】 本品系磺脲类口服降血糖药。对正常人和糖尿病患者均有降血糖作用，但对胰岛功能丧失者无效。同甲苯磺丁脲，主要通过刺激胰岛B细胞释放胰岛素，且能加强胰岛素受体的作用。尚有轻度利尿作用。

【体内作用】 本品口服吸收缓慢，服药4～6小时后出现降血糖作用，持续10～14小时，生物半衰期为7小时。在肝脏代谢，约85%的口服量经肾脏排泄。某些代谢产物也有生物活性。

【适应证】 主要用于成年后发病单用饮食控制无效，而胰岛功能尚存在的轻、中度非胰岛素依赖型糖尿病(2型)。用于对胰岛素产生耐受者，可用以减少胰岛素剂量。本品与氯磺丙脲不同，不仅无抗利尿作用，而且有轻度利尿作用，故适用于糖尿病伴有水潴留倾向的患者。

对胰岛素依赖型糖尿病(1型)及糖尿病酮症酸中毒无效。

【用法用量】 口服，开始每日100～250毫克，早餐时服。以后根据病情需要，可每4～6日调整剂量1次。如果每天需要量在500毫克或更大剂量时，则应分2次服用。由原用胰岛素改用本品者，如原用胰岛素剂量较大(20～30国际单位)，则第一日将胰岛素剂量减半，加服本品，以后逐步撤除胰岛素。

老年人参考剂量：开始每日 0.05～0.1 克，剂量每次仅能增加 0.05 克。

【药物相互作用】 本品与磺胺类、水杨酸类、保泰松、吲哚美辛、双香豆素、青霉胺、丙磺舒等合用，可增强本品的降血糖作用，诱发低血糖反应。与大剂量肾上腺皮质激素、甲状腺激素、口服避孕药、呋塞米及噻嗪类利尿药合用，能拮抗本品的降血糖作用。

【禁忌证】 ①对本品过敏者禁用。②糖尿病酮症酸中毒患者禁用。③本品禁用于 1 型糖尿病的单独治疗。

【不良反应】 可见有胃肠道症状，如恶心、呕吐。偶尔发生胃出血、胆汁淤积性黄疸、血清碱性磷酸酶增高、皮疹、光过敏反应、白细胞减少、血小板减少、溶血性贫血及全血细胞减少等，但发生率较低，停药后多数恢复。作用强度与氯磺丙脲相似，虽不影响肾脏的水排泄，但可出现严重的低血糖。少数对酒精不耐受的患者在用药过程中饮酒，可发生双硫仑样反应，出现潮红、心悸、恶心等症状。

【用药提示】

①由胰岛素改用本品时，第一天胰岛素剂量应减半，加服本品后，逐渐撤除胰岛素。

②与水杨酸盐、保泰松、氯霉素和磺胺类合用，能增强本品降血糖作用；与乙醇同用因乙醇诱导药物代谢酶，可降低本品作用；与糖皮质激素并用，可减弱本品的降血糖作用。服用期间，避免饮酒。

【制剂规格】 片剂：100 毫克；250 毫克；500 毫克。

【贮藏】 遮光，密封保存。

(3)醋磺己脲

【其他名称】 醋磺环己脲，醋酸己脲，对乙酰苯磺酰脲，乙酰磺环己脲，Dimelor。

【药理作用】 参见“甲苯磺丁脲”的相关内容。

【体内作用】 本品口服后较易吸收，广泛与蛋白结合，在肝脏代谢为有某种活性的羟环乙脲，原药的半衰期约为1.3小时。其原药及代谢物均随尿排出。

【适应证】 适用于单用饮食控制疗效不满意、患者胰岛B细胞有一定的分泌胰岛素功能，并且无严重的并发症的轻、中度非胰岛素依赖型糖尿病。此外，因有促进肾排泄尿酸作用，也适用于糖尿病伴有痛风者。

【用法用量】 口服，成人每日0.25～1.5克，分1～2次服用。开始每日0.25～0.5克，早餐前1次服，以后视病情增减药量。

【药物相互作用】 氯霉素、香豆素类、多西环素、非尼拉朵、保泰松、丙磺舒、磺胺苯吡唑等能抑制本品的代谢和排泄，延长降血糖的作用。

水杨酸类、磺胺类与磺脲类竞争血浆蛋白结合，β肾上腺素、单胺氧化酶抑制药、水杨酸类和抗抑郁药、苯环丙胺可以抑制葡萄糖的生成，增加葡萄糖的氧化，刺激胰岛素的分泌，上述各类药物均可增强本品的降血糖作用。

【禁忌证】 肝肾功能不全，较大手术后，孕妇及对本品过敏者忌用。

【不良反应】 有时引起腹胀，恶心，呕吐，腹泻，胆汁淤积，皮肤红斑，荨麻疹，粒细胞缺乏，白细胞及血小板减少，低血糖等。也可有乳房胀，局部疼痛。较突出的不良反应是对肝功能的损害，导致黄疸。

【制剂规格】 片剂：250毫克；500毫克。

【贮藏】 遮光，密封保存。

(4)氯磺丙脲

【其他名称】 特泌胰，对氯苯磺酰丙脲，Diabinese，Chloro－nase，P-607。

【药理作用】 本品为降血糖药。作用机制为：①刺激胰腺胰岛B细胞分泌胰岛素，先决条件是胰岛B细胞还有一定的合成和分泌胰岛素的功能。②通过增加门静脉胰岛素水平或对肝脏直接作用，抑制肝糖原分解和糖原异生作用，肝生成和输出葡萄糖减少。③也可能增加胰外组织对胰岛素的敏感性和糖的利用(可能主要通过受体后作用)，因此，总的作用是降低空腹血糖和餐后血糖。④本品还具有抗利尿作用，可降低游离水的清除，对部分性尿崩症患者，可加强残存的抗利尿激素作用。

【体内作用】 本品口服吸收快，蛋白结合率很高，为88%～96%，口服后2～6小时血药浓度达峰值，持续作用24～48小时，个体差异大，在个别患者中其作用可达数周，半衰期为25～60小时。口服量的80%～90%由肾排出。本品可透过胎盘，也可进入乳汁。

【适应证】 适用于单用饮食控制疗效不满意，患者胰岛B细胞有一定的分泌胰岛素功能，并且无严重并发症的轻、中度2型糖尿病，本品还可用于中枢性尿崩症。

【用法用量】 口服。常用量一次0.1～0.3克，每日1次。开始在早餐前服0.1～0.2克，以后每周增加50毫克，一般剂量每日0.3克，最大剂量每日0.5克；分次服可减少胃肠反应，也可改善高血糖的控制。

对成人尿崩症：每日0.1～0.2克，一次服，每2～3日按需递增50毫克，最大剂量0.5克。

【药物相互作用】 与乙醇同服时，可引起腹部绞痛、恶心、呕吐、头痛、面部潮红和低血糖。

与β受体阻滞药同用，可增加低血糖的危险，而且可掩盖低血糖的症状，如脉率增快、血压升高；小量选用选择性β受体阻滞药，如阿替洛美和美托洛尔，可降低出现此种情况的可能性。

氯霉素、胍乙啶、胰岛素、单胺氧化酶抑制药、保泰松、羟布宗、丙磺舒、水杨酸盐、磺胺类与本品同时用，可加强降血糖作用。

肾上腺皮质激素、肾上腺素、苯妥英钠、噻嗪类利尿药、甲状腺素可增加血糖水平，与本品同用时，可能需增加本品的用量。

香豆素类抗凝药与本品同用时，最初彼此血浆浓度皆升高，但以后彼此血浆浓度皆减少，故需要调整两者的用量。

【禁忌证】 ①1 型糖尿病患者。②2 型糖尿病患者伴有酮症酸中毒、昏迷、严重烧伤、感染、外伤和重大手术等应激情况。③肝、肾功能不全和心衰患者。④对磺胺药过敏者。⑤白细胞减少的患者。

【不良反应】 ①可有腹泻、恶心、呕吐、头痛、胃痛或不适。②较少见的有皮疹。③少见而严重的有黄疸、肝功能损害、骨髓抑制、粒细胞减少(表现为咽痛、发热、感染)、血小板减少症(表现为出血、紫癜)等。④可引起水钠潴留、低血糖症。

【用药提示】

①体质虚弱、高热、恶心和呕吐、甲状腺功能亢进、老年人慎用。

②用药期间应定期测血糖、尿糖、尿酮体、尿蛋白和肝肾功能，并进行眼科检查等。

③排泄较甲苯磺丁脲慢，不要在晚上尤其在不进食情况下服药，因为易发生低血糖，引起低血糖反应的时间持久而且严重，即使在纠正低血糖后，也要注意观察 3～5 日。

④动物实验和临床观察证明磺脲类降血糖药物可造成死胎和胎儿畸形，孕妇不宜服用。本品可由乳汁排出，乳母不宜服用，以免婴儿发生低血糖。

⑤老年患者及有肾功能不全者对本品的代谢和排泄能力下降，用药量应减少，不宜用长效制剂。

【制剂规格】 片剂：0.1 克；0.25 克。

【贮藏】 遮光，密封保存。

(5)格列本脲

【其他名称】 优降糖，达安宁，达安辽，Daonil，Gilemal，Euglucon。

【药理作用】 本品为降血糖药。作用机制为：①通过刺激胰腺胰岛B细胞分泌胰岛素，先决条件是胰岛B细胞还有一定的合成和分泌胰岛素的功能。②通过增加门静脉胰岛素水平或对肝脏直接作用，抑制肝糖原分解和糖原异生作用，使肝脏生成和输出葡萄糖减少。③也可能通过增加胰外组织对胰岛素的敏感性和糖的利用(可能主要通过受体后作用)达到降血糖的目的，总的作用是降低空腹血糖和餐后血糖。

【体内作用】 本品口服吸收后，蛋白结合率很高，为95%，口服后2～5小时血药浓度达峰值，持续作用24小时。半衰期为10小时。在肝内代谢，由肝和肾各排出约50%。

【适应证】 适用于单用饮食控制疗效不满意，患者胰岛B细胞尚有一定的分泌胰岛素功能，并且无严重并发症的轻、中度2型糖尿病患者。

【用法用量】 口服。开始2.5毫克，早餐前或早餐及午餐前各1次，轻症者1.25毫克，每日3次，三餐前服，7日后每日递增2.5毫克。一般用量为每日5～10毫克，最大用量每日不超过15毫克。

【药物相互作用】 ①与乙醇同服时，可引起腹部绞痛、恶心、呕吐、头痛、面部潮红和低血糖。②与β受体阻滞药合用，可增加低血糖的危险，而且可掩盖低血糖的症状，如脉率增快、血压升高；小量用选择性β受体阻滞药如阿替洛尔和美托洛尔造成此种情况的可能性较小。③氯霉素、胍乙啶、胰岛素、单胺氧化酶抑制药、保泰松、羟布宗、丙磺舒、水杨酸盐、磺胺类与本品同时用，可加强降血糖作用。④肾上腺皮质激素、肾上腺素、苯妥英钠、噻嗪类利尿药、甲状腺素可增加血糖水平，与本品同用时，可能需增加本品的用量。⑤香豆素类抗凝药与本品同用时，最初彼此血浆浓度皆升高，但以后彼此血浆浓度皆减少，故需要调整两者的用量。

【禁忌证】 ①1 型糖尿病患者。②2 型糖尿病患者伴有酮症酸中毒、昏迷、严重烧伤、感染、外伤和重大手术等应激情况。③肝、肾功能不全者。④对磺胺药过敏者。⑤白细胞减少的患者。

【不良反应】 ①可有腹泻、恶心、呕吐、头痛、胃痛或不适。②较少见的有皮疹。③少见而严重的有黄疸、肝功能损害、骨髓抑制、粒细胞减少(表现为咽痛、发热、感染)、血小板减少症(表现为出血、紫癜)等。

【用药提示】 ①体质虚弱、高热、恶心和呕吐、甲状腺功能亢进、老年人应慎用。②用药期间应定期测血糖、尿糖、尿酮体、尿蛋白和肝肾功能，并进行眼科检查等。③动物实验和临床观察证明磺脲类降血糖药物可造成死胎和胎儿畸形，孕妇不宜服用。④本类药物可由乳汁排出，乳母不宜服用，以免婴儿发生低血糖。⑤老年患者及有肾功能不全者对本品的代谢和排泄能力下降，本品降血糖作用相对较强，不宜用本品，可用其他作用时间较短的磺脲类降血糖药。

【制剂规格】 片剂：0.25 毫克。

【贮藏】 密封保存。

(6)格列齐特

【其他名称】 达美康，列克，甲磺吡脲，Diamicron，Diclazide。

【药理作用】 本品对大多数 2 型糖尿病患者有效，可使空腹及餐后血糖下降。主要作用为刺激胰岛 B 细胞分泌，其作用机制是与 B 细胞膜上的磺脲受体特异性结合，从而使钾离子通道关闭，引起膜电位改变，于是钙离子通道开启，胞液内钙离子浓度升高，促使胰岛素分泌。此外，还有胰外效应，包括减轻肝脏对外周组织(肌肉、脂肪)胰岛素抵抗状态。本品可减轻血小板黏附及凝聚，并有纤维蛋白溶解活性，有助于防治糖尿病微血管病变。

【体内作用】 吸收较快,口服后2～6小时血药浓度达峰值,清除半衰期为8～10小时。主要经肝代谢失去活性,第二日可由肾排出98%。用14C标记研究其排泄物,60%～70%经尿液排出,10%～20%由粪便中排出,其中尿排出者仅有5%为原型药物。

【适应证】 用于单用饮食疗法、运动治疗和减轻体重不足以控制血糖水平的成人非胰岛素依赖型糖尿病(2型)。

【用法用量】

格列齐特片:口服。开始用量每次40～80毫克,每日1～2次,以后根据血糖水平调整至每日80～240毫克,分2～3次服用,待血糖控制后,每日改服维持量。老年患者酌减。

格列齐特胶囊:口服。开始每次80毫克(2粒),早餐前及午餐前(或晚餐前)各1次,也可每次40毫克(1粒),每日3次,三餐前服。1周后按疗效调整剂量,每日不超过320毫克(8粒)。

格列齐特缓释片:口服,仅用于成年人。每日1次,剂量为1～4片,30～120毫克。建议于早餐时服用。如某日忘记服用药物,第二日服药剂量不得增加。与所有降血糖药一样,应根据患者的代谢反应来调整剂量。如血糖水平令人满意,可采用此剂量用作维持治疗。如血糖水平不佳,剂量可逐次增加至每日60毫克、90毫克或120毫克,每次增量间隔至少1个月。如遇到治疗2周后血糖仍无下降时,可建议于治疗2周后增加剂量。建议最大剂量不得超过每日120毫克。

【药物相互作用】

咪康唑(全身途径,口服凝胶):增加降血糖作用并可能会出现低血糖症状,甚至昏迷。

保泰松(全身途径):可增加本品的降血糖效应。最好使用其他抗炎药物,否则,需警告患者并强调自我监测的重要性。在与抗炎药物一同使用时,有必要在抗炎药治疗期间和治疗后调整本品治疗剂量。

乙醇：增加低血糖反应发生可能性（通过抑制代偿性反应），同时具有低血糖昏迷发作的潜在危险。应避免使用乙醇或含有乙醇的药物。

与以下药物合用时需谨慎，降血糖效应可能增强，可能发生低血糖：其他降血糖药物（胰岛素、阿卡波糖、双胍类），β 受体阻滞药，氟康唑，血管紧张素转换酶抑制药（卡托普利、依那普利），H_2 受体拮抗药，单胺氧化酶抑制药（MAOIs），磺胺类，非甾体抗炎药。

达那唑：可升高血糖。应避免使用。如果无法避免使用该种药物，需要警告患者并强调自我监测尿糖和血糖的重要性。在使用和停止达那唑治疗时，需要调整本品治疗剂量。

氯丙嗪（抗精神病药）：使用大剂量氯丙嗪治疗（每日氯丙嗪剂量＞100 毫克）会提高血糖水平（降低胰岛素的释放）。需要告知患者并强调自我监测血糖的重要性。在使用抗精神病药治疗时和停药后需要调整本品治疗剂量。

糖皮质激素（全身途径和局部途径包括关节内部、皮肤和直肠）制剂和替可克肽（促皮质类激素）：由于可能的酮症而使血糖水平升高（由肾上腺皮质激素引起的对碳水化合物耐受性降低）。需要告之患者并强调自我监测血糖的重要性。在使用肾上腺皮质激素治疗和停药后，需要调整本品治疗剂量。

利托君，沙丁胺醇，三丁喘宁：由于 β_2 受体激动药作用，可能提高血糖水平。

抗凝药（华法林）：一般应用中，本品可能导致潜在的抗凝性。可能必须考虑调整抗凝剂的剂量。

【禁忌证】 ①已知对格列齐特或其中某一种赋形剂，以及其他磺脲类、磺胺类药物过敏禁用。②1 型糖尿病禁用。③糖尿病昏迷前期，糖尿病酮症酸中毒禁用。④严重肾或肝功能不全禁用。

⑤应用咪康唑治疗者禁用。⑥哺乳期禁用。

对上述病例建议应用胰岛素。

【不良反应】

①低血糖。如同其他磺脲类药物一样，在进餐间隔时间不规则，或者少吃了一餐或数餐的情况下，用格列齐特缓释片治疗时可能导致低血糖发生。

低血糖可见如下症状：头痛，极度饥饿，恶心，呕吐，倦怠，睡眠障碍，激动，攻击性行为，集中力和注意力下降，反应迟缓，抑郁，精神错乱，视觉及语言障碍，失语，震颤，轻瘫，感觉障碍，头晕，乏力感，自我控制丧失，谵妄，惊厥，呼吸表浅，心动过缓，嗜睡和意识丧失甚至昏迷至死亡。

另外，观察到肾上腺素能反调节症状：出汗，皮肤潮湿，焦虑，心动过速，高血压，心悸、心绞痛及心律失常。

上述症状通常在摄入碳水化合物（糖）后消失。但是，摄入人造糖类替代品无效。

对于长期严重低血糖病例，即使因吸收了糖而暂时得到控制，仍然可能需要立即药物治疗，甚至需要住院治疗。

②胃肠道功能障碍，如腹痛、恶心、呕吐、消化不良、腹泻、便秘都有过较少报道，但如在早餐时服用格列齐特，这些症状可以避免或使风险降到最低。

③罕见的不良反应。皮肤和皮下反应：皮疹，瘙痒，荨麻疹，红斑，斑丘疹。其他磺脲类药物，极少数病例有过敏性结节性脉管炎。血液疾病：极罕见，包括贫血、白细胞减少、血小板减少、粒细胞减少等。这些异常通常是可逆的，治疗停止时消失。肝胆功能障碍：肝酶（天冬氨酸氨基转移酶、丙氨酸氨基转移酶、碱性磷酸酶）水平增高及肝炎（罕见）。如有胆汁淤积性黄疸出现，中止治疗。仅有少数病例出现危及生命的肝衰竭。通常这些症状于中断治疗后会消失。视力障碍：暂时性视力障碍，可能因为开始治疗时

的血糖水平变化。

【用药提示】

①应建议本品用于有可能定时进餐(包括早餐)的患者,因为延迟进餐、食物不足或低碳水化合物可使低血糖危险增加,所以定时摄食碳水化合物很重要。低血糖更可能发生于食用低热能食物,或大量或长时间运动后,以及饮酒后或合并应用其他降糖药物后的患者。为了减少低血糖发作的危险,必须小心选择患者及所用的剂量,以及对患者解释清楚低血糖的情况。

下列因素将促进低血糖的发生:患者拒绝合作或无能力合作(特别是老年人);营养不良,不按时进餐,忘记进餐,禁食或改变食物;运动与摄取碳水化合物二者间不平衡;格列齐特缓释片服用过量;某些内分泌疾病,如甲状腺功能减低、垂体和肾上腺功能不全;与某些其他药物合并应用;肝功能不全或严重肾功能不全患者,格列齐特的药代动力学和(或)药效学可能发生改变。这些患者低血糖可能持续时间长,应进行适当的处理。

应向患者及其家属解释清楚低血糖的危险性,包括症状、治疗,以及引起低血糖的原因,并告诉患者遵守饮食治疗、按时运动及监测血糖水平的重要性。

②患者有下列任何情况,可使血糖浓度受到影响:发热、外伤、感染、外科手术。在某些情况下可能需要应用胰岛素治疗。

③在服用本品出现继发性失效时,必须考虑适当调整剂量及监督其饮食治疗和运动。

④定期进行实验室检查。糖基化血红蛋白水平(或空腹血糖水平)是评估降糖疗效较好的指标。自我监测血糖是非常有效的。

⑤对驾驶及操作机器的影响。患者在驾驶和(或)操作机器时应警惕低血糖症状,特别是在开始治疗时。

⑥孕妇及哺乳期妇女用药。目前缺乏怀孕妇女使用格列齐特的临床资料。在动物实验中,格列齐特非致畸。为了减少因未能

控制糖尿病而出现先天性畸形儿的危险,在怀孕前必须控制好血糖。妊娠期间口服降糖药不适用,可采用胰岛素作为糖尿病的继续治疗。建议从计划要怀孕的时候或发现怀孕的时候起,将口服降糖药物改为用胰岛素治疗。缺乏格列齐特及其代谢物进入母乳的资料。考虑到新生儿出现低血糖的危险性,哺乳期妇女应禁止使用格列齐特。

⑦老年患者用药。对 65 岁以上患者,格列齐特缓释片的服法按 65 岁以上患者相同治疗方案,或遵医嘱。

⑧药物过量可产生低血糖。中度低血糖症状,无意识丧失或神经系统体征者,必须以摄取碳水化合物、调整剂量和(或)改变饮食来完全纠正。医师应继续严密监护直至患者脱离危险。严重的低血糖反应,出现昏迷、惊厥或可能出现其他神经功能障碍时,应作为内科急诊处理,患者需立即入院治疗。如诊断或怀疑低血糖昏迷,应给患者快速静脉注射 50 毫升高浓度(20%～30%)葡萄糖溶液,随后持续滴注浓度相对较低的葡萄糖溶液(10%),以维持血糖浓度在 1 克/升以上为准。

医师应密切监护患者,根据患者情况决定是否需要加强监护。

⑨由于格列齐特与蛋白质结合牢固,透析对这些患者无用。

⑩用格列齐特缓释片代替格列齐特时,格列齐特 80 毫克 1 片相当于格列齐特缓释片 1 片。替代时,必须加强血糖监测。

⑪用格列齐特缓释片代替其他口服降血糖药物时,必须考虑先前所用降血糖药物的剂量和半衰期。

⑫换用格列齐特缓释片时一般不需过渡期,开始剂量为 30 毫克较好。然后如前述按照患者的血糖情况进行调整。

【制剂规格】 片剂:80 毫克。胶囊剂:40 毫克。缓释片:30 毫克。

【贮藏】 遮光,密闭保存。

(7)格列喹酮

【其他名称】 糖适平，糖肾平，普怡，Glurener，AR-DF26，Glurenorm。

【药理作用】 本品系第二代口服磺脲类降糖药，为高活性亲胰岛B细胞药，与胰岛B细胞膜上的特异性受体结合，可诱导产生适量胰岛素，以降低血糖浓度。适用于2型糖尿病。

【体内作用】 本品可从胃肠道快速吸收，广泛与血浆蛋白结合，1小时后降糖作用开始。2～3小时后血药浓度达最高水平。作用可持续8小时，血浆半衰期为1～2小时。代谢完全，其代谢产物不具有降血糖作用，代谢产物95%经胆道系统排泄。仅平均5%的药量在尿中以代谢物存在。

【适应证】 适用于2型糖尿病。

【用法用量】 餐前服用。根据患者个体情况，可适当调节剂量，一般日剂量为15～180毫克。日剂量30毫克以内者可于早餐前1次服用。大于此剂量者可酌情分为早、晚或早、中、晚分次服用。开始治疗量应从15～30毫克开始，根据血糖情况逐步加量，每次加量15～30毫克。如原已服用其他磺脲类药改用本品时，可按相同量开始，按上述量逐渐加量调整。日最大剂量一般不超过180毫克。

【药物相互作用】 与水杨酸类、磺胺类、保泰松类、抗结核病药、四环素类、单胺氧化酶抑制药、β受体阻滞药、氯霉素、双香豆素类和环磷酰胺等合用可增强本品作用；氯丙嗪、拟交感神经药、皮质激素类、甲状腺激素、口服避孕药和烟酸制剂等可降低本品降血糖作用；本品可以减弱患者对乙醇的耐受力，而乙醇亦可能加强药物的降血糖作用。

【禁忌证】 ①1型糖尿病禁用。②糖尿病昏迷或昏迷前期禁用。③糖尿病合并酸中毒或酮症酸中毒禁用。④对磺脲类药物过敏者禁用。⑤妊娠、哺乳期及晚期尿毒症患者禁用。

【不良反应】 有皮肤过敏反应、胃肠道反应、轻度低血糖反应及血液系统方面改变的报道，但都较少见。

【用药提示】

①糖尿病患者合并肾脏疾病，肾功能轻度异常时，尚可使用。但是当有严重肾功能不全时，则应改用胰岛素治疗。

②治疗中若有不适，如低血糖、发热、皮疹、恶心等，应从速就医。

③改用本品时如未按时进食或过量用药都可以引起低血糖。

④若发生低血糖，一般只需进食糖、糖果或甜饮料即可纠正，如仍不见效，应立即就医。少数严重者可静脉给葡萄糖。

⑤胃肠反应一般为暂时性的，随着治疗继续而消失，一旦有皮肤过敏反应，应停用本品，代之以其他降糖药或胰岛素。

【制剂规格】 片剂：30 毫克。胶囊剂：30 毫克。

【贮藏】 遮光，密封保存。

(8)格列吡嗪

【其他名称】 美吡达，利糖妥，灭糖尿，迪沙，瑞易宁，格迪，唐贝克，Mitoneu，Glutrol，Minidiab。

【药理作用】 本品为第二代磺脲类抗糖尿病药，对大多数 2 型糖尿病患者有效，可使空腹及餐后血糖降低，糖化血红蛋白下降 1%～2%。此类药主要作用为刺激胰岛 B 细胞分泌胰岛素，但先决条件是胰岛 B 细胞还有一定的合成和分泌胰岛素的功能。其机制是与 B 细胞膜上的磺脲受体特异性结合，从而使 K^+ 通道关闭，引起膜电位改变，Ca^{2+} 通道开启，胞液内 Ca^{2+} 升高，促使胰岛素分泌。此外，还有胰外效应，包括改善外周组织（如肝脏、肌肉、脂肪）的胰岛素抵抗状态。

【体内作用】

普通片：口服后通过小肠吸收，30 分钟见效。达峰时间 1～2 小时。半衰期为 3～7 小时。维持降血糖长达 10 小时以上。药物主要经肝脏代谢，代谢物无降糖活性。第一日排泄出服用量的97%；3日内全部由肾脏排出体外。

格列吡嗪缓释片：健康成人口服本品10毫克，约(11.6±5.54)小时达最高血药浓度，C_{max}约为(373.5±86.57)微克/毫升，半衰期为(9.67±3.50)小时。

格列吡嗪控释片：为按照特殊的胃肠道治疗系统(GITS)设计的片剂，由一半透膜包裹，内含格列吡嗪及可吸收水分的无药理活性成分。药片在吸收水分后膨胀，格列吡嗪由激光打制的小孔中释出。口服2小时以后，开始稳定地释放有效成分(格列吡嗪)，可维持约8小时，以后释放速度逐渐下降，至服药后约16小时释放完毕。在肠道内逐渐吸收入血的格列吡嗪清除半衰期为2.5～4小时，在服药后24小时内可保持较稳定的血药浓度，1次口服5毫克后，24小时血药平均浓度可达50微克/毫升以上。每天服药1次即可控制全天血糖。服药5日后，血药浓度达稳态，老年患者达稳态时间需6～7日。

【适应证】 适用于经饮食控制及体育锻炼2～3个月疗效不满意，胰岛B细胞尚有一定的分泌胰岛素功能，无急性并发症(如感染、创伤、酮症酸中毒、高渗性昏迷等)，不合并妊娠，无严重的慢性并发症的轻、中度2型糖尿病患者。

【用法用量】

普通片：口服，剂量因人而异。一般推荐剂量为每日2.5～20毫克，早餐前30分钟服用。日剂量超过15毫克，宜在早、中、晚分3次餐前服用。

单用饮食疗法失败者，起始剂量每日2.5～5.0毫克，以后根据血糖和尿糖情况增减剂量，每次增减2.5～5.0毫克。每日剂量超过15毫克应分2～3次餐前服用。

已使用其他口服磺脲类降糖药者，停用其他磺脲药3天，复查血糖后开始服用本品。从5毫克起逐渐加大剂量，直至产生理想的疗效。最大日剂量不超过30毫克。

缓释片：口服，需整片吞服。剂量因人而异，一般推荐起始剂量为每日5毫克，每日1次，早餐前30分钟服用。以后根据血糖情况调整剂量及服药时间。

控释片：口服，每日服药1次。开始每日服5毫克，早餐时服用（也可在其他认为方便的时候服用）。以后根据每周测定血糖值或每2个月测定糖化血红蛋白值调整剂量。多数患者每日服10毫克即可，部分患者须服15毫克，每日最大剂量20毫克。

【药物相互作用】 本品与肾上腺素、肾上腺皮质激素、口服避孕药、噻嗪类利尿药合并使用时，可降低其降血糖作用；与β受体阻滞药并用时应谨慎。β受体阻滞药可干扰低血糖时机体的升血糖反应，阻碍肝糖酵解，同时又可掩盖低血糖的警觉症状。可拮抗磺脲类的促胰岛素分泌的作用，故也可致高血糖。缩短本品在胃肠道滞留时间的胃肠道疾病用药，可影响本品的药代动力学和药效。

与下列药物合用，可增加低血糖反应的发生风险：①抑制磺脲类由尿中排泄的药物，如治疗痛风的别嘌醇、丙磺舒。②延缓磺脲类代谢的药物，如乙醇、H_2受体阻滞药（西咪替丁、雷尼替丁）、氯霉素、咪康唑、抗凝药。磺脲类与乙醇同服可引起腹痛、恶心、呕吐、头痛及面部潮红（尤其是合用氯磺丙脲时）。③促使磺脲类与结合的血浆白蛋白分离的药物，如水杨酸盐、降血脂药贝特类。④本身具有致低血糖作用的药物，如乙醇、水杨酸类、胍乙啶、单胺氧化酶抑制药、奎尼丁。⑤合用其他降血糖药物，如胰岛素、二甲双胍、阿卡波糖、胰岛素增敏药。

下列药物与磺脲类同用时可升高血糖，可能需要增加磺脲类的剂量：糖皮质激素、雌激素、噻嗪类利尿药、苯妥英钠、利福平。

【禁忌证】 ①对磺胺药过敏者禁用。②已明确诊断的1型糖尿病患者禁用。③2型糖尿病患者伴有酮症酸中毒、昏迷、严重烧伤、感染、外伤和重大手术等应激情况禁用。④肝、肾功能不全者禁用。⑤白细胞减少的患者禁用。

【不良反应】 本品不良反应较少。

①本品属于磺脲类药物，引起的不良反应主要为低血糖。

②可出现消化道反应，如恶心、呕吐、上腹灼热感、食欲缺乏、腹泻、口中金属味，一般不严重，且与剂量偏大有关，有时可增进食欲，使体重增加；肝脏损害、黄疸、肝功能异常少见。

③血液系统不良反应少见，包括白细胞减少、粒细胞缺乏症、贫血、血小板减少症。

【用药提示】

①患者用药时应遵医嘱，注意饮食控制和用药时间。

②体质虚弱、高热、恶心和呕吐、有肾上腺皮质功能减退或垂体前叶功能减退症者慎用。

③用药期间应定期测血糖、尿糖、尿酮体、尿蛋白和肝肾功能、血象，并进行眼科检查。

④避免饮酒，以免引起类戒断反应。

⑤动物实验和临床观察证明，磺脲类降糖药物可造成死胎和胎儿畸形，故孕妇禁用。

⑥本类药物可由乳汁排出，哺乳期妇女不宜用，以免婴儿发生低血糖。

⑦老年患者用药从小剂量开始，逐渐调整剂量。

⑧本品较少引起低血糖，但与任何磺脲类降糖药一样，过量可引起低血糖。

⑨有消化道狭窄、腹泻者不宜用格列吡嗪控释片。

⑩格列吡嗪控释片应整片吞服，不可嚼碎或掰开服用。粪便中可出现药片样物，为正常现象，是包裹片剂的不溶性外壳。

【制剂规格】 片剂：2.5 毫克；5 毫克。分散片：5 毫克。胶囊剂：5 毫克。缓释片：5 毫克。控释片：5 毫克。

【贮藏】 遮光密闭，室温保存。

(9)格列美脲

【其他名称】 亚莫利，万苏平，佑苏，圣平，Amaryl。

【药理作用】 本品为第三代磺脲类口服降血糖药，其降血糖作用的主要机制是刺激胰岛B细胞分泌胰岛素，部分提高周围组织对胰岛素的敏感性。本品与胰岛素受体结合及解离的速度较格列本脲为快，较少引起较重低血糖。

【体内作用】 本品口服后迅速而完全吸收，空腹或进食时服用对本品的吸收无明显影响，服后2～3小时达血药峰值，口服4毫克平均峰值约为300微克/毫升，半衰期为5～8小时，本品在肝脏内经P450氧化酶代谢成无降糖活性的代谢物，60%经尿排泄，40%经粪便排泄。

【适应证】 用于经饮食控制、体育锻炼及减轻体重均不能满意控制的2型糖尿病。

【用法用量】 遵医嘱口服用药。对于糖尿病患者，格列美脲或任何其他降糖药物都无固定剂量，必须定期测量空腹血糖和糖化血红蛋白以确定患者用药的最小有效剂量；测定糖化血红蛋白水平以监测患者的治疗效果。

通常起始剂量：在治疗初期阶段，格列美脲的起始剂量为1～2毫克，每日1次，早餐时或第一次主餐时给药。那些对降糖药敏感的患者应以1毫克开始，且应谨慎调整剂量。格列美脲与其他口服降糖药之间不存在精确的剂量关系。格列美脲最大初始剂量不超过2毫克。

通常维持剂量：通常维持剂量是1～4毫克，每日1次，推荐的最大维持剂量是6毫克，每日1次。剂量达到2毫克后，剂量的增加根据患者的血糖变化，每1～2周剂量上调不超过2毫克。

【药物相互作用】 与水杨酸类、磺胺类、保泰松类、抗结核病药、四环素类、单胺氧化酶抑制药、β受体阻滞药、氯霉素、香豆素类和环磷酰胺等合用可增强本品作用；氯丙嗪、拟交感神经药、皮质激素类、甲状腺激素、口服避孕药和烟酸制剂等可降低本品降血糖作用。本品可以减弱患者对乙醇的耐受力，而乙醇亦可能加强药物的降血糖作用。

【禁忌证】 ①已知对格列美脲有过敏史者禁用。②糖尿病酮症酸中毒伴或不伴昏迷者禁用，上述情况应该改用胰岛素治疗。③孕妇、分娩妇女、哺乳期妇女禁用。

【不良反应】 ①低血糖。本品可引起低血糖症，尤其是老年体弱患者在治疗初期、不规则进食患者、饮酒及肝肾功能损害患者更易引起。据报道，本不良反应的发生率为2%。②消化系统症状（恶心、呕吐、腹泻、腹痛等）临床少见。③有个别病例报道血清丙氨酸氨基转移酶升高。④皮肤过敏反应（瘙痒、红斑、荨麻疹等）少见。⑤其他。头痛、乏力、头晕等少见。

【用药提示】 ①患者用药时应遵医嘱，注意饮食、运动和用药时间。②治疗中应注意早期出现的低血糖症状，如头痛、兴奋、失眠、震颤和大量出汗，以便及时采取措施，严重者应静脉滴注葡萄糖，对有创伤、术后、感染或发热患者应给予胰岛素维持正常血糖代谢。③避免饮酒，以免引起类戒断反应。④怀孕及哺乳期间禁用。⑤过量服用，患者会突发低血糖反应。

【制剂规格】 片剂：1毫克；2毫克；3毫克。胶囊剂：2毫克。

【贮藏】 密闭，室温保存。

2. 双胍类降糖药

(1)二甲双胍

【其他名称】 甲福明，降糖片，格华止，君力达，君士达，Glucophage，Obin，Mellitin。

【药理作用】 本品为降血糖药。本品可降低2型糖尿病患者空腹及餐后高血糖，HbA1c可下降1%～2%，本品降血糖的机制可能是：①增加周围组织对胰岛素的敏感性，增加胰岛素介导的葡萄糖利用。②增加非胰岛素依赖的组织对葡萄糖的利用,如脑、血细胞、肾髓质、肠道、皮肤等。③抑制肝糖原异生作用,降低肝糖输出。④抑制肠壁细胞摄取葡萄糖。⑤抑制胆固醇的生物合成和储存,降低血三酰甘油、总胆固醇水平。与胰岛素作用不同,本品无促进脂肪合成作用,对正常人无明显降血糖作用,对2型糖尿病单独应用时一般不引起低血糖。

【体内作用】 二甲双胍片:主要由小肠吸收,吸收半衰期为0.9～2.6小时,生物利用度为50%～60%。口服二甲双胍0.5克后2小时,其血浆浓度达峰值,近2微克/毫升。胃肠道壁内集聚较高水平二甲双胍,为血浆浓度的10～100倍。肾、肝内含量为血浆浓度的2倍多。二甲双胍结构稳定,不与血浆蛋白结合,以原型随尿液排出,清除迅速,血浆半衰期为1.7～4.5小时,12小时内90%被清除。本品一部分可由肾小管分泌,故肾清除率大于肾小球滤过率,由于本品主要以原型由肾脏排泄,故在肾功能减退时本品可在体内大量积聚,引起高乳酸血症或乳酸性酸中毒。盐酸二甲双胍肠溶胶囊:口服后由肠道吸收,与口服片剂相比,达峰时间推迟1～2小时,峰浓度与片剂相近,服用1克后,峰浓度为(1.44±0.39)微克/毫升,主要以原型经肾排泄。

【适应证】 用于单纯饮食控制不满意的2型糖尿病患者,尤其是肥胖和伴高胰岛素血症者,用本品不但有降血糖作用,还有减轻体重及高胰岛素血症的效果。对某些使用磺脲类疗效差的患者可奏效,如与磺脲类降血糖药、α葡萄糖苷酶抑制药或噻唑烷二酮类降糖药合用,较分别单用的效果更好。亦可用于胰岛素治疗的患者,以减少胰岛素的用量。

【用法用量】 口服,成人开始一次0.25克,每日2～3次,以后根据血糖和尿糖情况调整剂量,一般每日1～1.5克,最多每日不超过2克。本品可餐前即刻服用,若有胃肠道不适反应可餐中或餐后服用,肠溶片能减轻胃肠道反应。

【药物相互作用】 本品与胰岛素合用可加强降血糖作用，应减少胰岛素的剂量；可加强抗凝药（如华法林等）的抗凝血作用，导致出血倾向；本品如与含乙醇饮料同服可发生腹痛、酸血症及体温过低；本品与磺脲类并用时，可引起低血糖。西咪替丁可增加本品的生物利用度，减少肾脏清除率，故应减少本品剂量。

【禁忌证】

①2型糖尿病伴有酮症酸中毒、肝肾功能不全（血清肌酐超过132.6毫摩/升）、肺功能不全、心力衰竭、呼吸功能衰竭、急性心肌梗死、严重感染和外伤、重大手术及临床有低血压和缺氧情况禁用。

②酗酒者、过度饮酒者、脱水、痢疾、营养不良者，以及对本品和双胍类药物过敏者禁用。

③糖尿病合并严重的慢性并发症（如糖尿病肾病、糖尿病眼底疾病）禁用。

④静脉肾盂造影或动脉造影前禁用。

⑤严重心、肺病患者禁用。

⑥维生素 B_{12}、叶酸和铁缺乏的患者禁用。

⑦全身情况较差（如营养不良、脱水）的患者禁用。

【不良反应】

①胃肠道反应，表现为食欲缺乏、恶心、呕吐、腹泻、胃痛、口中金属味。

②有时有乏力、疲倦、体重减轻、头晕、皮疹。

③乳酸性酸中毒虽然发生率很低，仅为苯乙双胍的1/200～1/100，但也应予以注意。临床表现为呕吐、腹痛、过度换气、神志障碍，血液中乳酸浓度增加而不能用尿毒症、酮症酸中毒或水杨酸中毒解释。

④可减少肠道吸收维生素 B_{12}，使血红蛋白减少，产生巨幼红细胞性贫血。

【用药提示】

①1 型糖尿病不应单独使用。

②用药期间定期空腹检查血糖、尿糖、尿酮体，定期测血肌酐、血乳酸浓度。

③既往有乳酸性酸中毒史者慎用。

④进行肾脏造影者应于前 3 天停用本品。

⑤与胰岛素合用治疗时，可加强胰岛素的降血糖作用，应减少胰岛素的用量(开始时减少 20%～30%，以防止出现低血糖反应)。

⑥孕妇及哺乳期妇女禁用。

⑦老年患者(>65 岁)患者慎用，因肾功能减弱，可能出现乳酸性酸中毒，用药宜酌减。

⑧盐酸二甲双胍肠溶片口服在小肠崩解，溶出药物由小肠吸收。给药后血药浓度上升缓慢，应在餐前服用。

【制剂规格】 片剂：0.25 克；0.5 克。胶囊剂：0.25 克。肠溶片：0.25 克。肠溶胶囊：0.25 克。缓释片：0.25 克。

【贮藏】 密闭，室温保存。

(2)苯乙双胍

【其他名称】 降糖灵，苯乙福明，Insoral，DBI。

【药理作用】 盐酸苯乙双胍为双胍类口服降血糖药，本品不刺激 B 细胞分泌胰岛素，用药后血中胰岛素浓度无明显变化。本品可能的降血糖作用机制如下：①增加周围组织对胰岛素的敏感性，增加胰岛素介导的葡萄糖利用。②增加非胰岛素依赖的组织对葡萄糖的利用，如脑、血细胞、肾髓质、肠道、皮肤等。③抑制肝糖原异生作用，降低肝糖输出。④抑制肠壁细胞摄取葡萄糖。⑤抑制胆固醇的生物合成和储存，降低血三酰甘油、总胆固醇水平。与胰岛素作用不同，本品无促进脂肪合成的作用，对正常人无明显降血糖作用。对 2 型糖尿病单独应用时一般不引起低血糖。因本品常致乳酸性酸中毒，欧美多国早以停用，但仍有一些国家在使用。

【体内作用】 本品口服后迅速从胃肠吸收，生物利用度60%，血浆蛋白结合率为20%，作用持续6～8小时。本品半衰期为3～5小时，主要在肝内代谢，经肾排泄，约1/3以羟基苯乙双胍的代谢产物形式从尿中排出。

【适应证】 用于单纯饮食控制不满意的2型糖尿病患者，尤其是肥胖者和伴高胰岛素血症者，用本品不仅有降血糖作用，还可有助于减轻体重及高胰岛素血症。对某些经磺脲类药物治疗疗效差的糖尿病患者，与本品合用可产生协同作用，较分别单用的效果更好。

【用法用量】 采用个性化给药原则。

①单独治疗给药方法。开始治疗时，一般每日口服1次，每次25毫克，餐前服用；数日后，可增加给药次数至2～3次，每次25毫克。

②与磺脲类药物合用时，第一周每日1次，每次25毫克，餐前服用；第二周检测血糖后，可逐渐增加每日给药次数至每日2～3次，每次25毫克，直至血糖水平降至或接近正常值。

③本品每日最大口服剂量一般不超过75毫克，否则易发生高乳酸血症或乳酸性酸中毒。

【药物相互作用】 与胰岛素合用，降血糖作用加强，应减少胰岛素剂量；本品可加强抗凝药(如华法林等)的抗凝血作用，可致出血倾向。其余参见“二甲双胍”的相关内容。

【禁忌证】 ①已知对苯乙双胍有过敏史者禁用。②糖尿病酮症酸中毒伴或不伴昏迷者禁用，这种情况应用胰岛素治疗。③孕妇、分娩妇女、哺乳期妇女禁用。

其余参见“二甲双胍”的相关内容。

【不良反应】 ①常见的有恶心、呕吐、腹泻、口有金属味。②可有乏力、疲倦、体重减轻、头晕、皮疹。③亦可发生乳酸性酸中毒，临床表现为呕吐、腹痛、过度换气、神志障碍(血液中乳酸浓度增加而不能用尿毒症、酮症酸中毒或水杨酸中毒解释)。④可减少肠道吸收维生素 B_{12}，使血红蛋白减少，产生巨幼细胞性贫血。

【用药提示】

①伴有缺氧性疾病(如心力衰竭、呼吸衰竭)的糖尿病患者，以及服药期间饮酒，伴有严重厌食、呕吐和酮症酸中毒等的糖尿病患者，更易产生乳酸性酸中毒。

②如果出现严重胃肠道不良反应，应减少本品用量或停用本品。为了减少胃肠道不良反应，本品应与食物同服。

③1 型糖尿病不应单独使用本品(可与胰岛素合用)。

④对 1 型及 2 型糖尿病需要胰岛素治疗的患者，本品与胰岛素联用有协同作用，可减少胰岛素的用量，也可能有助于某些不稳定型糖尿病患者病情的稳定；加用本品后，须及时减少胰岛素剂量(开始时减少 20%～30%)，以防止出现低血糖反应。

⑤单独使用本品时，很少产生低血糖反应。在调整本品剂量期间，特别是本品与胰岛素或磺脲类药物联合用药时，可能产生低血糖反应，应小心观察各种症状，避免低血糖反应发生。

⑥用药期间要经常检查空腹血糖、尿糖及尿酮体，定期检查糖化血红蛋白以方便调整用药剂量，尤其是在联合应用胰岛素以前，必须做血糖和尿糖检查。

⑦孕妇、哺乳期妇女不宜使用本品。

⑧由于老年患者肝肾功能有降低的可能性，故老年患者应避免大剂量服用本品，应选择尽可能低的维持剂量。

⑨由于本品主要经肾脏排泄，应充分评估患者肾功能以后，再调整患者用药剂量。

⑩如果患者过量服用本品(每日口服大于 75 毫克)，可能引起低血糖和乳酸性酸中毒。乳酸性酸中毒是一种高死亡率的不良反

应，应引起医生和患者的高度重视。

【制剂规格】 片剂：25 毫克；50 毫克。

【贮藏】 密闭，室温保存。

3. α 葡萄糖苷酶抑制药 西方人饮食中碳水化合物的主要成分是淀粉和蔗糖，而我国人民的饮食中碳水化合物主要成分是淀粉。淀粉和蔗糖（双糖）均不能直接被肠壁细胞吸收，需要在小肠绒毛上多种 α 葡萄糖苷酶的作用下生成单糖（葡萄糖及果糖）后才能被吸收。α 葡萄糖苷酶有多种，包括：①蔗糖酶，促使蔗糖水解生成果糖及葡萄糖。②淀粉酶、麦芽糖酶及糊精酶，促使从淀粉水解生成的寡聚糖水解生成葡萄糖。α 葡萄糖苷酶上具有与寡聚糖及双糖相结合的位点。

α 葡萄糖苷酶抑制药是一类新型降糖药物，是影响碳水化合物吸收的药物，其主要降糖机制为：能抑制小肠刷状缘上各种 α 葡萄糖苷酶的活性，使淀粉类分解为麦芽糖进而分解为葡萄糖的速度和蔗糖分解为葡萄糖的速度减慢。按其抑制能力的强弱，分别为淀粉酶＞蔗糖酶＞麦芽糖酶＞异构麦芽糖酶，其中对淀粉酶的抑制作用最强，对海藻糖酶及乳糖酶的抑制作用则很弱。拜糖平与蔗糖酶的亲和力较蔗糖大 15 000 倍，故能竞争性抑制蔗糖与蔗糖酶的结合，从而延缓蔗糖向葡萄糖和果糖的转化，降低餐后血糖水平。由于这种抑制作用是可逆的，所以向葡萄糖的转化仅仅是推迟，而不是完全阻断。通过使小肠内糖消化减缓和对结肠内糖吸收的调节，使患者一天内血糖浓度平稳。

(1)阿卡波糖

【其他名称】 阿卡糖，阿克波化糖，拜糖平，卡博平，Glucobay。

【药理作用】 淀粉和蔗糖（双糖）均不能直接被肠壁细胞吸收，需要在小肠绒毛上多种 α 葡萄糖苷酶的作用下生成单糖（葡萄糖及果糖）后才能被吸收。阿卡波糖由于其结构类似寡聚糖，而与小肠绒毛上的α葡萄糖苷酶可逆性地结合，抑制酶的活性，从而延缓碳水化合物的降解，造成肠道葡萄糖的吸收缓慢，降低餐后血糖的升高。开始治疗时，尤其在剂量较大时，一部分碳水化合物到达结肠，被结肠的菌群酵解，产生含气产物，并引起肠道渗透压的改变，从而引起肠道胀气和腹泻。

其余参见“α葡萄糖苷酶抑制药”的相关内容。

【体内作用】 本品口服后很少被吸收，避免了吸收所致的不良反应，其原型生物利用度仅为1%～2%，口服200毫克后，半衰期为3.7小时，消除半衰期为9.6小时，血浆蛋白结合率低，主要在肠道降解或以原型方式随粪便排泄，8小时减少50%，长期服用未见积蓄。

【适应证】 配合饮食控制治疗2型糖尿病。

【用法用量】 用餐前即刻整片吞服或与前几口食物一起咀嚼服用，剂量因人而异。一般推荐剂量为：起始剂量为每次50毫克，每日3次。以后逐渐增加至每次0.1克，每日3次。个别情况下，可增至每次0.2克，每日3次。或遵医嘱。

【药物相互作用】 ①如果本品与磺脲类药物、二甲双胍或胰岛素一起使用时，血糖可能下降至低血糖的水平，则需减少磺脲类药物、二甲双胍或胰岛素的剂量。②服用本品期间，避免同时服用抗酸药、考来烯胺、肠道吸附药和消化酶类制剂，以免影响本品的疗效。③同时服用新霉素可使餐后血糖更为降低，并使本品胃肠反应加剧。④有报道，本品可影响地高辛的生物利用度，故合用时需调整地高辛的剂量。

【禁忌证】 ①对阿卡波糖过敏者禁用。②糖尿病昏迷及昏迷前期，酸中毒或酮症患者禁用。③有明显消化和吸收障碍的慢性胃肠功能紊乱患者禁用。④患有由于肠胀气而可能恶化的疾病（如Roemheld综合征、严重的疝气、肠梗阻、肠道术后和肠溃疡）的患者禁用。⑤严重肝肾功能损害的患者禁用。

【不良反应】 常有胃肠胀气和肠鸣音，偶有腹泻，极少见腹痛。如果不控制饮食，则胃肠道不良反应可能加重。如果控制饮食后仍有严重不适的症状，应咨询医生以便暂时或长期减少剂量。个别病例可能出现诸如红斑、皮疹和荨麻疹等皮肤过敏反应。

【用药提示】

①患者应遵医嘱调整剂量。

②如果患者在服药4～8周后疗效不明显，可以增加剂量。如果患者坚持严格的糖尿病饮食仍有不适时，就不能再增加剂量，有时还需要适当减少剂量，平均剂量为每次0.1克，每日3次。

③个别患者，尤其是在使用大剂量时会发生无症状的肝酶升高，故应考虑在用药的前6～12个月监测肝酶的变化。停药后肝酶值会恢复正常。

④如出现低血糖，应使用葡萄糖纠正，而不宜使用蔗糖。

⑤对孕妇安全性尚不明确，动物实验显示在动物母乳中有药物分泌，故孕妇及哺乳期妇女不宜使用。

⑥缺乏安全性依据，18岁之前暂不宜使用。

【制剂规格】 片剂：50毫克；100毫克。胶囊剂：50毫克。

【贮藏】 遮光、密封，在阴凉处保存。当温度高于25℃、相对湿度高于75%时，没有包装的药片会发生变色。因此，药片应当在服用之前从包装中取出。

(2)伏格列波糖

【其他名称】 倍欣，伏利波糖，Basen。

【药理作用】 本品为日本武田药品公司研制的另一种α葡萄糖苷酶抑制药，其降血糖作用的机理是通过竞争性抑制小肠细胞绒毛刷状缘的α葡萄糖苷酶的活性，干扰肠道内多糖、双糖的降解，使碳水化合物的降解和吸收变缓，降低了餐后高血糖，从而使2型糖尿病远期并发症的发生、发展得到遏制。详细请参见“α葡萄糖苷酶抑制药”的相关内容。

【体内作用】 本品在胃肠道不吸收或仅有微量吸收，在组织中主要分布于肠黏膜和肾脏，在体内很少代谢，主要以原型存在于血浆中。据研究资料报道，健康成年男子，每次 0.2 毫克，每日 3 次，连续服药 7 日，血浆及尿中没有检测出伏格列波糖。

【适应证】 改善糖尿病餐后高血糖(本品适用于患者接受饮食疗法、运动疗法没有得到明显效果时，或者患者除饮食疗法、运动疗法外还用口服降血糖药物或胰岛素制剂而没有得到明显效果时)。

【用法用量】 通常成人每次 0.2 毫克(每次 1 片)，每日 3 次餐前口服。疗效不明显时，经充分观察可以将每次用量增至 0.3 毫克(每次 1.5 片)。

【药物相互作用】 ①合并用糖尿病药物(如磺脲类药物、双胍类药物、胰岛素制剂、胰岛素增敏药)时，有出现低血糖的报道，所以与以上药物并用时，应考虑发生低血糖的可能性，慎重地从低剂量开始给药。②增强糖尿病药物降血糖作用的药物有β受体阻滞药、水杨酸制剂、单胺氧化酶抑制药、氯贝丁酯类高脂血症治疗药、华法林等。③降低糖尿病药物降糖作用的药物有肾上腺素、肾上腺皮质激素、甲状腺激素等。

上列药物在与本药并用时，应留意并用糖尿病药物注意项记载的相互作用，同时也应充分注意由于本药致糖吸收延迟的影响。

【禁忌证】 ①严重酮症、糖尿病昏迷或昏迷前的患者(因必须用输液及胰岛素迅速调节高血糖，所以不适宜服用本品)。②严重感染的患者、手术前后的患者或严重创伤的患者(因有必要通过注射胰岛素调节血糖，所以不适宜服用本品)。③对本品的成分有过敏史的患者。

【不良反应】 据国外文献资料，在每日服用 0.6 毫克或 0.9 毫克的 965 例中，有 154 例(16%)出现了包括临床检查异常值在内的不良反应。上市后使用调查(1997 年 8 月为止)的 2855 例中，有316例（11.1%）出现了包括临床检查异常值在内的不良反应。

以下不良反应是在上述调查或自发报告中看到的。

①严重的不良反应。与其他糖尿病药物并用时有时出现低血糖。另外，也有报告不并用其他糖尿病药物也偶见低血糖（<0.1%）。本品可延迟双糖的消化、吸收，如出现低血糖症状时不应给予蔗糖而应给予葡萄糖进行适当处理。

有时出现腹部胀满、肠排气增加等，由于肠内气体等的增加，偶尔出现肠梗阻样症状（<0.1%），应充分进行观察，出现症状应进行停药等适当处理。

偶尔出现伴随黄疸，天冬氨酸氨基转移酶、丙氨酸氨基转移酶上升等的严重肝功能障碍（<0.1%）。另外，有报道，因同类药物（阿卡波糖）有过急性重型肝炎（<0.1%），故应注意观察，出现异常时应进行停止给药等适当处理。

严重肝硬化病例给药时，因伴随以便秘等为契机的高氨血症恶化、意识障碍（频率不明），所以应注意观察排便等状况，发现异常应立即进行停止给药等适当处理。

②其他不良反应。消化系统：腹泻、软便、肠鸣、腹痛、便秘、食欲缺乏、恶心、呕吐、胃烧灼感、口腔炎、口渴、味觉异常（<0.1%）。过敏症：皮疹、瘙痒（<0.1%）。肝脏：乳酸脱氢酶、碱性磷酸酶上升。精神神经系统：头痛、眩晕、蹒跚、困倦（<0.1%）。尚有麻痹、颜面等水肿、朦胧眼、发热感、倦怠感、乏力感、高钾血症、血清淀粉酶上升、高密度脂蛋白降低、发汗、脱毛。出现这些情况时，应停止用药。

【用药提示】

下述患者应慎重用药：正在服用其他糖尿病药物的患者（同时服用本品有可能引起低血糖）。有腹部手术史或肠梗阻史的患者（因服用本品可能使肠内气体增加，易出现肠梗阻样症状）。伴有消化和吸收障碍的慢性肠道疾病的患者(因本品有引起消化道不良反应的可能性,有可能使病情恶化)。勒姆里尔德综合征、重度疝、大肠狭窄和溃疡等患者(因服用本品可能使肠内气体增加,有可能使病情恶化)。严重肝功能障碍的患者(因代谢状态的变化,有可能诱发血糖控制状况的显著变化,另外,在严重肝硬化病例中,有可能出现高氨血症恶化同时伴随意识障碍)。

本品只用于已明确诊断为糖尿病的患者,必须注意除糖尿病外的葡萄糖耐量异常和尿糖阳性等也会出现糖尿病样症状(肾性糖尿、老年性糖代谢异常、甲状腺功能异常等)。

对只进行糖尿病基本治疗即饮食疗法及运动疗法的患者,仅限于餐后 2 小时血糖值在 11.1 毫摩/升(200 毫克/分升)以上者使用。

除饮食疗法和运动疗法外,对并用口服降糖药或胰岛素制剂的患者,服用本品的指标为空腹时血糖值在 7.8 毫摩/升(140 毫克/分升)以上。

服用本品期间必须定期监测血糖值并注意观察,充分注意持续用药的必要性。假如用药 2～3 个月后,控制餐后血糖的效果不满意[餐后 2 小时静脉血浆的血糖值不能控制在 11.1 毫摩/升(200 毫克/分升)以下],必须考虑换用其他更合适的治疗方法。另外,餐后血糖得到充分控制[餐后 2 小时静脉血浆的血糖值降到 8.9 毫摩/升(160 毫克/分升)以下]、饮食疗法和运动疗法或并用口服降糖药或胰岛素制剂就能够充分控制血糖时,应停止服用本品,并注意观察。

在使用本品时,应向患者充分说明低血糖症状及其处理方法。

孕妇、产妇和哺乳期妇女应慎重用药,因有关妊娠期用药的安全性尚未确定,孕妇或有可能妊娠的妇女,只有在判定治疗上的有益性大于危险性时才可用药。虽然尽可能避免哺乳期妇女用药,但当不得不用药时应避免哺乳。

对儿童用药的安全性尚未确立。

老年人通常生理功能下降，应从小剂量开始用药并留意观察血糖值及消化系统症状等的发生，同时应慎重用药。

【制剂规格】 片剂：0.2毫克。

【贮藏】 密封，室温干燥处保存。

4. 胰岛素增敏药 胰岛素增敏药主要指噻唑烷二酮类药物(也称格列酮类)，它是20世纪80年代初期研制成功的一类具有提高胰岛素敏感性的新型口服降糖药物。其作用机制为：能增强骨骼肌、脂肪组织对葡萄糖的摄取并降低它们对胰岛素的抵抗，降低肝糖原的分解，改善胰岛细胞对胰岛素的分泌。减轻胰岛素抵抗，改善B细胞功能，改善糖代谢。

(1)罗格列酮

【其他名称】 文迪雅，圣奥，太罗，宜力喜，Avandia。

【药理作用】 本品可通过增加组织对胰岛素敏感性，提高细胞对葡萄糖的利用而发挥降低血糖的疗效，可明显降低空腹血糖及胰岛素和C肽水平，对餐后血糖和胰岛素亦有明显的降低作用。使HbA1c水平明显降低。本品的作用机制与特异性激活一种核受体，即过氧化物酶体增殖因子激活的γ型受体(PPARγ)有关。在人类，PPARγ受体分布在一些胰岛素作用的靶组织，如脂肪组织、骨骼肌和肝脏等。PPARγ受体的作用是调节胰岛素反应基因转录，而胰岛素反应基因参与控制葡萄糖产生、转运和利用。另外，PPARγ反应基因也调节脂肪酸代谢。在动物模型，罗格列酮可以增加肝脏、肌肉和脂肪组织对胰岛素作用的敏感性。可见在脂肪组织上胰岛素介导的葡萄糖转运子Glut-4的表达增加。噻唑烷二酮类治疗2型糖尿病奏效的条件为患者尚有一定的分泌胰岛素的能力，如胰岛素已严重缺乏则不能奏效。

【体内作用】 本品经口服吸收，生物利用度为99%，血浆达峰时间约为1小时，血浆清除半衰期为3～4小时，进食对本品的吸收总量无明显影响，但达峰时间延迟 2.2 小时，峰值降低 20%。

本品的平均口服分布容积为 17.6 升(30%)。99.8%与血浆蛋白结合，主要为白蛋白。本品主要以原型从尿排出，主要代谢途径为经 N-去甲基和羟化作用与硫酸盐或葡萄糖醛酸结合。所有循环代谢产物均没有胰岛素增敏作用。体外实验证实，本品绝大部分经 P450 酶系统的 CYP2C8 途径，少量经 CYP2C9 途径代谢。口服或静脉给予 14C 标记的罗格列酮后，64%经尿液排出，23%经粪便排出。临床研究证实，罗格列酮的药代动力学参数不受年龄、种族、吸烟或饮酒的影响。

【适应证】 经饮食控制和锻炼治疗效果仍不满意的 2 型糖尿病患者。本品可单独应用，也可与磺脲类或双胍类合用治疗单用磺脲类或双胍类血糖控制不佳的 2 型糖尿病患者。

【用法用量】 口服：单药治疗，与磺脲类或二甲双胍合并用药时，本品起始用量为每日 4 毫克，单次服用。经 12 周治疗后，如需要，本品可加量至每日 8 毫克，每日 1 次或分 2 次服用。

【药物相互作用】 对硝苯地平，口服避孕药(炔雌醇、炔诺酮)等经 CYP3A4 代谢的药物无临床相互作用；与格列本脲、二甲双胍或阿卡波糖合用时，对这些药物的稳态药代动力学和临床疗效无影响；不影响地高辛、华法林、乙醇、雷尼替丁等在体内的代谢和临床治疗；与磺脲类合用，不明显增加后者引起低血糖的频率；与二甲双胍合用，不增加后者胃肠道反应的发生率，不增加血浆乳酸浓度。

【禁忌证】 对本品过敏者禁用。

【不良反应】 ①本品单独应用甚少引起低血糖(＜2%)。②对肝脏影响。在治疗 2 型糖尿病的对比试验中，丙氨酸氨基转移酶(ALT)水平升高的发生率大于正常 3 倍。③轻至中度水肿及轻度贫血，皆为老年患者(≥65 岁)，与 65 岁以下患者比较，水肿发生率为 7.5%∶3.5%，贫血为 2.5%∶1.7%。④肾损害患者单服本品无须调整剂量。因肾损害患者禁用二甲双胍，故对此类患者，本品不可与二甲双胍合用。⑤孕妇及哺乳期妇女用药，尚不明确。⑥老年患者无须调整剂量。⑦目前尚缺乏人体药物过量的资料。健康受试者单剂口服本品最高达 20 毫克，仍可很好耐受。一旦发生药物过量，应根据患者的临床表现给予相应的支持治疗。

【制剂规格】 片剂(以罗格列酮计)：2 毫克；4 毫克。

【贮藏】 密闭，室温保存。

(2)吡格列酮

【其他名称】 艾汀，卡司平，瑞彤，贝唐宁，倩尔，艾可拓，Actins，Actos。

【药理作用】 本品为噻唑烷二酮类糖尿病药物，属胰岛素增敏剂，作用机制与胰岛素的存在有关，可减少外周组织和肝脏的胰岛素抵抗，增加依赖胰岛素的葡萄糖的处理，并减少肝糖的输出。与磺脲类不同，本品不是一个胰岛素促分泌药。其作用机制是高选择性的激动过氧化物酶体增殖因子激活的 γ 型受体，PPARγ 的活化可调节许多控制葡萄糖及脂类代谢的胰岛素相关基因的转录。实验表明，本品可减少胰岛素抵抗的高血糖、高胰岛素血症及高三酰甘油。本品引起的代谢变化导致了依赖胰岛素的组织应答的增加。由于本品提高了循环胰岛素的作用(即降低胰岛素抵抗)，因此它不能降低缺乏内源性胰岛素的血糖。

【体内作用】 空腹口服后约 30 分钟可在血清中测到吡格列酮，2 小时内达峰浓度。若服药同时进食则达峰时间推迟到 3～4 小时。血清半衰期 3～7 小时。大部分药物以原型或代谢产物，即吡格列酮羟基化衍生物和吡格列酮的酮代谢产物排泄入胆汁，从粪便清除。

【适应证】 2 型糖尿病或非胰岛素依赖性糖尿病(NIDDM)。

【用法用量】 起始剂量 15 毫克或 30 毫克，最大剂量为每日 45 毫克，每日 1 次。在早餐前服用，如漏服 1 次，第二日不可用双倍剂量。

①与磺脲类药物合用时，本品初始剂量可为1片或2片，每日1次。磺脲类药物剂量可维持不变，当发生低血糖时，应减少磺脲类药物的使用。

②与二甲双胍类药物联合使用时，本品的初始剂量可为1片或2片，二甲双胍类药物可维持不变。一般而言，二甲双胍无须降低剂量也不会引起低血糖。

③与胰岛素合用时，本品的初始剂量可为1片或2片，胰岛素剂量可维持不变，当出现低血糖或血糖浓度降低至5.6毫摩/升(100毫克/分升)以下时，可降低胰岛素用量10%～25%，根据个体情况进行调整。

【药物相互作用】 与炔雌醇及炔诺酮合用，可使2种激素的血浆浓度降低约30%；本品对格列吡嗪、地高辛、华法林和二甲双胍无影响；CYP3A4对本品的代谢有一定作用；酮康唑在体外可明显抑制本品的代谢。

【禁忌证】 对本品或制剂成分过敏的患者禁用。

【不良反应】 ①低血糖。②少数患者在服用本品后发生水肿。当与胰岛素合用时，患者发生水肿、贫血的机会较多。③在安慰剂对照的本品单药治疗临床研究中，有少数患者出现头痛、上呼吸道感染、肌痛等，这些不良反应与本品的关系尚不明确。④未曾有服用本品导致肝衰竭的报道。

【用药提示】

①本品只有在胰岛素存在情况下才发挥抗高血糖的作用，因此，不适用于1型糖尿病患者或糖尿病酮症酸中毒的患者。

②对有胰岛素抵抗的绝经前停止排卵的患者，用噻唑烷二酮类包括吡格列酮治疗，可导致重新排卵。

③孕妇及哺乳期妇女用药。在泌乳大鼠中，吡格列酮可分泌到乳汁中。尚不清楚人可否将盐酸吡格列酮分泌入乳汁。因为许

多药物可分泌入乳汁，母乳喂养的妇女不宜使用盐酸吡格列酮。

④儿童用药。儿童使用盐酸吡格列酮是否安全、有效尚无定论。

⑤老年患者用药。在安慰剂对照的盐酸吡格列酮临床试验中，约有500名年龄在65岁或以上的患者。说明盐酸吡格列酮的有效性和安全性在这些患者和年轻患者之间无显著差别。

【制剂规格】 片剂：15毫克；30毫克。胶囊剂：30毫克。

【贮藏】 25℃(15℃～30℃)密闭干燥保存，避免受潮。

5. 其他降糖药

(1)瑞格列奈

【其他名称】 孚来迪，诺和龙，NovoNorm。

【药理作用】 非磺脲类促胰岛素分泌药，本品与胰岛B细胞膜外依赖ATP的钾离子通道上的36kDa蛋白特异性结合，使钾通道关闭，B细胞去极化，钙通道开放，钙离子内流，促进胰岛素分泌，其作用快于磺脲类，故餐后降血糖作用较快。

【体内作用】 本品在空腹或进食时服用均吸收良好，服药后30～60分钟血浆药物浓度达峰值。然后血浆浓度迅速下降，血浆半衰期约为1小时。瑞格列奈片与人血浆蛋白的结合大于98%。在肝脏内由CYP3A4酶系快速代谢，代谢物未见有任何临床意义的降血糖作用。瑞格列奈片及其代谢产物主要自胆汁排泄，很小部分(小于8%)代谢产物自尿排出。粪便中的原型药物<1%。

【适应证】 用于饮食控制及运动锻炼不能有效控制高血糖的2型糖尿病(非胰岛素依赖性)患者。瑞格列奈片可与二甲双胍合用。与各自单独使用相比，二者合用对控制血糖有协同作用。

【用法用量】 瑞格列奈片应在主餐服用(即餐前服用)。服药时间也可掌握在餐前30分钟内，通常在餐前15分钟内服用本品。在口服瑞格列奈片30分钟内即出现胰岛素分泌反应。也可遵医嘱服用本品。

剂量因人而异，以个人血糖而定。推荐起始剂量为0.5毫克，以后如需要可每周或每2周做调整。接受其他口服降血糖药治疗的患者可直接转用瑞格列奈片治疗。其推荐起始剂量为0.5毫克。最大的推荐单次剂量为4毫克，进餐时服用。但最大日剂量不应超过16毫克。

对于衰弱和营养不良的患者，应谨慎调整剂量。如果与二甲双胍合用，应减少瑞格列奈片的剂量。尽管瑞格列奈主要由胆汁排泄，但肾功能不全的患者仍应慎用。

【药物相互作用】

下列药物可增强瑞格列奈片的降血糖作用：单胺氧化酶抑制药(MAOIs)，非选择性β受体阻滞药，ACE抑制药，非甾体抗炎药，水杨酸盐，奥曲肽，乙醇以及促合成代谢的激素。β受体阻滞药可能会掩盖低血糖症状。乙醇可能会加重或延长由瑞哥列奈片所致的低血糖症状。

下列药物可减弱瑞格列奈片的降血糖作用：口服避孕药、噻嗪类药、糖皮质激素、达那唑、甲状腺激素和拟交感神经药。

瑞格列奈片不影响地高辛、茶碱和华法林的药代动力学特性，西咪替丁也不影响瑞格列奈片的药代动力学特性。

体外研究结果显示，瑞格列奈片主要由P450(CYP3A4)诱导药代谢。所以，CYP3A4抑制药(如酮康唑、伊曲康唑、红霉素、氟康唑、米比法地尔)可能升高瑞格列奈片血浆水平。因不了解其诱导或抑制的程度，应禁忌上述药物与瑞格列奈片合并使用。

【禁忌证】 ①已知对瑞格列奈或本品中的任何赋形剂过敏的患者。②1型糖尿病患者(胰岛素依赖型，IDDM)。③伴随或不伴昏迷的糖尿病酮症酸中毒患者。④妊娠或哺乳妇女。⑤12岁以下儿童。⑥严重肾功能或肝功能不全的患者。⑦与CYP3A4抑制药或诱导药合并治疗时。

【不良反应】

①低血糖。这些反应通常较轻微，通过给予碳水化合物较易纠正。若较严重，可输入葡萄糖。

②视觉异常。已知血糖水平的改变可导致暂时性视觉异常，尤其是在治疗开始时。只有极少数病例报告瑞格列奈片治疗开始时发生上述的视觉异常，但在临床试验中没有因此而停用瑞格列奈片的病例。

③胃肠道。临床试验中有报告发生胃肠道反应，如腹痛、腹泻、恶心、呕吐和便秘。同其他口服降血糖药物相比，这些症状出现的频率以及严重程度均无差别。

④肝酶系统。个别病例报告用瑞格列奈片治疗期间肝功能指标升高。多数病例为轻度和暂时性，因酶指标升高而停止治疗的患者极少。

⑤过敏反应。可发生皮肤过敏反应，如瘙痒、发红、荨麻疹。由于化学结构不同，没有理由怀疑可能发生与磺脲类药物制剂的交叉过敏反应。

【用药提示】

①肾功能不良患者慎用，营养不良患者应调整剂量。

②同其他大多数口服促胰岛素分泌降血糖药物一样，瑞格列奈片也可致低血糖。

③与二甲双胍合用会增加发生低血糖的危险性。如果合并用药后仍发生持续高血糖，则不宜继续用口服降糖药控制血糖，而需改用胰岛素治疗。

④在发生应激反应（如发热、外伤、感染或手术）时，可能会出现显著高血糖。

⑤瑞格列奈片尚未在肝功能不全的患者中进行过研究，故肝功能不全的患者慎用。

⑥患者必须慎用，不进餐不服药，同时避免开车时发生低

血糖。

⑦怀孕期和哺乳期妇女禁用。

⑧瑞格列奈片尚未在18岁以下患者中进行过研究，故12岁以下儿童禁用。

⑨瑞格列奈片未在75岁以上的患者中进行过研究，故75岁以上的患者不宜使用。

⑩过量服用，患者会突发低血糖反应。

【制剂规格】 片剂：0.5毫克；1.0毫克。

【贮藏】 避光，室温下密闭保存。

(2)那格列奈

【其他名称】 唐力，唐瑞，迪方，Fastic，Starsis。

【药理作用】 那格列奈为氨基酸衍生物，属口服抗糖尿病药，用于2型糖尿病的治疗。那格列奈的作用依赖于胰岛素B细胞的功能。那格列奈通过与B细胞膜上的ATP敏感性钾离子通道受体结合并将其关闭，使细胞去极化、钙通道开放、钙内流，从而刺激胰岛素的分泌，降低血糖水平。那格列奈促胰岛素分泌作用依赖于血液葡萄糖水平，在葡萄糖水平较低时，促胰岛素分泌作用减弱。那格列奈有高度的组织选择性，与心肌和骨骼肌的亲和力低。

本品可以单独用于经饮食和运动不能有效控制高血糖的2型糖尿病患者。也可用于使用二甲双胍不能有效控制高血糖的2型糖尿病患者，采用与二甲双胍联合应用，但不能替代二甲双胍。

那格列奈不适用于对磺脲类降糖药治疗不理想的2型糖尿病患者。

【体内作用】

①吸收和生物利用度。餐前服用那格列奈片后那格列奈迅速吸收，药物浓度平均峰值通常出现在服药1小时内。口服在小肠89%～100%被吸收。

②分布。依据静脉给药数据估计的那格列奈稳态分布容积大

约是10升。体外研究表明,那格列奈大部分(97%~99%)与血浆蛋白结合,主要是血浆白蛋白和少量的α_1酸性糖蛋白。在那格列奈0.1~10微克/毫升的测试范围内,其与血浆蛋白结合的能力与药物浓度无关。

③代谢。那格列奈在清除前主要通过混合功能氧化酶系代谢。主要的代谢产物降血糖效应分别较那格列奈低3~6倍,细胞色素P450酶CYP2C9是那格列奈代谢主要的催化剂,其次是CYP3A4。

④排泄。那格列奈及其代谢产物的清除迅速、彻底。服药后6小时内大约75%的那格列奈可在尿中回收。大部分(83%)的那格列奈在尿中排泄,另10%在粪便中排泄。所服药物的6%~16%以原型在尿中排泄。那格列奈清除半衰期平均为1.5小时。

⑤食物影响。餐后服用那格列奈,其吸收(AUC)程度不受影响,但吸收速度降低,表现为峰浓度(Cmax)降低和血浆达峰时间(Tmax)延迟。因此,推荐餐前服用那格列奈。通常餐前1分钟服用,也可餐前30分钟内服用。

【适应证】 ①2型糖尿病。②患者胰岛B细胞仍具有分泌一定量胰岛素的功能。③本品与二甲双胍合用治疗单用二甲双胍疗效不佳的2型糖尿病,但不能替代二甲双胍。

【用法用量】 口服。通常成年人每次60~120毫克,每日3次,餐前1~15分钟服用,建议从小剂量开始,并根据定期的HBA1c或餐后1~2小时血糖监测结果调整剂量,可逐渐增加剂量至每次180毫克。

肝损害患者的剂量:对轻度至中度肝病患者药物剂量不需调整。轻度至中度肝功能不全的2型糖尿病患者,那格列奈的生物利用度和半衰期与健康人相比,其差别未达到有临床意义的程度。尚未对严重肝病患者服药情况进行研究,因此严重肝病患者慎用那格列奈。

肾损害患者的剂量：肾损害患者无须调整剂量。在中度至严重肾功能不全的糖尿病患者和需透析的患者，那格列奈的生物利用度和半衰期与健康人相比，其差别未达到具有临床意义的程度。

【药物相互作用】 体外研究表明，那格列奈主要通过细胞色素P450酶CYP2C9(70%)代谢，部分通过CYP3A4(30%)代谢。体外实验发现其可抑制甲苯磺丁脲的代谢，据此判断那格列奈在体内是CYP2C9的潜在抑制药。体外实验表明，该药对CYP3A4的代谢反应无抑制作用。总之，这些发现说明，该药与其他药物间出现具有临床意义的药代动力学方面相互作用的潜在可能性较低。

那格列奈对下列药物的药代动力学特征无影响：华法林(CYP3A4和CYP2C9的底物)、双氯芬酸(CYP2C9的底物)、曲格列酮(CYP3A4诱导剂)和地高辛。因此，合用时无论那格列奈、地高辛、华法林或双氯芬酸均无须调整剂量。同样，那格列奈与其他口服抗糖尿病药物，如与二甲双胍或格列本脲间不存在具有临床意义的药代动力学方面的相互作用。

那格列奈与血清蛋白的结合率较高(98%)，主要与白蛋白结合。体外用蛋白结合率高的药物进行的替换实验发现，它们对那格列奈的蛋白结合无影响。这些药物是：呋塞米、普萘洛尔、卡托普利、尼卡地平、普伐他汀、格列本脲、华法林、苯妥英钠、阿司匹林、甲苯磺丁脲和二甲双胍。同样，那格列奈对普萘洛尔、格列本脲、尼卡地平、华法林、苯妥英钠、阿司匹林和甲苯磺丁脲的血清蛋白结合无影响。

口服那格列奈的降血糖作用可被某些药物所加强，这些药物包括非甾体抗炎药、水杨酸盐、单胺氧化酶抑制药和非选择性β肾上腺素能阻滞药。

口服那格列奈的降血糖作用可被某些药物所削弱，这些药物包括噻嗪类、可的松、甲状腺制剂和拟交感神经药。

【禁忌证】 那格列奈在下列患者中禁用：①对药物的活性成分或任何赋形剂过敏。②1型糖尿病（胰岛素依赖型糖尿病）。③糖尿病酮症酸中毒。④怀孕、哺乳期妇女以及儿童糖尿病。

【不良反应】

①低血糖。与其他抗糖尿病药物一样，服用那格列奈后，可观察到低血糖的症状。这些症状包括出汗、发抖、头晕、食欲缺乏、心悸、恶心、疲劳和无力。这些症状一般较轻且较易处理，如需要可进食碳水化合物。临床研究报告显示出现低血糖症状，且证实血糖降低（血糖<3.3毫摩/升的患者比例为2.4%～7.69%）。

②肝功能。极少数患者出现肝酶增高，其程度较轻且为一过性，很少导致停药。

③过敏。极少有皮疹、瘙痒和荨麻疹等过敏反应的报道。

④其他。包括胃肠道反应（腹痛、消化不良、腹泻），头痛，轻微水肿及乳酸、丙酮酸、尿酸、血清钾升高等。

【用药提示】

①本品可以引起低血糖现象，其发生的频率与糖尿病严重程度、血糖控制水平，以及患者其他相关情况有关。老年患者、营养不良的患者、伴有肾上腺或垂体功能不全的患者对降糖药比较敏感，易发生低血糖。剧烈运动、饮酒、腹泻、呕吐、进食减少或合用其他抗糖尿病药物时，低血糖的危险性增加。对伴有自主神经病变或合并使用β受体阻滞药者，发生低血糖时难以被认识。那格列奈必须餐前口服，以减少低血糖的危险。患者不准备进食时，不可服用那格列奈。

②中重度肝功能损害的患者慎用。

③血糖控制失常。当患者伴有发热、感染、创伤或手术时，血糖可以暂时性升高，此时应使用胰岛素代替那格列奈。那格列奈使用一段时期后，可以发生继发失效或药效减弱。重度感染、手术前后或有严重外伤的患者慎用。

④本品具有快速促进胰岛素分泌的作用。该作用与磺脲类制剂相同。但本品与磺脲类制剂的相加、相乘的临床效果以及安全性尚未被证实,所以不能与磺脲类制剂并用。

⑤与其他口服抗糖尿病药物合用可增加低血糖的危险。

⑥应提醒患者驾驶或操纵机器时采取预防措施避免低血糖。

⑦应定期监测血糖。

⑧临床研究显示,逐渐增加那格列奈的剂量至每日720毫克共服用7日时患者仍可耐受,无那格列奈过量的临床试验经验。然而,药物过量可增加降血糖作用,出现低血糖症状。对不伴有意识丧失或神经症状的低血糖症状,均可通过口服葡萄糖、调整药物剂量和(或)进食来治疗。出现昏迷、癫痫发作或其他神经症状的低血糖反应需静脉注射葡萄糖来治疗。由于那格列奈的蛋白结合率较高,因此透析不是一个将其从血液中清除的有效方法。

十四、中药治疗

(一)降糖中成药

1. 降糖胶囊

【药物组成】 知母、三颗针、人参、五味子、干姜、人参茎叶皂苷。

【功能主治】 清热生津，滋阴润燥。用于阴虚燥热所致的消渴。

【临床应用】 用于2型糖尿病见口渴多饮、消谷善饥、尿频量多、形体消瘦、体倦乏力等证候的患者。

【用法用量】 口服。每次4～6粒，每日3次。

【注意事项】 ①属阴阳两虚消渴者慎用。②服药期间忌食肥甘、辛辣之品，控制饮食，注意合理的饮食结构；忌烟酒。③保持情绪稳定及充足的睡眠，适当进行体育活动。④对重症病例，经3个月降糖胶囊治疗无效时，应改用其他降糖药物治疗，以防病情加重。⑤在治疗期间，尤其是与西药降糖药联合应用时，要及时监测血糖，避免低血糖的发生。⑥注意早期防治各种并发症，如糖尿病脑病、糖尿病心肌病、糖尿病肾病等，以防止病情的恶化。

【不良反应】 目前尚未检索到不良反应报道。

【制剂规格】 胶囊剂：0.3克。

【贮藏】 密封。

2. 降糖舒胶囊

【药物组成】 人参、枸杞子、黄芪、葛根、山药、黄精、五味子、熟地黄、地黄、玄参、麦冬、知母、生石膏、天花粉、刺五加、益智仁、牡蛎、芡实、枳壳、丹参、荔枝核、乌药。

【功能主治】 益气养阴,生津止渴。用于气阴两虚所致的消渴。

【临床应用】 用于2型糖尿病见口渴多饮、多食易饥、小便频数、形体消瘦、体倦乏力等证候的患者。

【用法用量】 口服。每次4～6粒,每日3次。

【注意事项】 ①属阴阳两虚消渴者慎用。②孕妇忌用。③服药期间忌食肥甘、辛辣之品,控制饮食,注意合理的伙食结构;忌烟酒。④应结合糖尿病饮食和体育运动进行综合治疗。⑤在治疗期间,尤其是与西药降糖药联合应用时,要及时监测血糖,避免低血糖的发生。⑥注意早期防治各种并发症,如糖尿病脑病、糖尿病心肌病、糖尿病肾病等,以防止病情的恶化。

【不良反应】 目前尚未检索到不良反应报道。

【制剂规格】 胶囊剂:0.3克。

【贮藏】 密封。

3. 降糖甲片

【药物组成】 黄芪、地黄、黄精、太子参、天花粉。

【功能主治】 补中益气,养阴生津。用于气阴两虚型消渴症(非胰岛素依赖型糖尿病)。

【临床应用】 用于2型糖尿病见口渴多饮、多食善饥、小便频数、形体消瘦、体倦乏力等证候的患者。

【用法用量】 口服。片剂:每次6片,每日3次。颗粒剂:每日3次,每次4克,3个月为1个疗程,或遵医嘱。

【注意事项】 ①属阴阳两虚消渴者慎用。②服药期间忌食肥甘、辛辣之品,控制饮食,注意合理的饮食结构;忌烟酒。③孕妇忌用。④避免长期精神紧张，适当进行体育活动。⑤对重症病例，应合用其他降糖药物治疗，以防病情加重。⑥在治疗期间，尤其是与西药降糖药联合应用时，要及时监测血糖，避免低血糖的发生。⑦注意早期防治各种并发症，如糖尿病脑病、糖尿病心肌病、糖尿病肾病等，以防止病情的恶化。

【不良反应】 目前尚未检索到不良反应报道。

【制剂规格】 片剂：0.3 克。颗粒剂：每袋 4 克。

【贮藏】 密封。

4. 金芪降糖片

【药物组成】 黄芪、金银花、黄连。

【功能主治】 清热泻火，补益中气。用于内热兼气虚所致的消渴。

【临床应用】 用于 2 型糖尿病轻、中度患者见口干舌燥、口渴多饮、多食易饥、形体消瘦、体倦乏力、气短困倦等证候者。

【用法用量】 饭前半小时口服。每次 7～10 片，每日 3 次，2 个月为 1 个疗程，或遵医嘱。

【注意事项】 ①属阴阳两虚消渴者慎用。②重症 2 型糖尿病患者不宜服用。③服药期间忌食肥甘、辛辣之品，控制饮食，注意合理的饮食结构；忌烟酒。④避免长期精神紧张，适当进行体育活动。⑤对重症病例，应合用其他降糖药物治疗，以防病情加重。⑥在治疗期间，尤其是与西药降糖药联合应用时，要及时监测血糖，避免低血糖的发生。⑦注意早期防治各种并发症，如糖尿病脑病、糖尿病心肌病、糖尿病肾病等，以防止病情的恶化。

【不良反应】 目前尚未检索到不良反应报道。

【制剂规格】 片剂：0.42 克。

【贮藏】 密封。

5. 参精止渴丸

【药物组成】 红参、黄精、黄芪、白术、茯苓、葛根、五味子、黄连、大黄、甘草。

【功能主治】 益气养阴，生津止渴。用于气阴两亏、内热津伤所致的消渴。

【临床应用】 用于2型糖尿病见少气乏力、口干多饮、易饥、形体消瘦等证候的患者。

【用法用量】 口服。每次10克，每日2～3次。

【注意事项】 参见“降糖舒胶囊”的相关内容。

【不良反应】 目前尚未检索到不良反应报道。

【制剂规格】 水丸：100丸重7克。

【贮藏】 密封。

6. 参芪降糖胶囊

【药物组成】 人参茎叶皂苷、黄芪、地黄、枸杞子、茯苓、山药、天花粉、麦冬、五味子、覆盆子、泽泻。

【功能主治】 益气养阴，滋脾补肾。用于气阴两虚所致的消渴。

【临床应用】 用于2型糖尿病见咽干口燥、口渴多饮、多食多尿、形体消瘦、体倦乏力等证候的患者。

【用法用量】 口服。

胶囊剂：每次3粒，每日3次；1个月为1个疗程，效果不显著或治疗前症状较重者，每次用量可达8粒，每日3次。

颗粒剂：每次1克，每日3次；1个月为1个疗程，效果不显著或治疗前症状较重者，每次用量可达3克，每日3次。

片剂：每次3片，每日3次；1个月为1个疗程，效果不显著或治疗前症状较重者，每次用量可达8片，每日3次。

【注意事项】 ①属阴阳两虚消渴者慎用。②有实热证者禁用，待实热证退后可以用。③服药期间忌食肥甘、辛辣之品，控制饮食，注意合理的饮食结构；忌烟酒。④孕妇忌用。⑤避免长期精神紧张，适当进行体育活动。⑥对重症病例，应合用其他降糖药物治疗，以防病情加重。⑦在治疗期间，尤其是与西药降糖药联合应用时，要及时监测血糖，避免低血糖的发生。⑧注意早期防治各种并发症，如糖尿病脑病、糖尿病心肌病、糖尿病肾病等，以防止病情的恶化。

【不良反应】 目前尚未检索到不良反应报道。

【制剂规格】 胶囊剂：0.35克。片剂：0.35克。颗粒剂：每袋3克。

【贮藏】 密封。

7. 抗饥消渴片

【药物组成】 红参、麦冬、五味子、熟地黄、地黄、玉竹、枸杞子、黄连、黄柏。

【功能主治】 养阴益气，润燥生津，抗饥止渴。用于消渴病。

【临床应用】 用于非胰岛素依赖型糖尿病见肺燥干咳、津伤口渴、内热消渴、肠燥便秘等证候的患者。对慢性萎缩性胃炎，胃阴虚者也有一定作用。

【用法用量】 口服。每次12片，每日3次，或遵医嘱。

【注意事项】 ①脾虚湿滞者慎用。②服药期间忌食肥甘、辛辣之品，控制饮食，注意合理的饮食结构；忌烟酒。③避免长期精神紧张，适当进行体育活动。④对重症病例，应合用其他降糖药物治疗，以防病情加重。⑤在治疗期间，尤其是与西药降糖药联合应用时，要及时监测血糖，避免低血糖的发生。⑥注意早期防治各种并发症，如糖尿病脑病、糖尿病心肌病、糖尿病肾病等，以防止病情的恶化。

【不良反应】 目前尚未发现不良反应报道。

【制剂规格】 片剂：0.3克。

【贮藏】 密封。

8. 芪蛭降糖胶囊

【药物组成】 黄芪、地黄、黄精、水蛭。

【功能主治】 益气养阴，活血化瘀。用于气阴两虚兼血瘀所致的消渴。

【临床应用】 用于2型糖尿病见口渴多饮、多食善饥、小便频数、形体消瘦、体倦乏力、自汗、盗汗、肢体麻木、面色晦暗等证候的患者。可用于治疗糖尿病并发冠心病、周围神经病变、下肢血管病变、糖尿病足、糖尿病肾病及视网膜病变等。

【用法用量】 口服。每次5粒，每日3次。疗程3个月。

【注意事项】 ①属阴阳两虚消渴者慎用。②服药期间忌食肥甘、辛辣之品，控制饮食，注意合理的饮食结构；忌烟酒。③孕妇忌用。④避免长期精神紧张，适当进行体育活动。⑤对重症病例，应合用其他降糖药物治疗，以防病情加重。⑥在治疗期间，尤其是与西药降糖药联合应用时，要及时监测血糖，避免低血糖的发生。⑦注意早期防治各种并发症，如糖尿病脑病、糖尿病心肌病、糖尿病肾病等，以防止病情的恶化。

【不良反应】 目前尚未检索到不良反应报道。

【制剂规格】 胶囊剂：0.5克。

【贮藏】 密封。

9. 十味玉泉胶囊

【药物组成】 天花粉、黄芪、红参、地黄、葛根、麦冬、茯苓、乌梅、五味子、甘草。

【功能主治】 益气养阴，生津止渴。用于气阴两虚所致的消渴。

【临床应用】 用于2型糖尿病见口渴多饮、口干舌燥、多食易饥、神疲体倦、气短乏力等证候的患者。

【用法用量】 口服。每次4粒，每日4次。

【注意事项】 参见“芪蛭降糖胶囊”的相关内容。

【不良反应】 目前尚未检索到不良反应报道。

【制剂规格】 胶囊剂：0.5克

【贮藏】 密封。

10. 糖脉康颗粒

【药物组成】 黄芪、生地黄、赤芍、丹参、牛膝、麦冬、黄精等11味药。

【功能主治】 养阴清热，活血化瘀，益气固肾。用于气阴两虚血瘀所致的消渴。

【临床应用】 用于2型糖尿病见口渴喜饮、倦怠乏力、气短懒言、自汗、盗汗、五心烦热、胸中闷痛、肢体麻木或刺痛、便秘等证候的患者。

【用法用量】 口服。每次1袋，每日3次。

【注意事项】 ①属阴阳两虚消渴者慎用。②服药期间忌食肥甘、辛辣之品，控制饮食，注意合理的饮食结构；忌烟酒。③孕妇慎服或遵医嘱。④避免长期精神紧张，适当进行体育活动。⑤对重症病例，应合用其他降糖药物治疗，以防病情加重。⑥在治疗期间，尤其是与西药降糖药联合应用时，要及时监测血糖，避免低血糖的发生。⑦注意早期防治各种并发症，如糖尿病脑病、糖尿病心肌病、糖尿病肾病等，以防止病情的恶化。

【不良反应】 目前尚未检索到不良反应报道。

【制剂规格】 颗粒剂：每袋5克。

【贮藏】 密封，置阴凉干燥处。

11. 糖尿乐胶囊

【药物组成】 天花粉、山药、黄芪、红参、地黄、葛根、枸杞子、知母、天冬、茯苓、山茱萸、五味子、鸡内金(炒)。

【功能主治】 益气养阴，生津止渴。用于气阴两虚所致的消渴。

【临床应用】 用于2型糖尿病见口渴多饮、饮不解渴、消谷善饥、形体消瘦、小便频数、四肢乏力等证候的患者。

【用法用量】 口服。每次3～4粒，每日3次。

【注意事项】 参见“芪蛭降糖胶囊”的相关内容。

【不良反应】 目前尚未检索到不良反应报道。

【制剂规格】 胶囊剂:0.3 克。

【贮藏】 密封,防潮。

12. 糖尿灵片

【药物组成】 天花粉、生地黄、葛根、麦冬、五味子、南瓜粉、糯米(炒黄)、甘草。

【功能主治】 滋阴清热,生津止渴。用于阴虚燥热所致的消渴。

【临床应用】 用于 2 型糖尿病见口渴多饮、消谷善饥、尿频量多、形体消瘦、体倦乏力、五心烦热、盗汗、失眠等证候的患者。

【用法用量】 口服。每次 4～6 片,每日 3 次。

【注意事项】 参见“芪蛭降糖胶囊”的相关内容。

【不良反应】 目前尚未检索到不良反应报道。

【制剂规格】 片剂:0.3 克。

【贮藏】 密封。

13. 消渴安胶囊

【药物组成】 地黄、知母、人参、枸杞子、玉竹、黄连、地骨皮、丹参。

【功能主治】 清热生津,益气养阴,活血化瘀。用于阴虚燥热兼气虚血瘀所致的消渴。

【临床应用】 用于 2 型糖尿病见口渴多饮、多食易饥、五心烦热、大便秘结、倦怠乏力、自汗等证候的患者。

【用法用量】 口服。每次 3 粒,每日 3 次,或遵医嘱。

【注意事项】 ①属阴阳两虚消渴者慎用。②服药同时应控制饮食,坚持运动疗法,加强糖尿病教育,保持健康心态,坚持服用规定剂量药品。③服药期间应定期监测血糖及肝、肾功能。④重度 2 型糖尿病患者应在医师指导下服用此药品。⑤在治疗期间,尤其是与西药降糖药联合应用时，要及时监测血糖，避免低血糖的发生。⑥注意早期防治各种并发症，如糖尿病脑病、糖尿病心肌病、糖尿病肾病等，以防止病情的恶化。

【不良反应】 目前尚未检索到不良反应报道。

【制剂规格】 胶囊剂：0.4 克。

【贮藏】 密封，防潮。

14. 消渴降糖胶囊

【药物组成】 番石榴叶。

【功能主治】 生津止渴，甘平养胃，涩敛固阴。用于多饮、多尿、多食、消瘦、体倦无力、尿糖及血糖升高之消渴症。

【临床应用】 用于轻、中度 2 型糖尿病见上述证候的患者。

【用法用量】 口服。每次 3～5 粒，每日 3 次。

【注意事项】 ①属阴阳两虚消渴者慎用。②服药期间忌食肥甘、辛辣之品，控制饮食，注意合理的饮食结构；忌烟酒。③肝肾功能不全者、糖尿病并发酸中毒和急性感染者禁用。④避免长期精神紧张，适当进行体育活动。⑤对重症病例，应合用其他降糖药物治疗，以防病情加重。⑥在治疗期间，尤其是与西药降糖药联合应用时，要及时监测血糖，避免低血糖的发生。⑦注意早期防治各种并发症，如糖尿病脑病、糖尿病心肌病、糖尿病肾病等，以防止病情的恶化。

【不良反应】 目前尚未检索到不良反应报道。

【制剂规格】 胶囊剂：0.3 克(相当于原药材 3 克)。

【贮藏】 密封。

15. 消渴灵片

【药物组成】 地黄、黄芪、红参、枸杞子、天花粉、麦冬、茯苓、石膏、黄连、五味子、牡丹皮。

【功能主治】 益气养阴，清热泻火，生津止渴。用于气阴两虚所致的消渴。

【临床应用】 用于轻、中度2型糖尿病见口渴多饮、多食易饥、尿频量多、形体消瘦、气短乏力等证候的患者。

【用法用量】 口服。每次8片，每日3次。

【注意事项】 参见“芪蛭降糖胶囊”的相关内容。

【不良反应】 目前尚未检索到不良反应报道。

【制剂规格】 片剂：0.36克。

【贮藏】 密封，防潮。

16. 消渴平片

【药物组成】 黄芪、人参、枸杞子、天花粉、麦冬、天冬、葛根、黄连、五味子、知母、沙苑子、丹参。

【功能主治】 益气养阴，清热泻火。用于阴虚燥热、气阴两虚所致的消渴。

【临床应用】 用于2型糖尿病见口渴多饮、多食易饥、尿频量多、形体消瘦、气短乏力、手足心热等证候的患者。

【用法用量】 口服。每次6～8片，每日3次，连服1个月为1个疗程，或遵医嘱。

【注意事项】 ①属阴阳两虚消渴者慎用。②孕妇忌服。③服药期间忌食肥甘、辛辣之品，控制饮食，注意合理的饮食结构；忌烟酒。④服药期间禁忌生冷食物，否则药效降低且产生腹部不适、腹泻。⑤对重症病例，应合用其他降糖药物治疗，以防病情加重。⑥在治疗期间，尤其是与西药降糖药联合应用时，要及时监测血糖，避免低血糖的发生。⑦注意早期防治各种并发症，如糖尿病脑病、糖尿病心肌病、糖尿病肾病等，以防止病情的恶化。

【不良反应】 据文献报道，个别患者出现胃肠道反应，如恶心、腹胀、腹泻等，但减量或继续服用后症状逐渐消失，极个别病例出现皮疹，继续服用后皮疹消失。

【制剂规格】 片剂：0.28克。

【贮藏】 密封，防潮。

17. 消渴丸

【药物组成】 地黄、葛根、黄芪、天花粉、五味子、山药、玉米须、格列本脲。

【功能主治】 滋肾养阴，益气生津。用于气阴两虚所致的消渴。

【临床应用】 用于2型糖尿病见口渴多饮、多食易饥、小便频数、形体消瘦、体倦乏力、睡眠欠佳、腰膝酸痛等证候的患者。

【用法用量】 口服。每次1.25～2.5克（5～10丸），每日3次，饭后温水送服。

【注意事项】 ①属阴阳两虚消渴者慎用。②孕妇忌服。③服药期间忌食肥甘、辛辣之品，控制饮食，注意合理的饮食结构；忌烟酒。④服药期间禁止加服磺脲类抗糖尿病药。⑤本品含格列本脲（优降糖），下列情况应禁用：1型糖尿病患者；2型糖尿病患者伴有酮症酸中毒、昏迷、严重烧伤、感染、严重外伤和重大手术者；孕妇、乳母、肝肾功能不全者；白细胞减少、粒细胞缺乏、血小板减少等患者；对磺胺类药物过敏者。⑥体质虚弱、高热、老年患者、有肾上腺皮质功能减退或垂体前叶功能减退者慎用。⑦用药期间应定期监测血糖、尿糖、尿酮体、尿蛋白、肝肾功能和血象，并进行眼科检查。⑧注意早期防治各种并发症，如糖尿病脑病、糖尿病心肌病、糖尿病肾病等，以防止病情的恶化。⑨本品服用不当，可能会产生低血糖反应，应予注意，如发生低血糖应立即停药并请医生处理。本品与长效磺胺、保泰松、四环素、氯霉素、单胺氧化酶抑制药等合用，可增强降血糖作用。

【不良反应】 偶见肠道不适、发热、皮肤过敏等。

【制剂规格】 水丸：每瓶30克。

【贮藏】 密封。

18. 消糖灵胶囊

【药物组成】 黄芪、天花粉、人参、白芍、黄连、五味子、枸杞子、知母、杜仲、沙苑子、丹参、格列本脲(优降糖)。

【功能主治】 益气养阴,清热泻火。用于阴虚燥热、气阴两虚所致的消渴。

【临床应用】 用于2型糖尿病见口渴多饮、多食易饥、尿频量多、尿有甜味、形体消瘦、气短乏力等证候的患者。

【用法用量】 口服。每次3粒,每日2次,或遵医嘱。

【注意事项】 ①属阴阳两虚消渴者慎用。②孕妇忌服。③服药期间忌食肥甘、辛辣之品,控制饮食,注意合理的饮食结构;忌烟酒。④本品含格列本脲(优降糖),下列情况应禁用:1型糖尿病患者;2型糖尿病患者伴有酮症酸中毒、昏迷、严重烧伤、感染、严重外伤和重大手术者;孕妇、乳母、肝肾功能不全者;白细胞减少、粒细胞缺乏、血小板减少等患者;对磺胺类药物过敏者。⑤体质虚弱、高热、老年患者、有肾上腺皮质功能减退或垂体前叶功能减退者慎用。⑥用药期间应定期监测血糖、尿糖、尿酮体、尿蛋白、肝肾功能和血象,并进行眼科检查。⑦注意早期防治各种并发症,如糖尿病脑病、糖尿病心肌病、糖尿病肾病等,以防止病情的恶化。

【不良反应】 目前尚未检索到不良反应报道。

【制剂规格】 胶囊剂:0.4克。

【贮藏】 密封,防潮。

19. 养阴降糖片

【药物组成】 黄芪、地黄、党参、枸杞子、葛根、玄参、知母、玉竹、五味子、牡丹皮、虎杖、川芎。

【功能主治】 益气养阴,清热活血。用于气阴两虚兼血瘀所致的消渴。

【临床应用】 用于2型糖尿病见口渴多饮、多食善饥、小便频数、形体消瘦、体倦乏力、五心烦热等证候的患者。

【用法用量】 口服。每次8片,每日3次。

【注意事项】 参见“芪蛭降糖胶囊”的相关内容。

【不良反应】 目前尚未检索到不良反应报道。

【制剂规格】 片剂:0.72克。

【贮藏】 密封,防潮。

20. 益津降糖胶囊

【药物组成】 人参、白术、茯苓、仙人掌、甘草。

【功能主治】 健脾益气,生津止渴。用于气阴两虚型消渴病。

【临床应用】 用于2型糖尿病见乏力自汗、口渴喜饮、多尿、多食善饥、舌苔花剥、少津、脉细少力等证候的患者。

【用法用量】 口服。①胶囊剂:每次5粒,每日4次,饭前和晚上睡前服用,或遵医嘱。②口服液:每次20毫升,每日3次,饭前服用,或遵医嘱。

【注意事项】 ①属阴阳两虚消渴者慎用。②服药期间忌食肥甘、辛辣之品,控制饮食,注意合理的饮食结构;忌烟酒。③孕妇慎服或遵医嘱。④避免长期精神紧张,适当进行体育活动。⑤对重症病例,应合用其他降糖药物治疗,以防病情加重。⑥在治疗期间,尤其是与西药降糖药联合应用时,要及时监测血糖,避免低血糖的发生。⑦注意早期防治各种并发症,如糖尿病脑病、糖尿病心肌病、糖尿病肾病等,以防止病情的恶化。

【不良反应】 目前尚未检索到不良反应报道。

【制剂规格】 胶囊剂:0.4克。口服液:20毫升。

【贮藏】 避光、密封、防潮。

21. 玉泉丸

【药物组成】 天花粉、地黄、葛根、麦冬、五味子、甘草。

【功能主治】 清热养阴,生津止渴。用于阴虚内热所致的消渴。

【临床应用】 用于2型糖尿病见口渴喜冷饮、咽干口燥、多食易饥、多尿而赤、心烦、便秘、舌红苔黄、脉细滑数等证候的患者。

【用法用量】 口服。每次6克,每日4次。7岁以上每次3

克，3 岁小儿每次 2 克。

【注意事项】 参见“芪蛭降糖胶囊”的相关内容。

【不良反应】 目前尚未检索到不良反应报道。

【制剂规格】 包衣浓缩丸：每 10 丸重 1.5 克。

【贮藏】 密封。

22. 玉液消渴颗粒

【药物组成】 黄芪、太子参、山药、知母、天花粉、葛根、五味子、鸡内金。

【功能主治】 益气滋阴，固肾活血，化瘀生津。用于糖尿病消渴乏力、口渴多饮、多尿症。

【临床应用】 在治疗气阴两虚型 2 型糖尿病、磺脲类继发性失效 2 型糖尿病、糖尿病慢性并发症（心脑血管疾病、高血压、高血脂、肝肾功能失调）等方面疗效显著。

【用法用量】 开水冲服。每次 15 克（1 袋），每日 3 次。

【注意事项】 ①服药期间忌食肥甘、辛辣之品，控制饮食，注意合理的饮食结构；忌烟酒。②避免长期精神紧张，适当进行体育活动。③对重症病例，应合用其他降糖药物治疗，以防病情加重。④在治疗期间，尤其是与西药降糖药联合应用时，要及时监测血糖，避免低血糖的发生。⑤注意早期防治各种并发症，如糖尿病脑病、糖尿病心肌病、糖尿病肾病等，以防止病情的恶化。

【不良反应】 目前尚未发现不良反应报道。

【制剂规格】 颗粒剂：每袋 15 克。

【贮藏】 密封。

23. 愈三消胶囊

【药物组成】 黄芪、玄参、鹿茸、知母、地黄。

【功能主治】 养阴生津，益气活血。用于气阴两虚挟瘀证者所致的消渴。

【临床应用】 用于轻、中度 2 型糖尿病见口渴多饮、多食善饥、小便频数、形体消瘦、体倦乏力、自汗盗汗、舌质暗有瘀斑、脉细数等证候的患者。

【用法用量】 饭前口服。每次8粒，每日3次，疗程3个月或遵医嘱。

【注意事项】 参见“芪蛭降糖胶囊”的相关内容

【不良反应】 少数患者服用后可出现上腹不适、恶心，一般可自行缓解。

【制剂规格】 胶囊剂：0.4克。

【贮藏】 密封。

24. 六味地黄制剂

【药物组成】 熟地黄、山茱萸（制）、牡丹皮、山药、茯苓、泽泻。

【功能主治】 滋阴补肾。用于肾阴亏损，头晕耳鸣，腰膝酸软，骨蒸潮热，盗汗遗精，消渴。

【临床应用】 六味地黄制剂对因肝肾阴虚引起的下列病症，均有明显的治疗和改善症状作用。

①内科。肺结核、肺心病、支气管哮喘、原发性高血压、慢性肾性高血压、冠心病、室性期前收缩、脑血栓形成、脑出血后遗症、慢性肾炎、肾病综合征、肾及输尿管结石、慢性前列腺疾病、肿瘤、白细胞减少、嗜酸粒细胞增多症、慢性血小板减少性紫癜、早期食管上皮细胞增生、肾阴亏损性糖尿病、甲状腺功能亢进、神经衰弱，以及老年性痴呆、顽固性失眠、慢性食管炎、一氧化碳中毒性精神病、手术后顽固性呃逆、萎软（吉兰-巴雷综合征）等。

②外科。骨结核、血栓性脉管炎、男子乳房发育、肠风下血（痔疮）、食管癌手术后复发、脱发、皮肤皲裂、鹅掌风等。

③妇科。更年期综合征、黄褐斑、功能性子宫出血。

④儿科。小儿发育不良、小儿疳积、小儿呼吸道反复感染、小儿尿频、抽动-秽语综合征、遗尿症等。

⑤眼科。中心性视网膜脉络膜炎、青光眼、老年性白内障、玻

璃体积血、老年性黄斑盘状变性、外伤性角膜溃疡、睫状体炎、慢性葡萄膜炎等。

⑥五官科。复发性口疮、慢性咽喉炎、慢性扁桃体炎、牙周脓肿、冠周炎、喉痹等。

⑦服用六味地黄制剂还可增强化疗效果，辅助治疗肿瘤、癌症，减少化疗毒性和不良反应。

【用法用量】 口服。①胶囊剂：每次 8 粒，每日 2 次。②颗粒剂：开水冲服，每次 5 克，每日 2 次。③口服液：每次 10 毫升，每日 2 次。儿童酌减或遵医嘱。④片剂：每次 8 片，每日 2 次。⑤软胶囊：每次 3 粒，每日 2 次。⑥丸剂：水蜜丸每次 6 克，小蜜丸每次 9 克，大蜜丸每次 1 丸，每日 2 次。浓缩丸，每次 8 丸，每日 3 次。

【注意事项】 ①本品为阴虚证而设，体实及阳虚者忌服。②感冒者慎用，以免表邪不解。③本品药性滋腻，有碍消化，凡脾虚、气滞、食少纳呆者慎用。④服药期间忌食肥甘、辛辣之品，控制饮食，注意合理的饮食结构；忌烟酒。

【不良反应】 苏秀梅报道服用六味地黄丸致全身瘙痒 1 例。

【制剂规格】 胶囊剂：0.3 克。颗粒剂：5 克。口服液：10 毫升。浓缩丸：每 8 丸相当于原药材 3 克。大蜜丸：9 克。软胶囊：0.38 克。

【贮藏】 密封，置阴凉干燥处。

（二）降糖中草药

中药大多是天然植物，具有降糖缓和、平稳的特点，还可用于防治多种并发症的发生。下面介绍一些常见的具有降糖功效的中草药。

1. 玉米须 玉米须是禾本科一年生草本植物玉米的花柱及

苞玉须。玉米须味甘、淡，性平。归肝、胆及膀胱经。有清热解毒、利水消肿、利胆退黄等功效。化学成分主要有脂肪、挥发油、树胶样物质、树脂、苦味糖苷、皂苷、生物碱、谷甾醇、苹果酸、柠檬酸、维生素C、维生素K、泛酸等。药理作用主要有利尿、降低血糖、利胆和止血、降低血液黏稠度和降压作用。临床上用于治疗黄疸型肝炎、高血压病、慢性肾炎、肾病综合征、胆石症、糖尿病等。

2. 薏苡仁 薏苡仁为禾本科多年生草本植物薏苡的成熟种仁，属于利水渗湿类中药。薏苡仁味甘、淡，性微寒。归脾、胃、肺经。化学成分主要有淀粉、蛋白质、脂肪、不饱和脂肪酸、饱和脂肪酸、多种氨基酸及B族维生素、钙、磷、铁等。药理作用主要有降血糖及抗炎、抗菌、诱发排卵、抗癌作用等。薏苡仁的降糖成分主要是多糖类。

3. 地骨皮 为茄科落叶灌木植物枸杞的干燥根皮，切段入药。地骨皮味甘、淡，性寒。归肝、肾、肺经。有清肺热、凉血退蒸之功效。化学成分主要有甜菜碱、枸杞酰胺、β-谷甾醇、柳杉酚、蜂蜜酸、亚油酸和桂皮酸。主要用于阴虚潮热、骨蒸盗汗、肺热咳嗽、咯血、内热消渴、衄血。有抗病原微生物、调节体温、降血压、降血糖作用，是治疗糖尿病、肾病常用的中药。

4. 长春花 为夹竹桃科植物长春花的全草。味苦，性凉，有毒。有清热解毒、平肝潜阳、清心安神、抗癌之功效。长春花中有70余种生物碱，主要是长春碱、长春新碱等。有降血糖、抗肿瘤、降血压、利尿、抗菌、抗病毒等作用。

5. 仙鹤草 为蔷薇科多年生草本植物龙牙草的全草。味苦、涩，性平。归肺、肝、脾经。仙鹤草的化学成分有仙鹤草素、仙鹤草内酯、鞣质、有机酸、皂苷、甾醇等。其药理作用主要有降血糖、止血、抗炎、抗菌及抗寄生虫等。

6. 苍术 为菊科多年生草本植物茅苍术或北苍术的根茎。苍术味辛、苦，性温。归脾、胃经。有燥湿健脾、祛风除湿、明目之功效。常用来治疗胃下垂、糖尿病、夜盲症、佝偻病等。化学成分主要有挥发油、苍术醇、苍术酮、维生素A样物质、B族维生素及菊糖等。药理作用主要有抗溃疡、降血糖、保肝、利尿作用等。

7. 天花粉 为葫芦科多年生宿根草质藤本植物瓜蒌的干燥块根。天花粉味甘、微苦、微酸，性微寒。归肺、胃经。既能清泻肺、胃之热，又能生津止渴，滋养肺、胃之阴。

8. 黄连 为毛茛科多年生草本植物黄连、三角叶黄连或云连的干燥根茎。主要化学成分有小檗碱(即黄连素)、黄连碱、甲基黄连碱、掌叶防己碱、非洲防己碱、药根碱等生物碱，还含有黄柏酮、黄柏内酯及多种微量元素等。药理作用主要为抗菌、抗病毒、抗炎、降血糖。

9. 黄柏 黄柏为芸香科多年生植物落叶乔木关黄柏、川黄柏的树皮和根皮。黄柏味苦，性寒。归肾、膀胱、大肠经。有清热燥湿、泻火解毒之功效。属于清热燥湿类中药。主要化学成分有小檗碱、药根碱、黄柏碱，以及黄柏酮、黄柏内酯、β-谷甾醇、多糖等。药理作用主要是小檗碱对2型糖尿病患者有明显降血糖效果，控制血清胰岛素水平上升。小檗碱还有促进胰岛B细胞修复作用。

10. 车前子 为车前科多年生草本植物车前或平车前的成熟种子。味甘，性寒。归肾、肝、肺、小肠经。有清热利湿、利尿通淋、清肝明目、清肺化痰之功效。主要化学成分有车前子马苷、地黄苷、海藻苷、麦角甾苷、芹菜素、B族维生素、多糖苷等。药理作用主要是从车前草的种子中分离出来的车前黏质A，具有明显的降糖活性。

11. 鬼箭羽 为卫茅科植物。味苦，性寒，归肝经。有破血、通经、止痛、杀虫之功效。鬼箭羽制剂所含的有效成分草乙酸钠能使胰岛A细胞萎缩，促使胰岛B细胞增生，加强胰岛素的合成和分泌，加速葡萄糖利用，从而降低血糖。

12. 威灵仙 为毛茛科植物威灵仙或多年生草本植物棉团铁

线莲或东北铁线莲的根及根茎。威灵仙味辛，性温，归肝、膀胱经。威灵仙含白头翁素、白头翁内酯、甾醇、糖类、皂苷、氨基酸等化学成分。药理作用有抗菌、降血糖、降血压、镇痛、抗利尿、抗疟疾、利胆排石等。可用于治疗糖尿病、高血压，还可治疗肝、胆、泌尿系统结石。

13. 牛蒡子　为菊科二年生草本植物牛蒡的成熟果实，属于辛凉解表类中药。味辛、苦，性寒。归肺、胃经。有疏散风热、宣肺透疹、清利咽喉、解毒消肿之功效。牛蒡子含牛蒡苷、牛蒡子酚、脂肪、维生素A样物质、B族维生素等。牛蒡子提取物能显著而持久地降低血糖。

14. 桔梗　桔梗为桔梗科多年生草本植物桔梗的根，属于温化寒痰药。味苦、辛，性平，有小寒。归肺、胃经。有宣肺祛痰、利咽排脓之功效。桔梗含桔梗酸、桔梗皂苷、桔梗多糖、生物碱等化学成分，有降血糖、祛痰、镇咳、降血压、抗炎、抑菌、抗消化性溃疡、镇静、降血脂等功效。桔梗皂苷属三萜皂苷，可能是桔梗降血糖作用的有效成分。

15. 昆布　为海带科植物海带或翘藻科植物昆布等的叶状体。味咸，性寒。归肝、肾、胃经。昆布含藻胶酸、昆布素、氨基酸及钙、碘、钾、硒、锰、钼、磷、砷、B族维生素等成分。有降血糖、降压强心、降血脂、抗肿瘤、抗凝血、增强免疫力、平喘止咳等作用。

16. 冬葵子　为锦葵科一年生草本植物冬葵的成熟种子。味甘，性寒。归大肠、小肠、膀胱经。冬葵子的主要成分有蛋白质、脂肪、花青素、多糖类、黏液质、氨基酸等。从冬葵种子中分离出来的肽聚糖，具有显著的降血糖活性。锦葵科植物中含有十几种黏性多糖，均具有降血糖活性。

17. 大麦芽　为禾本科植物大麦的果实经发芽制成。味甘，性微温。归脾、胃经。有消食开胃、和中、回乳之功效。大麦芽含淀粉酶、转化糖酶、脂肪、磷脂、糊精、麦芽糖、葡萄糖及B族维生素、维生素D和维生素E等。麦芽浸剂口服可降低血糖，治疗糖尿病有一定效果。

18. 石榴皮 为石榴科落叶灌木或小乔木石榴的果皮。味酸、涩，性温。归胃、大肠经。石榴皮中含乌索酸，可能为降血糖的有效成分。石榴皮的降血糖机制很可能类似盐酸苯乙双胍，即提高周围组织对葡萄糖的利用率，而不是直接改善体内胰岛素的分泌功能。石榴皮含生榴皮碱，有毒性，故不宜大量及长期使用。

19. 白僵蚕 为蚕蛾科昆虫家蚕的幼虫在未吐丝前，因感染白僵蚕而发病致死的僵化虫体。白僵蚕味咸、辛，性微寒。归肝、肺经。有息风止痉、祛风止痛、解毒利咽、化痰散结之功效。白僵蚕含有促蜕皮甾酮、油酸、亚油酸、硬脂酸、蛋白酶、壳质酶、纤维蛋白酶、棕榈酸、棕榈油酸等，还含有铁、镁、铜、锌、锰、钾、钠、钙等元素。

20. 五倍子 为漆树科落叶灌木或小乔木植物盐肤木、青麸杨或红麸杨叶片上的虫瘿。味酸、涩，性寒。归肺、肾、大肠经。有敛肺止汗、涩肠固精、解毒止血之功效。五倍子的化学成分主要有没食子酸、树脂、脂肪、淀粉等。

21. 仙人掌 仙人掌作为一种中药材被广泛用于治疗烧伤、肾病等。仙人掌含有丰富的钙、铁和多种维生素，可有效降低血糖指数，还能消除体内脂肪，有一定减肥功效。

22. 月见草 月见草中含有丰富的亚麻酸，可提高细胞膜的流动性和激活细胞中酶的活性，对防治糖尿病和高脂血症具有一定的作用。

23. 中药泡脚疗法

(1)了解中药泡脚疗法：中药泡脚疗法就是指每晚临睡前坚持用温热中药水泡脚，是一种简便易行的健身方法。医学上也称作足浴疗法。

足浴对防治糖尿病足有非常重要的意义。糖尿病足是糖尿病患者在病程中晚期因末梢神经病变、下肢动脉供血不足及细菌感染等多种因素引起的足部疼痛、皮肤溃疡甚至肢端坏疽等病变。糖尿病患者一旦并发糖尿病足非常痛苦，也难以治疗。而经常进行足浴治疗能使足部温度升高，促进局部毛细血管扩张，减少酸性代谢产物在足部的积累，加速血液循环，预防和消除足部酸痛和肿胀，消除疲劳。同时可以对四肢末梢神经系统产生一种良性、温和的刺激，有利于防治肢端末梢神经病变。

另外，在足底部有个重要的保健穴位叫涌泉穴；在足内侧，内踝后方有个穴位叫太溪穴；在足内侧缘，足舟骨粗隆下方赤白肉交际处有一个穴位叫然谷穴。在进行足浴的同时，注意按摩这 3 个穴位，对于强壮身体、降低血糖有重要作用。

(2)中药泡脚疗法举例

①皂刺伸筋草水

配方：皂角刺 30 克，伸筋草、苏木、草乌、穿山甲各 10 克。

用法：将上药加清水适量，煎煮 30 分钟，去渣取汁，与 2 000 毫升开水一起倒入盆中，先熏蒸，每日 1 次，20 日为 1 个疗程。

②花粉知母水

配方：天花粉 30 克，知母 25 克，玄参、天冬、生地黄各 15 克，黄芩、黄连各 10 克，金银花 20 克。

用法：将上药加清水适量，煎煮 30 分钟，去渣取汁，与 2 000 毫升开水一起倒入盆中，先熏蒸，每日 1 次，15 日为 1 个疗程。

③花粉葛根水

配方：天花粉 30 克，葛根 15 克，山茱萸 6 克，五味子 10 克，川黄连 4 克，丹参 10 克，鲜芦根 30 克。

用法：将上药加清水适量，浸泡 20 分钟，煎数沸，取药液与 2 000 毫升开水同入脚盆中，趁热熏蒸，每日 1 次，20 日为 1 个疗程。

④黄芪伸筋草水

配方：黄芪 30 克，鸡血藤、伸筋草各 25 克，当归、白芍、桑寄生各 20 克，红花、牛膝各 15 克。

用法：将诸药加清水适量，浸泡 10 分钟后，水煎取汁 3 000 毫升，放入脚盆中，熏患肢，待水温后洗浴患处，每日 1 次，15 日为 1 个疗程。

（三）中医治疗的独特优势

1. 中医治疗糖尿病的优势 中医治疗糖尿病是以整体观念、辨证论治为主，采用益气养阴、清热活血等治疗原则，调整人体内环境，改善患者代谢状况。中药降血糖效果较西药弱，但作用缓和而持久，且由于许多中药具有双向调节作用，一般不会引起低血糖。中药在改善症状和治疗并发症方面有明显优势，且无明显不良反应。

2. 强调预防重于治疗 糖尿病与中医之“消渴”相对应，早在 2 000 多年前，古人就已认识到控制饮食、控制体重对预防糖尿病的重要性。中医理论认为：长期嗜食肥甘厚味，使形体肥胖，生湿生痰，蕴而为热，痰湿阻滞气机，进而发展转为消渴。据此提出有中医特色的三焦养生说：上焦养生养心肺、中焦养生护脾胃、下焦养生调肝肾。这与当今对全民进行糖尿病防治知识教育的观点不谋而合。适用于每一位糖尿病患者养生要点：严格控制饮食，适量运动，保持大便通畅，戒烟禁酒，正确服用降糖药物，养成健康的生活饮食习惯，保持心情愉快、情绪稳定。

3. 减轻主观症状，稳定血糖水平 西药降血糖作用迅速，但在改善临床症状方面效果不理想，临床上常遇到不少患者服用药物后血糖水平正常，但全身症状仍然存在，如四肢末梢麻木感、皮肤瘙痒、口干口渴、腹胀不适、便秘腹泻、眼花头晕、视物不清等糖尿病并发症的表现。中医药通过辨证，针对患者病情采取个体化的多种疗法：中药内服、针灸、足疗、中药外治、食疗及其他一些非药物疗法，从而使患者血糖控制稳定而持久，提高生活质量，减少或延迟并发症的发生。

4. 糖尿病并发症的治疗 近年来，中医药在治疗糖尿病周围神经病变、控制症状、改善客观指标及远期疗效方面都显示了一定的优势。目前，国内对糖尿病周围神经病变的病因病机方面研究虽多，但从病程演变过程来看，瘀血是糖尿病日久的必然产物，又是糖尿病周围神经病变的主要致病因素。临床治疗原则虽以辨证论治为基准，但无论哪种治疗方法，活血化瘀均贯穿治疗始终。运用中医综合疗法，如针灸、推拿、按摩、养生功乃至中药外洗、敷贴、耳穴等方法，均取得了很好的疗效。糖尿病肾病是在糖代谢异常情况下出现的以血管损害为主的肾小球病变。中医药治疗按分期辨证施治，灵活运用益气养阴、补肾、活血通络的方法，以减轻肾脏微血管病变，恢复微血管正常功能。

糖尿病性胃轻瘫是一种在发病学上与糖尿病相关的胃动力障碍。临床可见于20%～50%的糖尿病患者，其中女性占65.8%，54.5%的患者年龄不低于45岁。中医学认为，其病因为久病入络，络脉瘀滞，血行不畅。脾胃络脉受阻是全身性络脉受阻的一部分，进而脾胃之气血运行不畅。脾之运化功能，无论是运化水湿还是运化津液，都必须以气血的流畅为前提。一旦脾胃气血运行不畅，则脾失运化而发生胃轻瘫。准确的辨证论治可使临床上大多数患者摆脱胃轻瘫症状的困扰。

5. 糖尿病的中医治疗原则 在治疗原则上，中医除了滋阴清热补肾之外，更多的是重视健脾益气、活血化瘀、疏肝解郁、益气养阴。目前各地已突破了传统的三消分证施治的局面，提出了从脏腑辨证和阴阳气血施治方法，使糖尿病的辨证论治更接近临床实际。中医把消渴病分为三期。一期名脾瘅(糖尿病前期),二期名消渴(糖尿病发病期),三期名消瘅(糖尿病并发症期)。一期常见证候主要有阴虚肝旺、阴虚阳亢、气阴两虚三种。二期常见证候主要有阴虚燥热、胃肠结热、肺胃实热、湿热内蕴、肝郁化火、痰热化火六种。三期常见证候为因湿热痰郁,痰结经脉,气阴继续耗伤,经络得不到濡养,从而皮、肌、脉、筋、骨、五脏、六腑、手足、眼等组织器官发生病变。患者各自体质不同,因而并发症的发生也有差异,此期所见证候甚多。对各期出现的证候,中医均可辨证论治。

6. 中西医结合治疗糖尿病的特点

(1)疗效佳:中西医结合治疗糖尿病,是依据中西医各自的优势,充分发挥其长处。如西药降糖效果好、起效快;而中药改善症状好、降糖作用持久,两者合用,无疑可以提高疗效。中医的辨证加上西医的一系列客观指标,这样使辨病辨证相结合的科学性向前跨越了一步,无疑对"施治"的指导更加确切,疗效必然提高。

(2)疗程短:糖尿病患者在临床上以气阴两虚型居多,治则为益气养阴。益气者,益脾气助运化之功,以固后天之本;养阴者,养肾之阴,滋下焦之水源,以降妄炎之火,使水升火降,中焦健运,从而达到降血糖的目的。中医的辨证施治配合西医的降糖药,使中西药发挥其优势,共同攻克,疗程必然缩短。

(3)作用持久:口服降糖药在体内持续作用的时间最长才 72 小时;中药以人参为例,实验发现人参总皂苷能减少四氧嘧啶对胰岛 B 细胞的破坏,并具有一定程度的促进损伤的 B 细胞修复和增生能力,在停用人参总皂苷后降糖作用尚能维持 1~2 周。所以,中西医结合,不仅降糖作用快,而且持久。

(4)扬长避短:西药降糖作用起效快,作用可靠,但改善症状不明显。例如,一部分患者经胰岛素或口服降糖药治疗后,血糖、尿糖得到控制,但仍有乏力、便秘、失眠、多汗等,而中药可弥补其不足。胰岛素抵抗性糖尿病,往往胰岛素和口服降糖药均不能使血糖下降，而中医的优势则在西医疗法处于劣势时得以充分显示，故中西医结合可以相互取长补短，弥补不足。

(5)防治并发症：现代医学研究表明，糖尿病早期即有血液流变学改变，血液黏度增高，这与中医学认为糖尿病多伴有瘀血证是一致的。而高血糖、高血脂、高黏度，正是后来大、小血管病变的基础。所以，为了预防并发症，从治疗糖尿病开始，在降血糖的同时就应注意降血脂、降血黏度。一旦出现临床并发症，如糖尿病肾病等，现代医学是无法使其逆转的，而中药在防治并发症上却有独到之处。

十五、降血糖食疗

（一）茶　饮

1. 冬瓜汁

功能：清热利水。用于各型糖尿病。

材料：鲜冬瓜 1 000 克。

制法：鲜冬瓜洗净，加水适量煮熟，绞取汁。

用法：作茶饮。

2. 番石榴汁

功能：清热利水。用于各型糖尿病。

材料：番石榴 1 000 克。

制法：番石榴洗净，压榨取汁。

用法：饮用。每次 1 杯，每日 3 次。

3. 瓜皮白霜饮

功能：清热利尿。适用于各种类型的糖尿病患者。

材料：冬瓜 1 个。

制法：用小刀轻轻刮去冬瓜皮上的白霜。每次刮下如弹丸大的白霜即可。

用法：以开水冲服。每日服用 2 次，连续服用 2～3 日。

4. 红薯叶冬瓜饮

功能：清热利水。适用于各种类型的糖尿病患者。

材料：新鲜红薯叶 100 克，冬瓜 50 克。

制法:将冬瓜去皮,洗净备用。将新鲜红薯叶洗净,与冬瓜同入锅中,加入适量清水,煮20～30分钟即可出锅。

用法:饮汤吃冬瓜,每日1次。

5. 杞枣豆汁饮

功能:健脾养阴。适用于糖尿病低血糖出现的头晕、心悸、出虚汗等。

材料:枸杞子15克,大枣15克,鲜豆浆500毫升。

制法:将枸杞子、大枣洗净,入锅加水300毫升,用小火煎煮15分钟,再倒进豆浆煮沸取汁即可。

用法:作汤饮。

6. 瓜皮花粉茶

功能:清热,生津止渴。用于糖尿病。

材料:西瓜皮10克,冬瓜皮10克,天花粉10克。

制法:上料分别洗净,切成小片,加水煎煮10～15分钟。

用法:每日1剂,作茶饮。

7. 苦菊芹菜饮

功能:清热降压,降糖消脂。用于糖尿病及并发高血压、高脂血症患者。

材料:鲜苦瓜(洗净)60克,菊花10克,鲜芹菜(洗净后切段)250克。

制法:将以上3味加水煎煮20分钟去渣即成。

用法:作茶饮。

8. 萝卜绿豆饮

功能:清热行气。用于上消证。

材料:绿豆(洗净)200克,梨(洗净并切碎)1个,青萝卜(洗净并切碎)250克。

制法:将绿豆加水煮至将熟时,放入后2味(血糖控制不佳时不加梨)同煮熟即成。

用法：每日1剂，分2次趁热喝汤吃绿豆、梨及青萝卜。

9. 羌活扁豆瓜花茶

功能：健脾生津止渴。用于糖尿病上中消。

材料：羌活10克，白扁豆15克，南瓜花（切碎）20克。

制法：沸水冲泡，加盖闷15分钟。

用法：每日1剂，冲泡3～5次，作茶饮。

10. 上消茶

功能：滋阴润肺，清热生津。用于肺热伤津型上消。

材料：沙参15克，玄参12克，天冬15克，麦冬15克，生地黄30克，天花粉30克，生石膏30克，葛根15克，黄芩10克，知母12克，石斛10克，五味子10克，普洱茶30克。

制法：将前12味药洗净，装入纱布袋内，与茶叶同放茶壶内，加水1 000毫升，用大火煮沸，改小火煎煮15分钟，滤出汁液，再加水600毫升，煎煮10分钟，滤出汁液，合并两次汁液，过滤即成。

用法：每日1剂，分3次饮完。

11. 山药花粉茶

功能：清热健脾，生津止渴。用于消渴。

材料：山药（切薄片）200克，生天花粉（洗净并切薄片）200克。

制法：沸水冲泡，加盖闷15分钟。

用法：每日1剂，冲泡3～5次，作茶饮。

12. 杞子五味茶

功能：养阴生津。用于糖尿病口渴津少。

材料：枸杞子15克，五味子15克。

制法：沸水冲泡，加盖闷10分钟。

用法：作茶频饮，每日1剂，冲泡3～5次。

13. 参杞茶

功能：补肾益气，生津止渴。用于糖尿病。

材料：西洋参片6克，枸杞子15克。

制法：均洗净，放入炖杯内，加清水200毫升，大火煮沸，改小火煎40分钟即成。

用法：每日1剂，分3次饮完。

14. 芹菜饮

功能：清热平补，利水降压，降脂降糖。用于肥胖型糖尿病。

材料：鲜芹菜500克。

制法：将芹菜洗净，捣烂，榨取菜汁。

用法：每日1剂，分2次服。

15. 桑白糯米饮

功能：补益中气，清热利水。适用于气虚型糖尿病患者。

材料：桑白皮根30克，糯米50克。

制法：将桑白皮洗净，切为寸段；将糯米爆为米花。取锅，倒入清水，将桑白皮、糯米花一同放入锅中，煮熟即可。

用法：每日分早晚2次服用。

16. 地熟苁蓉双参茶

功能：补益肝肾，益气生津。用于糖尿病。

材料：熟地黄25克，肉苁蓉15克，党参25克，西洋参6克。

制法：加水煎15分钟。

用法：作茶饮，每日1剂。

17. 石斛生地黄茶

功能：清胃养阴，止渴通便。适用中消型糖尿病之能食善饥、身体消瘦、口干欲饮、头晕无力、腰痛、尿频、便秘等症。

材料：石斛9克，生地黄9克，熟地黄9克，天冬9克，麦冬9克，沙参9克，女贞子9克，茵陈9克，生枇杷叶9克，炒黄芩4克，炒枳实4克，西瓜汁100毫升。

制法：将前11味药用纱布袋装好，扎紧口，放入锅内，加水800毫升，煎煮2次，每次20分钟，合并煎液，过滤，与西瓜汁混匀即成。

用法：每次2次，每次饮100毫升。

18. 沙参乌梅茶

功能：养阴润燥，生津止渴。用于止渴。

材料：北沙参10克，麦冬10克，石斛10克，玉竹10克，乌梅5枚。

制法：研为粗末，加冰糖少许。

用法：每日1剂，沸水冲泡，加盖闷15分钟，作茶饮。

19. 鲜李汁

功能：平肝清热，生津利水。适用于各种类型的糖尿病患者。

材料：新鲜李子200克。

制法：将李子去核，取肉，再将李子肉剁碎，装入纱布袋中，绞挤取汁。

用法：每次饮用1匙，每日3次。

20. 乌梅黄连饮

功能：清热利水，生津止渴。适用于各种类型的糖尿病患者。

材料：鲇鱼涎30毫升，黄连末30克，乌梅15克。

制法：取鲇鱼口中或身上的滑涎，与黄连末搅拌均匀，捏为绿豆大小的丸状，晒干。将乌梅放入锅中，加入适量清水，煎15～20分钟后，留取汁液。

用法：每次服用3～6粒黄连丸，以乌梅汤送服，每日服用3次。

21. 天花瓜皮饮

功能：清热利水。适用于各种类型的糖尿病患者。

材料：天花粉12克，冬瓜皮、西瓜皮各50克。

制法：将冬瓜皮、西瓜皮分别洗净，切为条状，与天花粉一同放入锅中，加入适量清水，煮15～20分钟即可。

用法：每次150毫升，每日服用2次。

22. 养脾饮

功能:滋阴补肾,生津止渴。用于糖尿病。

材料:生地黄 20 克,枸杞子 15 克,五味子 10 克,山药 15 克,黄芪 15 克,天花粉 15 克。

制法:加水煎取汁。

用法:每日 1 剂,作茶饮。

23. 益胃生津茶

功能:益胃生津。用于上消证。

材料:北沙参 15 克,麦冬 15 克,生地黄 15 克,玉竹 10 克。

制法:共研为粗粉,水煎取汁。

用法:每日 1 剂,分 2~3 次作茶饮。

24. 鱼胆干姜饮

功能:清热疏肝,和中燥湿。适用于各种类型的糖尿病患者。

材料:鲫鱼胆汁 2 个,生姜 30 克。

制法:将生姜洗净,阴干,切为细末,与鲫鱼胆汁和为绿豆大小的丸。

用法:每次服用 3~6 丸,以米汤送服。

25. 鲜奶玉露

功能:补脾益肾,温阳滋阴。适用于糖尿病阴阳两虚型,临床表现为小便频数,混浊如膏,甚或小便无度,尿量多于所饮,面色黧黑,耳轮焦干,腰膝酸软,形寒畏冷,舌淡少苔,脉沉细无力。

材料:牛奶 1 000 毫升,炸胡桃仁 40 克,生胡桃仁 20 克,粳米 50 克。

制法:将粳米淘净,用水浸泡 1 小时,捞起沥干水分,与其他 3 种材料放在一起搅拌均匀,用小石磨磨细,再用细筛滤出细茸待用。锅内加水煮沸,将牛奶胡桃茸慢慢倒入锅内,边倒边搅拌,稍沸即成。

用法:早晚服食,连服 3~4 周。

26. 玉竹银耳饮

功能：滋阴清热。适用于阴虚火旺型糖尿病患者。

材料：玉竹 50 克，银耳 30 克。

制法：将银耳用清水泡发，洗净，与玉竹同入锅中，加入适量清水煎煮至银耳烂熟后即可出锅。

用法：喝汤吃银耳，每日 2 次。

27. 玉米须桃胶饮

功能：平肝清热，燥湿利水。适用于各种类型的糖尿病患者。

材料：玉米须 50 克，桃树胶 20 克。

制法：将玉米须、桃树胶分别处理干净，同入锅中，加入适量清水，以小火煎煮 20～30 分钟，即可出锅。

用法：代茶饮。每日不拘时饮用。

28. 止消渴速溶饮

功能：清热，生津，止渴。适用于糖尿病。

材料：鲜冬瓜皮 1 000 克，西瓜皮 1 000 克，瓜蒌根 250 克；白糖 500 克。

制法：将鲜冬瓜皮、西瓜皮削去外层硬皮，切成薄片，瓜蒌根捣碎，先以冷水泡透，再同放入锅中，加水适量，煎煮 1 小时，去渣，再以小火继续煎煮浓缩，至较黏稠将要干锅时停火，待温，加入干燥的白糖，把煎液吸净，拌匀，晒干，压碎，装瓶备用。

用法：每次 10 克，以沸水冲化，频频代茶饮用，每日数次。

29. 中消消渴茶

功能：清胃泻火，养阴保津。用于中消。

材料：葛根 50 克，干姜 50 克，桑白皮 50 克，牛蒡根 150 克，生地黄 30 克，地骨皮 30 克，金银花藤 30 克，薏苡仁 30 克，菝葜 24 克。

制法：共研粗末。另取黄白楮皮白皮根切细，煮取浓汁，和入药末，捻成饼子，每个 5 克，中心穿孔，晒干，挂于通风处。

用法：每次1个，放火上炙，令香熟，勿令焦，捣成碎末，煎以代茶，也可放少量食盐。

（二）粥

1. 绿豆百合粥

功能：清热解毒。适用于糖尿病合并肺部感染。

材料：绿豆30克，百合15克，玉竹12克，款冬花（鲜品15克）10克，粳米100克。

制法：将粳米、绿豆、百合、玉竹、款冬花洗净，先把绿豆、粳米、百合放进煮锅，加水800毫升慢慢熬煮，另将玉竹、款冬花用锅加水300毫升煎至150毫升，待米、豆煮熟后加进药液，将绿豆煮熟烂即可。

用法：分1～2餐食用。

2. 百合葛根粳米粥

功能：补肺清热，止渴生津，用于上消。

材料：百合（洗净后撕成瓣）15克，葛根（洗净后切片）10克，粳米（淘洗干净）100克。

制法：将葛根加水500毫升，煎煮30分钟，滤去渣，投入粳米、百合，用大火煮沸，再用小火煮至粥熟即成。

用法：每目1剂，分3次食完。

3. 冬瓜粳米粥

功能：健脾利水，清热止渴。用于脾虚湿盛型糖尿病。

材料：新鲜连皮冬瓜（洗净后切成小块）100克，粳米（淘洗干净）50克。

制法：如常法加水同煮成粥。

用法：每日1剂，作早、晚餐主食用。

4. 大蒜粥

功能:降低血糖、血脂,消炎止泻。适用于糖尿病诸症。

材料:紫皮大蒜 30 克,绿豆 30 克,小米 100 克。

制法:大蒜去皮,绿豆、小米淘净,放入砂锅内,加水适量,文火煮粥。

用法:每日 1 剂,早、晚分食。

5. 二冬粥

功能:滋阴润燥,清热止渴。适用于糖尿病证属上、中消者。

材料:天冬、麦冬各 50 克,大米、小米各 60 克。

制法:天冬、麦冬洗净(同用布包),大米、小米淘净,一同放入锅内,加水适量,用大火煮沸,改为小火煎煮 25~30 分钟,除去药渣即可。

用法:供早、晚餐食用。

6. 黑米南瓜粥

功能:健脾养胃,补气和中。适用于中消型糖尿病患者。

材料:黑米 100 克,南瓜 150 克。

制法:将南瓜去皮,洗净,切为小块。将黑米淘洗干净,用清水充分浸泡后,与南瓜一同放入锅中,加入适量清水,熬煮至黑米开花后即可。

用法:代主食食用。

7. 葛根降糖粥

功能:生津止渴,降血压。适用于糖尿病有血瘀之征者以及糖尿病合并冠心病者。

材料:葛根 60 克,丹参 100 克,红曲 30 克,粳米 100 克。

制法:葛根、丹参(同用布包),与红曲、粳米一同入锅,加水适量煮为粥。

用法:早、晚分别食用。

8. 葛根粉粥

功能：清热生津，止渴，降血压。适用于糖尿病伴高血压、冠心病、心绞痛。

材料：葛根粉30克，粳米100克。

制法：将新鲜葛根洗净，切片，经水磨后澄取淀粉，晒干备用。用时先用水将粳米浸一夜，滤出，与葛根粉同煮粥。

用法：早晚餐食用。

9. 黄芪降糖粥

功能：补脾益肾，敛脾精，降尿糖。适用于糖尿病证属脾肾两虚者；糖尿病尿糖久久不除者；糖尿病肾病肾功能不全，尿蛋白久久不除者。

材料：生黄芪60克，怀山药60克，枸杞子30克，小米100克。

制法：黄芪、山药（同用布包），小米淘净，与枸杞子一并放入锅内，加水适量，共煮成粥。

用法：早、晚食用（食用时去黄芪）。

10. 枸杞山药粳米粥

功能：补肾益精。用于下消。

材料：枸杞子（洗净）15克，山药（洗净后切薄片）30克，粳米（淘洗干净）50克。

制法：共入锅内，加水500毫升，先用大火煮沸，再用小火煮至粥熟即成。

用法：每日1剂，作早餐食用。

11. 黄芪山药小米粥

功能：健脾益胃。用于上下消。

材料：黄芪（洗净后切片）15克，山药（洗净后切片）30克，小米（淘洗干净）100克。

制法：放入锅内，加水500毫升，先用大火煮沸，再用小火煮至粥熟即成。

用法:每日 1 剂,作早餐食用。

12. 鸡内金菜根粥

功能:润燥养胃,生津止渴。适用于各种类型的糖尿病患者。

材料:鸡内金 10 克,菠菜根 100 克,粳米 50 克。

制法:将菠菜根洗净,切碎;粳米淘洗干净。将菠菜根与鸡内金一同放入锅中,加入适量清水,煎煮约 35 分钟后,下入粳米,待粳米烂熟后即可。

用法:每日食用 2 次。

13. 海带粳米粥

功能:降血压、降血脂、降血糖。用于肥胖型糖尿病。

材料:海带(洗净后切丝)30 克,粳米(淘洗干净)50 克。

制法:如常法煮成粥。

用法:每日 1 剂,作早餐代主食温热食用。

14. 荷叶绿豆粳米粥

功能:降脂减肥,降压降糖。用于糖尿病伴肥胖、高血压、高脂血症者。

材料:绿豆(泡发)20 克,粳米(洗净)50 克,荷叶(洗净)1 张。

制法:将绿豆加水煮至豆开,加入粳米如常法煮成稠粥,半熟时将荷叶盖粥上,15 分钟后取出荷叶即成。

用法:每日 1 剂,代早餐食用。

15. 苦瓜粥

功能:降低血糖,清热止渴。适用于各型糖尿病。

材料:苦瓜 150 克,小米 50 克。

制法:将苦瓜洗净,去籽与内瓤,切碎,小米淘净,一同放入砂锅内,加水适量,大火煮沸后,改为小火煨煮成粥。

用法:佐餐食用,每日 1～2 次。

16. 马齿苋粥

功能:清热解毒,降低血糖。适用于糖尿病肠病及急性肠炎、痢疾。

材料:鲜马齿苋60~100克,小米120克。

制法:将马齿苋洗净,切成小段备用。把小米淘净放入锅内,加水适量,并加入备好的马齿苋,共熬成粥即可。

用法:早晚各食1次。

17. 绿豆薏苡仁粥

功能:益脾胃,促运化,解毒热,止消渴。适用于糖尿病属上消诸症者。

材料:绿豆30~50克,薏苡仁30~90克。

制法:绿豆、薏苡仁淘净,放入锅内,加水适量共煮成粥。

用法:早、晚餐食用。

18. 芦笋红粳米粥

功能:滋阴清热,平肝降压。适用于糖尿病合并高血压者。

材料:芦笋100克,大枣10~20克,粳米100克。

制法:将芦笋洗净,切段备用。将大枣洗净,与淘净的粳米一同放入锅内,加水适量,用旺火煮沸后改为小火,煨煮成粥。待粥将熟时,把芦笋段加入,再煨煮5~10分钟即可。

用法:早、晚餐食用。

19. 南瓜粥

功能:补中健脾,降低血糖,减肥降脂,通便。用于各型糖尿病。

材料:鲜青南瓜(洗净并切块)250克。

制法:加水,煮成稀糊状。

用法:早晚分2次代主食食用,病情稳定后,间歇食用。

20. 南瓜山药粥

功能:健脾益气止渴。适用于糖尿病诸症。

材料:南瓜50克,山药30克,粳米100克。

制法:南瓜、山药洗净,切为小丁,与粳米共煮成粥。

用法:佐餐食用,每日 1～2 次。

21. 芹菜红枣粥

功能:降低血压,降脂通便。适用于糖尿病高血压和糖尿病高脂血症。

材料:芹菜 150 克,大枣 15～30 枚,枸杞子 30 克,粳米 100 克。

制法:将芹菜洗净、切碎,大枣、枸杞子、粳米洗净,一同放入锅内,加水适量,大火煮沸后改为小火煮熟呈糊状即可。

用法:早、晚餐食用,每日 1～2 次。

22. 萝卜糯米粥

功能:止渴利浊行气。用于糖尿病。

材料:新鲜白萝卜 750 克,糯米 10 克(淘洗干净)。

制法:白萝卜洗净,切成薄片,捣碎取汁,每次 100 毫升;或白萝卜 200 克,切碎即可。加水如常法煮成粥。

用法:每日 1 剂,作早、晚餐代主食温热服用。

23. 螺肉桑葚粳米粥

功能:补肝益肾,清热除烦。用于下消。

材料:鲜活田螺肉(洗净并切碎)50 克,桑葚(洗净后去杂质)30 克,粳米(淘洗干净)50 克,食盐 5 克。

制法:将前 3 味加水 500 毫升,煮至粥熟,加入食盐拌匀即成。

用法:每日 1 次,每次 50 克,作早餐食用。

24. 沙参莲子粳米粥

功能:滋阴健脾,生津止渴。用于上消。

材料:北沙参 15 克,莲子 30 克,粳米(淘洗干净)10 克。

制法:北沙参洗净,润透,切小段;莲子洗净,浸泡 1 夜,去心。将上 3 味同入锅内,加水 1 000 毫升,用大火煮沸,再用小火煮至粥熟即可。

用法:每日 1 剂,作早餐食用。

25. 熟地山萸粥

功能：大补元气，强阴益精。适用于老年人糖尿病，证属气虚精亏者。

材料：熟地黄 30～60 克，山茱萸 30 克，生山楂 30 克，粳米 100～150 克。

制法：熟地黄，山茱萸、山楂（同用布包），粳米淘净，一并放入锅内，加水适量共煮成粥。

用法：早晚分次食用。

26. 山药桂圆粥

功能：补益心肾，止渴固涩。适用于心肾阴虚引起的消渴，小便频数，心悸，失眠。

材料：鲜生山药 100 克，桂圆肉 15 克，荔枝肉 3～5 个，五味子 3 克。

制法：将生山药去皮，切成薄片，与桂圆肉、荔枝肉、五味子同以水煮为粥。

用法：早、晚食用。

27. 山药茯苓粥

功能：健脾益气，调节血糖。适用于各型糖尿病。

材料：山药 30 克，茯苓 30 克，粳米 100 克，食盐 3 克。

制法：将粳米、山药、茯苓淘洗干净，放入锅内，加水适量，用旺火煮开，煎熬成粥，加入食盐拌匀即成。

用法：作早餐食用。

28. 双耳粳米粥

功能：滋阴润肺，生津止渴。用于上下消。

材料：银耳、木耳各 5 克，粳米（淘洗干净）100 克。

制法：分别将银耳、木耳泡发，去杂质，撕成小瓣共入锅内，加水 1 000 毫升，用小火煮至粥熟即成。

用法：每日 1 剂，作正餐食用。

29. 山药莲子粥

功能:滋阴补肾。适用于脾肾两虚型肾病。

材料:山药30～60克,莲子10克,粳米100克。

制法:将山药切碎,加适量清水煎汁,去渣,取汁与莲子、粳米同煮成稀粥,熟后服用。

用法:佐餐食用。

30. 天花粉山药粥

功能:健脾益肾,补虚安中,清热降火,生津止渴。适用于糖尿病上消型。

材料:天花粉15克,山药10克,粳米30克,蜂蜜半匙。

制法:将天花粉、山药洗净,滤干,打碎,备用。粳米洗净,与天花粉、山药一起倒入锅内,加冷水3大碗,旺火煮开,煮20分钟,离火,再加蜂蜜半匙,拌匀。

用法:作早餐或当点心吃,每次1碗,每日2次,2个月为1个疗程。

31. 山药粳米粥

功能:补脾养肺,固肾益精。用于糖尿病。

材料:怀山药(研为细粉)40克,粳米(淘洗干净)60克。

制法:先将粳米煮至粥将熟时加入山药粉,待熟即成。

用法:每日1剂,作早餐食用。

32. 天花粉粳米粥

功能:清热生津。用于糖尿病。

材料:天花粉(洗净)20克,粳米(淘洗干净)100克。

制法:取天花粉水煎,去渣取汁,加入粳米煮至粥熟即成。

用法:每日1剂,作早餐食用。

33. 西瓜子大米粥

功能:清热养胃,生津止渴。适用于中消型糖尿病患者。

材料:西瓜子50克,大米60克。

制法：将大米淘洗干净备用。将西瓜子入水中捣烂，随即以小火煎煮15分钟后，去渣留汁，与大米一同放入锅中，加入适量清水，熬煮至米粒开花后即可。

用法：不拘时食用。

34. 生地酸枣粥

功能：清心安神。适用于伴有心烦失眠等症状的糖尿病患者。

材料：生地黄30克，酸枣仁20克，大米80克。

制法：将生地黄、酸枣仁入锅中，加入适量清水，煎20～30分钟后，留取药汁，弃去药渣。将煎好的药汁与淘洗干净的大米同入锅中，加入适量清水，熬煮至米粒开花后即可。

用法：不拘时食用。

35. 燕麦山药粥

功能：健脾补肾。用于脾肾两虚型消渴证。

材料：燕麦片50克，鲜山药(洗净后去皮)10克。

制作：加水共煮成粥。

用法：每日1剂，作早餐食用。

36. 羊胰粥

功能：清肺热，止消渴。适用于中消型糖尿病。

材料：羊胰1具，大米100克，绍酒10毫升，葱5克，食盐5克。

制法：把羊胰洗净，切成3厘米见方的块状，大米淘洗干净，同放入锅内，加水600毫升，加入葱、食盐、绍酒，用旺火煮沸后，再用文火煮30分钟即成。

用法：每日1次，当早餐食用，每次吃羊胰30～50克。

37. 燕麦芝麻粥

功能：补肝益肾。适用于糖尿病证属肝肾两虚者。

材料：燕麦100克，黑芝麻30克，小米60克，枸杞子30克。

制法：燕麦洗净，黑芝麻拣去杂质，与小米、枸杞子一同放入锅内，加水适量，用文火煮熟成糊状即可。

用法：供早、晚餐食用。

38. 玉竹粥

功能：滋阴润肺，生津止渴。适用于糖尿病之烦渴、口干舌燥、阴虚低热不退等症。

材料：玉竹（鲜品 30～60 克）15～20 克，粳米 100 克，冰糖少许。

制法：将新鲜玉竹洗净，去掉根须，切碎煎取浓汁后去渣，或用干玉竹煎汤去渣，入粳米，加水适量煮为稀粥，粥成后放冰糖，稍煮一二沸即可。

用法：每日食用 2 次，5～7 天为 1 个疗程。

39. 苡仁生地粳米粥

功能：清热利湿，健脾补肺。用于上消。

材料：薏苡仁（淘洗干净）30 克，生地黄（洗净并切小块）30 克，粳米（淘洗干净）100 克。

制法：将上 3 味加水 1 000 毫升，大火煮沸，再用小火煮至粥熟即成。

用法：每日 1 剂，作早餐食用。

（三）饭、饼、糕

1. 八珍糕

功能：补肾固精，健脾祛湿。用于糖尿病。

材料：人参 10 克，山药 30 克，茯苓 30 克，白术 30 克，莲肉 30 克，薏苡仁 30 克，白扁豆 30 克，米粉 500 克。

制法：将前 7 味药共研细粉，加入米粉拌匀，加水做成糕，蒸熟即成。

用法:作主食食用。

2. 淡菜粳米饭

功能:益五脏,补精血,止虚汗。用于糖尿病。

材料:淡菜(拣净,浸软)100 克,鲜姜 10 克,料酒 5 克,豆豉 5 克,花生油 5 克,粳米(淘洗干净)100 克。

制法:将淡菜用料酒、花生油、豆豉及姜汁浸腌。粳米按常规煮成饭,将淡菜捞出,摆在饭上,再用小火焖至熟烂,拌匀。

用法:作主食食用。

3. 枸杞南瓜粳米饭

功能:补肾明目。用于糖尿病。

材料:枸杞子(洗净)15 克,青南瓜 100 克,粳米(淘洗干净)100 克。

制作:将青南瓜洗净,去皮、瓤,切成小方丁,与粳米、枸杞子共入锅内,按常规煮至饭熟即成。

用法:每日 1 剂,作主食食用。

4. 杜蒲银杏饭

功能:降血糖,降血脂,降血压。适用于糖尿病并发脑动脉硬化、高血压、高血脂、老年痴呆等症。

材料:杜仲 10 克,石菖蒲 8 克,籼米 150 克,白果仁粉 5 克。

制法:将前 3 味洗净,取一煮锅,放入杜仲、石菖蒲,加水 250 毫升,用慢火煎煮,待药液煎至约 50 毫升时停火,取药液倒入蒸锅,并加入淘洗好的籼米及适量水。将蒸锅置于旺火上煮沸,加入白果仁粉,改慢火煮熟即可。

用法:作主食,一餐食用。

5. 黄鳝饭

功能:补阴血,健脾胃。用于糖尿病。

材料:黄鳝肉 100 克,姜汁 10 毫升,花生油 5 克,食盐 5 克,粳米(淘洗干净)100 克。

制法：将黄鳝肉洗净，切成段，放入碗中，调入姜汁、花生油、食盐。取粳米按常规煮至饭将熟时，再将黄鳝肉取出放于米饭表面，用小火煮熟即成。

用法：作主食食用。

6. 枸杞山药粳米饭

功能：补气健脾，固肾壮腰。用于糖尿病。

材料：枸杞子（洗净并去杂质）15 克，五味子（洗净）6 克，怀山药（洗净并切小丁）30 克，桂圆肉（切小丁）10 克，粳米（淘洗干净）100 克。

制法：共入锅内，按常规煮至饭熟即成。

用法：每日 1 剂，作主食食用。

7. 花粉绿豆饭

功能：降糖，软坚。适用于糖尿病并发高血压、动脉硬化等症。

材料：松花粉 10 克，绿豆 20 克，粳米 100 克。

制法：先将松花粉用罗筛过，去除松叶等杂质待用；另将绿豆、粳米淘洗干净，取蒸锅放入绿豆、粳米，加水 500 毫升煮沸，加入松花粉改慢火煮熟即可。

用法：作主食，一餐食用。

8. 苦菜茵陈饭

功能：清热解毒。适用于糖尿病并发肝功能障碍、脂肪肝等。

材料：鲜苦菜 50 克，鲜茵陈 50 克，食盐 1 克，籼米 100 克。

制法：将苦菜和茵陈洗净，用沸水焯透，捞出放冷水中过滤去热，挤去水分，切成碎末倒进蒸锅，加入米、食盐及适量水，用旺火煮沸，改慢火蒸成米饭即可。

用法：作主食，一餐食用。

9. 小米米糕

功能：清热祛烦，补虚止渴。用于糖尿病。

材料：小米 500 克，黄豆粉 300 克，碱水、黑芝麻、香油适量。

制法：将小米洗净，晒干，研磨成粉。将小米粉和黄豆粉加水及适量碱水揉合，平铺于蒸笼上，表面撒上黑芝麻，淋上香油少许，大火蒸30分钟，待熟后取出切块即成。

用法：作主餐食用。

10. 莲子茯苓糕

功能：健脾宁心，滋阴降糖。用于脾气虚弱、心阴不足型糖尿病。

材料：莲子、茯苓（切片）、麦冬各等份，桂花适量。

制法：莲子温水泡后去皮、心。将前3味研磨成细粉，加水揉匀，制成糕坯，撒上桂花，上笼蒸20分钟即成。

用法：作早、晚餐主食或作点心食用。

11. 苓仁桂花包

功能：健脾养血，安神。适用于糖尿病伴心脏病、失眠倦怠、心悸气短、面部或眼睑水肿。

材料：茯苓粉50克，松子仁30克，酸枣仁30克，核桃仁100克，鲜桂花10克（干品5克），菊糖1克，发酵粉5克，山药面100克，玉米面200克，糯米面200克，面粉50克。

制法：将松子仁、酸枣仁炒黄，与核桃仁一并研成小粒，放在汤碗内，加桂花、菊糖拌匀作馅备用。将山药面、玉米面、糯米面、茯苓粉放入面盆拌匀，用温水溶化发酵粉，将面和成发酵面坯，稍放待发酵，待面醒后用干面粉揉匀，下20个剂子，擀成包子皮，包上馅，捏成小包，用旺火蒸25分钟即可。

用法：作为主食，分多餐食用。

12. 黄精荞麦面

功能：滋阴补血，止渴降糖。用于胃热津伤型糖尿病。

材料：黄精（洗净并切成碎丁）30克，豆腐干（洗净并切成碎丁）50克，荞麦挂面100克，葱花、姜末、大蒜末、食盐、味精、植物油各适量。

制法：将油锅加热，放葱花、姜末煸炒，加入黄精、豆腐干，熘炒片刻，加水适量，再加入大蒜末、食盐、味精等调料，盛起作为面汤料，将荞麦面下入沸水中，煮至熟透，捞起放汤料中即成。

用法：作主食食用。

13. 山药汤圆

功能：补脾益肾。用于脾虚肾亏型糖尿病。

材料：山药 50 克，胡椒粉适量，糯米粉 250 克。

制作：将山药洗净，捣碎，蒸熟，加入胡椒粉调成馅，糯米粉加水揉成面团，纳入山药馅，包成汤圆，倒入热水锅中煮熟即成。

用法：作早餐食用。

14. 山药蛋炒饭

功能：健脾和胃，补气益血。用于糖尿病。

材料：鲜山药 30 克，鸡蛋 1 个，葱花 5 克，食盐 3 克，熟粳米饭 50 克，植物油适量。

制法：将山药洗净，去皮，煮熟，切小丁，放入碗中，打入鸡蛋，放入葱花、食盐，拌匀。将适量植物油放入锅内，烧至热时，将山药、鸡蛋倒入锅内，煎炒至熟，再倒入粳米饭共炒香即成。

用法：每日 1 剂，作主食食用。

15. 南瓜饼

功能：降低血糖。用于糖尿病。

材料：青嫩南瓜 50 克，面粉 100 克或米粉 100 克。

制法：将南瓜煮熟，剥去皮，捣烂，与面粉或米粉共揉成饼，蒸熟即成。

用法：每日 1 剂，作主食食用。

16. 山药芝麻糕

功能：滋补肝肾，生津润燥，止渴降糖。用于肾阴亏虚型糖尿病。

材料：山药 200 克，薏苡仁 100 克，黄精 50 克，黑芝麻 500 克，葛根粉50克,黄芪50克,天花粉50克,植物油适量。

制法:将前4味配料洗净,晒干,共研为细粉,加入葛根粉拌匀成糕粉。将黄芪、天花粉洗净,加水煎,滤取浓汁,与糕粉拌匀,加适量水及植物油,揉成面团,糕模定形,上笼蒸20分钟即成。

用法:作早餐或夜宵用。

17. 荞麦饼

功能:清热解毒,补虚健脾,降糖降脂。用于各型糖尿病,特别适于合并便秘的中老年糖尿病患者。

材料:荞麦面250克,粗麦粉100克,天花粉50克,薏苡仁60克,香油、葱花、姜末、食盐、味精、植物油各适量。

制法:天花粉、薏苡仁分别洗净,晒干,研成粉末,与荞麦面、粗麦粉拌匀,加适量水、香油、葱花、姜末、食盐、味精等拌匀,调成糊状。将油锅烧至六成热,倒入面糊煎成逐个松脆圆饼即成。

用法:作主食食用。

18. 山药益脾饼

功能:健脾开胃,调节血糖。适用于各型糖尿病。

材料:山药50克,白术30克,干姜6克,鸡内金15克,面粉500克,菜油50毫升,食盐3克。

制法:把白术、山药、干姜用纱布包成药包,入锅内加水适量,先用旺火煮沸,后用文火熬煮1小时,除去药包,取药汁备用。将鸡内金研成细粉,与面粉混合均匀,再将药汁倒入,加适量水,和成面团,分成若干小团,做成薄饼,用文火烙熟即成。

用法:每日1次,作早餐食用。

19. 山药泥

功能:健脾和胃,降低血糖。适用于各型糖尿病。

材料:山药200克,豆沙150克,京糕100克,水淀粉50克,食盐2克,猪油30毫升。

制法:把山药粉碎成细末,加少许食盐及水,搅拌成细泥;京糕加工成细泥，另置碗内，加少许食盐拌匀；豆沙另置碗中；均上笼蒸熟，取出待用。将炒锅置火上，加少许清水，用水淀粉勾成汁，浇在三泥面上即成。

用法：作早餐食用。

20. 山药羊肉鸡蛋面

功能：健脾补肺，固肾益精。用于脾胃虚弱、肾阴亏虚型糖尿病。

材料：山药粉 100 克，面粉 250 克，豆粉 10 克，鸡蛋 1 个，羊肉(切丁)适量，葱花、姜末、食盐、味精各适量。

制法：将前 4 味和食盐加水和好，揉面，切条，入沸水中煮熟。羊肉丁炒透，加姜末、葱花、食盐、味精，拌入面条。

用法：作主食食用。

21. 苡仁蛋炒饭

功能：清热利湿，补气益血。用于糖尿病。

材料：薏苡仁(洗净)30 克，鸡蛋 1 个，食盐 2 克，味精 2 克，葱花 3 克，花生油 10 克，粳米 100 克。

制法：将薏苡仁、粳米按常规煮成饭。再将鸡蛋打入碗中，加入食盐、味精、葱花、花生油拌匀，倒在已煮熟的饭上，煮 5 分钟即成。

用法：每日 1 剂，作主食食用。

22. 菟丝鸡蛋饼

功能：滋补肝肾。用于糖尿病。

材料：菟丝子(研为细末)30 克，面粉 200 克，鸡蛋 1 个，食盐 10 克，葱花 10 克，植物油 10 克。

制法：将前 5 味拌匀，加适量清水调成糊状。锅内加入植物油，用大火烧至六成热时，将菟丝子糊匀制成饼状，放入锅内，用中火将其两面煎黄即成。

用法：每日 1 次，作主餐食用。

23. 丝瓜馅饼

功能:止渴充饥,降低血糖。适用于糖尿病诸症。

材料:嫩丝瓜 350 克,南瓜 250 克,葱 10 克,食盐 9 克,味精 2 克,花生油 10 克,面粉 650 克。

制法:取面粉 500 克,加水和成面坯,待面醒后备用;丝瓜、南瓜洗净,去外皮,切成细丝,放入调馅盆中,加食盐 5 克拌匀,挤出水分,剁碎后再放入盆中,加葱末、食盐、味精、花生油,搅拌均匀,制成馅料;将醒好的面揉成团,分为小剂子,擀成圆皮儿,将菜馅摊在面皮儿上,压实周边,摆放平底锅内,慢火烙熟。

用法:作主食或配餐之用,每餐 100~200 克。

24. 薏葛白果馍

功能:降血糖,降血压。适用于糖尿病并发高血压。

材料:薏苡仁粉 50 克,葛根粉 20 克,白果粉 10 克,干面粉 50 克,发酵面 500 克。

制法:取发酵面放置在面桌上,加上前 3 味药粉揉匀,下 10 个面剂,用干面粉揉成圆头平底,摆在蒸笼上,用旺火蒸 25 分钟即可。

用法:每餐 100 克作为主食,分多餐食用。

25. 一品山药饼

功能:滋阴补肾。用于肾阴亏虚型糖尿病。

材料:山药 500 克,面粉 150 克,核桃仁、什锦果料、猪油、芡粉各适量。

制法:将山药洗净、去皮、煮熟、切碎,加入面粉揉成面团,制成圆饼状,上置核桃仁、什锦果料,上笼蒸 20 分钟,出锅后淋上已加热过的猪油和芡粉即成。

用法:作早点或夜宵食用,每日 1 次,每次适量。

（四）汤

1. 白萝卜山药绿豆汤

功能：生津润燥，健脾止漏，利尿解毒。适用于糖尿病证属上消者。

材料：白萝卜 250 克，鲜山药 150 克，绿豆 100 克。

制法：白萝卜洗净，切成细丝；鲜山药洗净，去皮，切成片；绿豆淘净。一并放入砂锅中，加水适量，煮熟呈糊状即可。

用法：佐餐分次食用。

2. 百合莲子鲜藕汤

功能：清心润肺，健脾止渴。用于糖尿病。

材料：百合 30 克，莲子 30 克，鲜莲藕 200 克，食盐 3 克，味精 1 克，胡椒粉 2 克，花生油 15 克。

制法：将百合洗净，撕成瓣；莲子去心；鲜莲藕洗净，去皮，切片。共入锅内，用大火煮沸，再用小火煮 45 分钟，加入食盐、味精、胡椒粉、花生油调味即成。

用法：佐餐食用，每日 1 次。

3. 党参萝卜黑鱼汤

功能：补中益气，生津利水。用于脾胃虚弱、气血两虚型糖尿病。

材料：党参 15 克，胡萝卜 150 克，黑鱼（约 300 克）1 条，料酒 10 克，酱油 10 克，姜片 10 克，葱段 10 克，食盐 5 克，味精 3 克，植物油 50 克，芫荽（洗净后切小段）30 克，上汤 200 毫升，淀粉、蛋清适量。

制法：党参润透，切小段；胡萝卜洗净，切小方块；黑鱼宰杀后去鳞、腮、肠杂，洗净，沥干，切片。将鱼片加入淀粉、食盐、料酒、蛋清腌渍，放入六成热油锅内滑一下，捞起，沥干油。将油锅烧至六成热，加入姜片、葱段爆香，加入上汤、鱼片、料酒、党参、胡萝卜、酱油，煮熟，调入食盐、味精，撒入芫荽即成。

用法：佐餐食用，每日1次。

4. 荸荠蕹菜汤

功能：清热解毒，凉血通便。用于糖尿病合并便秘、便血、痔疮等。

材料：荸荠10枚，鲜蕹菜200克，葱末5克，姜丝5克，料酒3克，食盐5克，味精3克，熟猪油10克，肉汤500毫升。

制法：荸荠去皮，洗净；蕹菜去杂质，洗净，切小段。将锅烧热，加入猪油、葱、姜爆香，放入蕹菜、食盐、料酒、味精，翻炒片刻，加入肉汤，放入荸荠同煮熟后即成。

用法：佐餐食用。

5. 党参百合猪肚汤

功能：清心润肺，益气补血。用于中消。

材料：党参15克，百合30克，猪肚200克，姜（拍松）3克，葱段5克，大枣（去核）10枚，绍兴黄酒10克，食盐5克，上汤适量。

制法：党参润透，切片；百合洗净，撕成瓣状；猪肚用食盐洗净，切成小方块。将猪肚放锅内，加入上汤，放入姜、葱、绍兴黄酒、食盐、大枣、百合、党参，用大火煮沸，再用小火炖1小时即成。

用法：每日1次，食猪肚30～50克，随意食百合、党参，喝汤。

6. 鳖鱼滋肾汤

功能：滋补肝肾，滋阴养血。适用于糖尿病。

材料：鳖鱼（500克左右）1只，枸杞子30克，熟地黄15克，料酒适量。

制法：将鳖鱼切块，加枸杞子、熟地黄，再加适量料酒和清水，先用武火煮开后改用文火煨炖至肉熟透即可。

用法：佐餐食用或单食。

7. 冬瓜鸡丝汤

功能：益气补中，利尿止渴，消除尿糖。适用于糖尿病证属气阴两虚、尿糖不除者及糖尿病肾病诸症。

材料：冬瓜 350 克，鸡胸脯肉 150 克，生黄芪 30 克，怀山药 30 克，食盐、黄酒、味精各适量。

制法：冬瓜去皮、瓤、籽，洗净，切成薄片；山药去皮、洗净，切成薄片；将冬瓜、山药片在沸水中烫过备用；鸡胸脯肉切成细丝；生黄芪布包，一同放入锅中，加水 500 毫升，炖至八成熟时，放入冬瓜、山药，共煮至熟，再加入适量食盐、黄酒、味精调味后稍煮片刻即可。

用法：佐餐食用。吃肉，喝汤，每日 1 剂，分 2 次吃完。

8. 党参梅枣汤

功能：健脾养胃，生津止渴。适用于脾胃不和型糖尿病患者。

材料：党参 25 克，乌梅 4 枚，大枣 8 枚，冰糖 5 克。

制法：将党参、乌梅、大枣同入锅中，加入适量清水，待水煮沸后，再煮 20 分钟，随即下入冰糖，煮至汤汁黏稠后即可。

用法：每次服用 3 匙，亦可同时食用乌梅、大枣。

9. 冬瓜草鱼汤

功能：利尿消肿，减肥降压。适用于糖尿病诸症及肥胖症、高脂血症、高血压病。

材料：冬瓜 450 克，草鱼肉 350 克，料酒、食盐、葱、姜、植物油各适量。

制法：冬瓜去皮、瓤、籽，洗净，切成方块；草鱼肉洗净，切成小块。炒锅加油烧热，放入鱼块稍煎，再加入料酒、冬瓜、食盐、葱、姜，加适量清水煮至鱼熟烂入味即可。

用法：佐餐食用，吃肉，喝汤。

10. 葛根红枣绿豆汤

功能：补养脾胃，清热降火，生津止渴。适用于糖尿病中消型。

材料:葛根30克,大枣10个,绿豆50克。

制法:将葛根洗净,滤干。大枣用温水浸泡片刻,洗净,与葛根一起倒入砂锅内,再加冷水二大碗,用小火煎半小时,离火,滤出汁水,取出大枣,去葛根渣;绿豆洗净后倒入有大枣药汁的砂锅内(如药汁量少,可再加适量水),用小火慢炖40~60分钟,离火即成。

用法:每次1碗,每日2次,当天吃完。

11. 枸杞黄瓜蛋汤

功能:清热养阴,利咽明目,降糖止渴。用于肾阴亏虚型糖尿病。

材料:枸杞子30克,鲜嫩黄瓜300克,鸡蛋1个,葱花、食盐、味精、淀粉、香油等各适量。

制法:枸杞子洗净,去杂质;黄瓜洗净,切片,加少许食盐腌渍30分钟。锅内加水800毫升,用大火煮沸,加入枸杞子、黄瓜,调入打匀的鸡蛋,炖煮数分钟,再加入葱花、食盐、味精等调料,用少许淀粉勾芡,淋上香油即成。

用法:佐餐食用。

12. 枸杞海参猪胰汤

功能:滋阴润燥,止渴降糖。用于肾阴亏虚、胃燥津伤型糖尿病。

材料:海参4只,枸杞子(洗净)30克,猪胰1具,鸡蛋1个,黄酒、食盐、味精、五香粉各适量。

制法:海参水发,洗净,切段;猪胰洗净,切片;将猪胰和海参加入打匀的鸡蛋液,拌匀,上笼蒸熟后倒入砂锅,加清水适量,大火煮沸后加黄酒,倒入枸杞子,改小火煨炖30分钟,加食盐、味精、五香粉,拌匀即成。

用法:喝汤食肉。

13. 鬼针草鸡蛋汤

功能:补中益气,清热利水。适用于各种类型糖尿病患者。

材料:鬼针草 30 克,鸡蛋 1 枚。

制法:将鬼针草洗净、晾干,用适量清水煮熟后,打入鸡蛋,待鸡蛋煮熟即可。

用法:每日分早晚 2 次服用。

14. 枸杞杜仲鹌鹑汤

功能:补益肝肾,养血生精,用于肝肾亏虚型糖尿病。

材料:枸杞子 30 克,杜仲(洗净)10 克,鹌鹑 1 只。

制法:枸杞子洗净,去杂质;鹌鹑宰杀,去毛、内脏,洗净;杜仲洗净。共入锅内,加水煎煮至熟,去药渣。

用法:喝汤食肉。

15. 枸杞荞麦汤

功能:补肝、肾,调节血糖。适用于各型糖尿病。

材料:枸杞子 20 克,荞麦粉 150 克,草果半个,羊肉 50 克,食盐 2 克,鸡精 2 克。

制法:将枸杞子洗净;羊肉洗净,切成 2 厘米见方的小块;草果洗净;荞麦粉用冷水调匀,备用。将草果、枸杞子、羊肉放入锅内,加水,用旺火煮沸,用文火炖煮 15 分钟,再加入荞麦粉、食盐、鸡精,搅匀即成。

用法:每日 1 次,作早餐食用

16. 枸杞银耳香菇汤

功能:补肝益肾,和中养血。用于肾阴亏虚型糖尿病。

材料:枸杞子 30 克,银耳 30 克,天花粉 30 克,香菇 30 克,食盐、味精、淀粉、香油各适量。

制法:枸杞子洗净,去杂质;银耳用温水泡发,洗净,切成细丝;天花粉洗净,晒干,研成细粉;香菇用温水泡发,洗净,切成细丝。锅内加水 1 000 毫升,用大火煮沸,加入枸杞子、银耳、香菇,改小火煨煮 30 分钟,倒入天花粉末,加食盐、味精,拌匀,用少许淀粉勾芡,淋上香油即成。

用法：佐餐食用。

17. 枸杞猪腰汤

功能：滋阴补肾，止渴明目。用于下消。

材料：枸杞子 15 克，猪腰 1 只，葱段 10 克，姜片 5 克，料酒 10 克，食盐 5 克，胡椒粉 3 克，菜胆 100 克，植物油 20 克，上汤或鸡汤 500 毫升。

制法：枸杞子洗净，去杂质；猪腰切为两半，去白色臊膜，洗净，切片；菜胆洗净，切小段。将油入锅内烧热，加入葱、姜爆香，加入上汤或鸡汤，煮沸，再加入猪腰、枸杞子、菜胆、食盐、胡椒粉，煮熟即成。

用法：佐餐食用，每日 1 次，每次食猪腰 50 克，喝汤。

18. 枸杞西芹白菜汤

功能：滋阴补肾，生津止渴。用于下消。

材料：枸杞子 15 克，西芹 50 克，猪瘦肉 50 克，白菜 100 克，葱段 10 克，姜片 5 克，料酒 10 克，食盐 5 克，上汤 500 毫升，植物油 30 克。

制法：枸杞子洗净，去杂质；西芹洗净，切小段；猪瘦肉洗净，切薄片；白菜洗净，切小段。油锅烧至六成热时，投入姜、葱爆香，放入上汤 500 毫升，煮沸，加入猪瘦肉、枸杞子、西芹、白菜、料酒、食盐，煮熟即成。

用法：佐餐食用，每日 1 次。

19. 胡萝卜枸杞汤

功能：降低血糖、血压，明目。适用于糖尿病诸症及糖尿病眼病。

材料：胡萝卜 60 克，雏鸡 2 只，枸杞子 30 克，葱、姜、食盐、胡椒粉等适量。

制法：将雏鸡宰杀后去毛，去内脏，然后放入开水中烫透捞出，去掉血沫，置于盘中，加入葱、姜；胡萝卜洗净，切成小块，与雏鸡肉放在一起，再加入枸杞子，上屉蒸 1.5 小时左右，出锅后加食盐、胡椒粉等调料即可。

用法：佐餐食用。

20. 海蜇马蹄汤

功能：清热泻火，滋阴生津。用于糖尿病。

材料：海蜇 60 克，生荸荠 60 克。

制法：海蜇漂洗去咸味，切丝；生荸荠洗净，去皮，切片。共入锅内，加水煮熟即成。

用法：喝汤吃海蜇、荸荠。

21. 黄精黑豆汤

功能：补中益气，强肾益胃，降血糖，降血压。适用于糖尿病之中消型，食多易饥，形体消瘦。另外，糖尿病恢复期用此方进行调养，也甚相宜。

材料：黄精 30 克，黑豆 30 克，蜂蜜半匙。

制法：将黄精与黑豆洗净，倒入砂锅内，加水浸泡 10 分钟，再用小火慢炖 2 小时后离火，加入蜂蜜拌匀。

用法：当点心吃，黄精与黑豆同食，每日 2 次，每次 1 小碗。

22. 荷叶泥鳅汤

功能：清热燥湿，补虚益肾。适用于肾阴不足型糖尿病患者。

材料：干荷叶 3 张，泥鳅 6 条。

制法：将泥鳅阴干，去除头、尾，烧为灰烬后碾成细末备用。将干荷叶研为细末，与同等量的泥鳅末混合后，分为数等份，一份 10 克。

用法：每次服用 1 份，以凉开水送服。感到口渴时再服，直至不渴为止。

23. 黄芪山药胰片汤

功能：补肾气，降血糖。适用于下消型糖尿病。

材料：黄芪 20 克，山药 15 克，天花粉 15 克，麦冬 10 克，生地黄15克，猪胰1只，绍酒10毫升，葱10克，姜5克，食盐5克。

制法：把猪胰洗净，切成薄片；将黄芪、麦冬、天花粉装入纱布袋中，姜拍松，葱切段。把猪胰、药袋、山药、生地黄、姜、葱、食盐、绍酒同放锅内，加水1 000毫升，用旺火烧沸，再用文火炖煮40分钟即成。

用法：每日1次，喝汤吃猪胰。

24. 荷叶苦瓜牛蛙汤

功能：清热解毒，生津止渴。用于上中消。

材料：鲜荷叶半张，苦瓜100克，牛蛙100克，葱段10克，姜片10克，料酒10克，食盐5克，胡椒粉3克。

制法：鲜荷叶洗净，切成小片；苦瓜洗净，去瓤，切成小块；牛蛙去皮、内脏、爪，切成4块。将牛蛙、葱、姜、料酒、食盐、胡椒粉共入碗内，腌渍30分钟。将苦瓜、荷叶、牛蛙放入锅内，加水1 000毫升，用大火煮沸，再用小火煮至熟，去除荷叶即成。

用法：佐餐食用。每日1次，每次食蛙肉30克，喝汤。

25. 黄芪薯叶冬瓜汤

功能：清热解毒，利水消肿。用于下消。

材料：黄芪30克，鲜番薯叶50克，冬瓜200克，食盐5克。

制法：黄芪润透，切片；鲜番薯叶洗净，切小段；冬瓜洗净，去瓤不去皮，切小长块。共入锅内，加入清水1 000毫升，用大火煮沸，再用小火煮至瓜熟，加入食盐调味即成。

用法：每日1剂，喝汤吃瓜。

26. 苦瓜降糖汤

功能：清热泻火，降低血糖。适用于糖尿病血糖过高，久久不降者。

材料：苦瓜450克，玄参30克，炒苍术15克，食盐、味精各适量。

制法：苦瓜去瓤、洗净，切成小片。玄参、苍术(同布包)与苦瓜片一起放入锅中，加水适量，煮汤，待苦瓜煮熟后加入食盐、味精调味。

用法：捞出苍术、玄参，吃菜喝汤，佐餐食用。

27. 莲子苡仁番茄汤

功能：健胃消食，生津止渴。用于中消。

材料：莲子 30 克，薏苡仁 30 克，番茄 100 克，葱段 10 克，姜片 5 克，绍兴黄酒 10 克，味精 5 克，食盐 5 克，鸡蛋 1 个，植物油 50 克。

制法：莲子发透，去心；薏苡仁发透，洗净；番茄洗净，切薄片。将莲子、薏苡仁用大火蒸熟。取植物油入锅内烧至六成热时，打入鸡蛋，两面煎黄，加入清水 1 000 毫升，再加入熟莲子、熟薏苡仁，投入姜片、葱段、绍兴黄酒、味精、食盐、番茄，煮沸 5 分钟即成。

用法：佐餐食用，每日 1 次。

28. 荠菜猪胰汤

功能：滋阴止血，降低血糖。用于上下消。

材料：荠菜（洗净）100 克，猪胰（洗净并切薄片）1 具，鸡蛋 1 个，姜丝 5 克，葱花 10 克，料酒 10 克，食盐 5 克，酱油 10 克，植物油 30 克，生粉 20 克，上汤 1 000 毫升。

制法：将猪胰放入碗中，加料酒、食盐、酱油、鸡蛋、生粉拌匀，再加清水拌成糊状。油入锅内，烧至六成热时，加入姜、葱爆香，再加入上汤，煮沸，放入猪胰、荠菜煮熟即成。

用法：佐餐食用，每日 1 次。每次吃猪胰 50 克，随意食荠菜，喝汤。

29. 豇豆汤

功能：健脾补肾。适用于糖尿病，症见口渴喜饮、小便频多、饥不欲食、食后腹胀、腰腿酸软、眼花耳鸣者。

材料：带壳豇豆 100～150 克。

制法：将豇豆洗净入锅，加水煮至熟即成。

用法:吃豆喝汤,每日 1 次,常吃。

30. 六味滋脾肝胰汤

功能:滋补脾肾,生津止渴。用于糖尿病。

材料:生地黄(洗净)20 克,山药(洗净)30 克,黄芪(洗净)15 克,天花粉(洗净)15 克,五味子(洗净)6 克,枸杞子(洗净)15 克,猪肝 50 克,猪胰 1 具,鸡蛋 1 个,姜片 10 克,葱段 10 克,生粉 20 克,料酒 10 克,酱油 10 克,食盐 5 克,味精 5 克,胡椒粉 2 克,鸡汤 500 毫升。

制法:猪肝、猪胰分别洗净,沥干血水;将前 6 味药用纱布袋装好并扎紧袋口。将猪肝、猪胰加入鸡蛋、生粉、食盐、酱油、料酒、味精,腌渍 15 分钟,加水调成糊状。将药袋放入锅内,加水 1 000 毫升,用大火煮沸,再改用小火煮 30 分钟,去药包,加入鸡汤,煮沸,放入猪肝、猪胰、葱、姜,煮沸至熟,加入食盐、胡椒粉即成。

用法:佐餐食用,每日 1 次,每次共吃肝、胰 50 克,喝汤。

31. 菌蘑佛手汤

功能:疏肝理气。适用于糖尿病合并的各种肝病。

材料:蜜环菌蘑 50 克,佛手 100 克,蜡梅花 10 克(干品 5 克),食盐 1 克,鸡精 1 克,香油 1 毫升。

制法:将菌蘑、佛手洗净,佛手切成 3 厘米见方的薄片,菌蘑用刀平片成薄片,取煮锅加水 500 毫升,加进菌磨、佛手片、蜡梅花及食盐,用旺火煮沸,待瓜菜熟后盛入汤碗中,加入鸡精、香油即可。

用法:作为菜肴,佐餐食用。

32. 绿茶姜盐汤

功能:清热润燥。适用于各种类型糖尿病患者。

材料:绿茶 5 克,生姜 2 片,食盐 1 克。

制法:将绿茶、生姜、食盐一同放入锅中,加入适量清水,煮 15 分钟即可。

用法:每日饮用 1 000 毫升,不拘时分次饮完。

33. 三子黑鱼汤

功能:健脾益胃,除湿消肿。用于上中消。

材料:赤小豆(洗净后泡发)30 克,莲子(洗净并去心)15 克,薏苡仁(洗净)30 克,山药(洗净后切片)30 克,黑鱼(约 500 克)1 条,葱段 10 克,姜片 6 克,食盐 5 克,料酒 10 克。

制法:将黑鱼去内脏,洗净,放入料酒、食盐、葱、姜腌渍 30 分钟。将前 4 味放入锅内,加水 1 000 毫升,先用大火煮沸,再用小火煮 50 分钟,加入黑鱼,煮熟即成。

用法:佐餐食用,每日 1 次,每次吃鱼 50 克。

34. 芦笋鲤鱼汤

功能:滋阴清热,降压止渴。适用于糖尿病并发高血压者。

材料:芦笋 150 克,鲤鱼(约 450 克)1 条,黄酒、葱、姜、食盐、味精、胡椒粉各适量。

制法:将芦笋洗净,切成小段,放入沸水中稍烫后捞出,放入冷开水中备用。将鲤鱼宰杀去鳞、鳃、内脏,洗净后放入砂锅中,加水适量,先用大火煮沸,撇去浮沫,加黄酒、葱、姜后改用小火煨炖,待鱼将熟时加入芦笋,以及食盐、味精、胡椒粉等调料,用小火再煮片刻即可。

用法:当菜佐餐,随意食用。

35. 生地石斛蛤蜊汤

功能:益胃生津,养阴清热。用于热病伤津型糖尿病。

材料:生地黄 30 克,石斛 15 克,蛤蜊肉 200 克,料酒 10 克,姜片 5 克,葱段 10 克,食盐 3 克,味精 2 克,香油 15 克,胡椒粉 2 克。

制法:生地黄、蛤蜊肉分别洗净,切薄片;石斛洗净,切小段。将前 6 味共入锅内,加水 1 000 毫升,先以大火煮沸,再用小火煮至肉熟,加入其余调料搅匀即成。

用法:佐餐食用,每日 1 次。

36. 三粉银耳汤

功能：润肺健脾，降糖止渴。用于阴虚阳浮、燥热伤肺型糖尿病。

材料：南瓜粉 50 克，山药粉 30 克，猪胰粉 30 克，银耳 30 克，海带 15 克，葱花、姜末、黄酒、食盐、味精、五香粉等调料各适量。

制法：银耳泡发后去蒂，撕成小片；海带洗净，切成小片。油锅加热，加入葱花、姜末爆香，加清水适量，倒入银耳，用小火煨煮 30 钟，调入海带、猪胰粉、山药粉、南瓜粉，加黄酒拌匀再煮沸，撒入食盐、味精、五香粉，拌匀即成。

用法：作汤，佐餐食用。

37. 山药兔肉汤

功能：滋阴清热，健脾益气。适用于气阴两虚型糖尿病患者。

材料：山药 60 克，兔肉 150 克。

制法：将兔肉清洗干净，与山药同入锅中，加入适量清水，先用大火煮沸，再改用小火炖至兔肉烂熟即可。

用法：吃肉喝汤，放凉后食用更佳。

38. 沙参养胃汤

功能：益气和胃，止渴降糖。用于中消。

材料：北沙参（润透并切片）15 克，山药（洗净后切片）15 克，玉竹（洗净并切小段）15 克，鹅肉（洗净后去骨）200 克，蘑菇（发透后去蒂）30 克，姜（拍松）5 克，葱段 10 克，绍兴黄酒 10 克。

制法：上料共入锅内，加水 1 000 毫升，先用大火煮沸，再以小火煮 2 小时即成。

用法：每日 1 次，每次吃鹅肉 50 克。

39. 山药玉竹鸽子汤

功能：补肝肾，养阴固精。用于肝肾亏虚型糖尿病。

材料：怀山药（洗净后切片）50 克，玉竹（洗净）50 克，鸽子（约 500 克）1 只，食盐 3 克。

制法：鸽子宰杀后去毛、内脏，洗净，切小块，与其他材料共入锅内，加水煎煮至鸽肉熟烂后，加入食盐即成。

用法：喝汤食肉，佐餐。

40. 山药冬瓜汤

功能：补脾胃，清肺热。用于糖尿病。

材料：鲜山药50克，冬瓜300克。

制法：山药去皮，洗净，切片；冬瓜洗净，去瓤不去皮，切小方块。共入锅内，加清水适量，用大火煮沸，再改用小火煮熟即成。

用法：佐餐食用。

41. 丝瓜山药汤

功能：健脾补肾，养阴生津。适用于糖尿病诸症。

材料：丝瓜150克，山药50克，枸杞子15克，调料适量。

制法：丝瓜、山药去皮，洗净，切成小块，与枸杞子一同放入锅中，加入适量水，共炖为汤，再加入调料即成。

用法：佐餐用，吃菜喝汤，每日1～2次。

42. 参叶鸡汤

功能：补气益血，生津止渴。用于糖尿病。

材料：人参叶20克，母鸡（约300克）1只，葱段10克，生姜（拍松）5克，食盐5克，味精2克，料酒10克。

制法：人参叶洗净，润透；母鸡宰杀后去毛、内脏。将葱、姜放入鸡腹内，料酒、食盐涂擦于鸡身上，放入锅内，加水2 000毫升，放入人参叶，用大火煮沸，再用小火煮至熟透，调入味精即成。

用法：佐餐食用，每日1次。

43. 蕹菜鲤鱼汤

功能：滋阴止渴，平肝降压。适用于糖尿病证属阴虚火旺者和糖尿病合并高血压者。

材料：鲜蕹菜250克，活鲤鱼（约450克）1条，枸杞子30克，黄酒、葱、姜、五香粉、食盐、味精、香油各适量。

制法：将新鲜嫩蕹菜洗净，入沸水中烫一下，捞出后备用。将鲤鱼宰杀，去鳞、鳃、内脏，洗净后放入砂锅，先用清水煮沸，撇去浮沫，加黄酒、葱、姜、枸杞子，改为小火煨煮至鲤鱼熟烂，鱼汤呈乳白色，再加入蕹菜，煮至沸，加入食盐、味精、五香粉，拌匀，淋入香油即成。

用法：当菜佐餐，随意食用。

44. 熟地杞子甲鱼汤

功能：滋阴补肾。用于肾阴亏虚型糖尿病。

材料：枸杞子（洗净，去杂质）30克，熟地黄30克，鳖（约300克）1只。

制法：枸杞子洗净，去杂质；鳖放入沸水中烫死，去头爪，揭去鳖甲，洗净，切块。共入锅内，加水适量，先用大火煮沸，再用小火煨炖至鳖肉熟透即成。

用法：喝汤食鳖肉。

45. 乌梅猪肺汤

功能：清肺热，止消渴。用于上消。

材料：乌梅（洗净）10克，猪肺（洗净后切成小方块）100克，大枣（洗净并去核）10枚，绍兴黄酒10克，葱段10克，姜（拍松）5克，精盐5克。

制法：共入锅内，用大火煮沸，再用小火煮熟即成。

用法：佐餐食用，每日1次。

46. 双耳牡蛎汤

功能：滋阴，润肺，补肾。用于肾阴虚型下消。

材料：银耳10克，黑木耳10克，牡蛎肉200克，葱段10克，姜片6克，料酒10克，食盐3克，味精2克，胡椒粉2克，鸡油15克。

制法：将银耳、黑木耳分别发透，去杂质，撕成瓣状；牡蛎肉洗净，切薄片。将前6味共入锅内，加水1 000毫升，先以大火煮沸，再用小火煮熟，加入食盐、味精、胡椒粉、鸡油，搅匀即成。

用法:佐餐食用,每日1次。

47. 雪蛤乌鸡汤

功能:滋阴润肺,清热利尿,用于糖尿病。

材料:雪蛤6克,乌鸡300克,姜片15克,葱段15克,胡萝卜(洗净后切小方块)200克,食盐3克,味精2克,料酒6克,胡椒粉2克,鲜汤适量。

制法:雪蛤去筋皮,洗净,用温水泡发2小时;乌鸡宰杀后去毛、爪、内脏,洗净,切块,入沸水中汆去血水。将鲜汤放入锅内,投入乌鸡、胡萝卜、姜片、葱段、料酒,煮1小时,再加入雪蛤,煮15分钟,再加入食盐、味精、胡椒粉即成。

用法:佐餐食用,每日1剂,每次食鸡肉50克,喝汤,吃雪蛤。

48. 薏苡仁黄瓜汤

功能:健脾补肺,清热利湿。用于上中消。

材料:薏苡仁(泡发并洗净)30克,黄瓜(洗净后切小方块)200克,姜片5克,葱段10克,料酒5克,食盐3克,味精2克。

制法:将薏苡仁、姜、葱、料酒共入锅内,加水1000毫升,先用大火煮沸,再用小火煮30分钟,加入黄瓜、食盐、味精,煮至黄瓜熟即成。

用法:佐餐食用,每日1次。

49. 洋参红枣黑鱼汤

功能:生津止渴,清热利水。用于上消。

材料:西洋参(洗净并切片)10克,大枣(洗净并去核)10枚,黑鱼(洗净后去内脏)300克,姜、葱、食盐、味精、胡椒粉、料酒、淀粉、上汤各适量。

制法:将黑鱼放入锅内,加入上汤500毫升,再加入大枣、西洋参,用大火煮沸,加入调料,再用小火煮25分钟即成。

用法:每日1次,喝汤,吃鱼肉50克。

50. 银耳菠菜根汤

功能:滋阴润燥,生津止渴。适用于阴虚火旺型糖尿病患者。

材料:银耳 10 克,菠菜根 100 克。

制法:将银耳用清水充分浸泡备用。将菠菜根洗净,切为寸段,与银耳同入锅中,加入适量清水,煮至银耳烂熟后即可。

用法:喝汤吃银耳,每日食用 2 次。

51. 洋参石斛鸡肉汤

功能:养胃清肺,生津止渴。用于糖尿病。

材料:西洋参(洗净后切片)10 克,石斛(洗净)15 克,鸡肉(洗净)200 克,葱段 5 克,姜片 5 克,食盐 3 克,味精 2 克,料酒 5 克。

制法:将前 5 味及料酒共入锅内,加清水适量,先用大火煮沸,再改小火煮 1 小时,加入食盐、味精即成。

用法:佐餐,喝汤吃肉,每周 1～2 次。

52. 竹笋蘑菇汤

功能:养阴清热。适用于糖尿病。

材料:新鲜蘑菇 100 克,新鲜竹笋 100 克,西红柿 60 克,食盐、味精、姜末、香油各适量。

制法:将新鲜竹笋洗净,切成薄片;将新鲜蘑菇洗净,撕成小片;西红柿洗净,去皮,切成小块。将炒锅烧热,加少量香油,将西红柿、竹笋、蘑菇一并倒入,炒热,再加水适量,接着加入姜末、食盐,煮 3～5 分钟,最后放入味精即可。

用法:佐餐食用,吃菜喝汤。

53. 洋参鲫鱼汤

功能:清热消肿,生津止渴,降低血糖。用于胃燥津伤型糖尿病。

材料:西洋参片 6 克,黄精(洗净并切小段)30 克,鲫鱼 300 克,大枣(洗净后去核)10 枚。

制法:鲫鱼宰杀后去鳞、内脏,洗净,入油锅内煸炒片刻。砂锅内加水1 000毫升，用大火煮沸后，放入鲫鱼、大枣，改小火煨炖30分钟，加入西洋参、黄精煮沸即成。

用法：喝汤吃肉，嚼食西洋参、黄精、大枣。

54. 猪胰薏苡仁汤

功能：滋阴清热，利水燥湿。适用于各种类型糖尿病患者。

材料：猪胰1具，薏苡仁50克。

制法：将猪胰清洗干净，与薏苡仁一同放入锅中，加入适量清水，先用大火煮沸，再改用小火煮至猪胰烂熟即可。

用法：每日食用1次，连续服用10日。

55. 猪脊汤

功能：滋阴清热，健脾理气。适用于中消型糖尿病患者。

材料：猪脊骨1具，木香3克，莲子肉80克，大枣肉50克，甘草10克。

制法：将猪脊骨洗净、剁块备用；将木香、甘草装入纱布袋中，扎紧袋口。将猪脊骨、莲子肉、大枣肉及纱布袋一同放入锅中，加入适量清水，先用大火煮沸，再改用小火炖4小时左右即可。

用法：喝汤吃肉、枣、莲子，每日食用1次。

56. 猪胰蚌肉煨汤

功能：清补五脏，除热解渴。适用于糖尿病。

材料：猪胰200～300克，鲜蚌肉250克，植物油、黄酒、食盐各适量。

制法：将猪胰洗净，切块；鲜蚌肉洗净，切块。锅内放植物油2匙，用中火烧热油后倒入蚌肉，翻炒5分钟，加黄酒1匙，然后焖烧5分钟，至散发出香味时盛入砂锅内；将猪胰倒入砂锅内，加冷水浸没，用中火烧开后加黄酒1匙，再改用小火慢煨2小时，加食盐半匙，继续慢煨1小时，直至蚌肉软烂离火。

用法：每日2次，每次1小碗，以饮为主，也可佐餐食用。

57. 猪胰海参汤

功能：补肾益精，除虚热。适用于糖尿病。

材料：海参 3 只，鸡蛋 1 个，猪胰 1 具，地肤子 10 克，向日葵秆芯 10 克。

制法：将海参泡发，去内脏，洗净，切块；猪胰切片。鸡蛋打入盘中，打匀，放入食盐，调入海参和猪胰，上屉蒸熟，出锅后倒入砂锅中，加水煎煮，煮沸后，将用纱布包好的地肤子和向日葵秆芯放入锅内同煮 40 分钟即可。

用法：佐餐食用或作点心食用。

（五）羹

1. 枇杷百合藕羹

功能：滋阴润肺，清热生津。用于肺胃燥热型糖尿病。

材料：鲜百合（洗净）50 克，枇杷（去核并洗净）30 克，鲜藕（洗净并切片）30 克，淀粉 3 克，桂花 2 克。

制法：将前 3 味共入锅内，加水煎煮，将熟时用淀粉勾芡，加入桂花煮熟即成。

用法：作早餐食用。

2. 玉液羹

功能：补气益阴。用于气阴两虚型糖尿病。

材料：生山药粉 30 克，天花粉（研细末）15 克，生鸡内金粉 10 克，黄芪 20 克，五味子 10 克，知母 15 克，淀粉 5 克，葛粉 10 克。

制法：先将黄芪、知母、五味子放入锅内，加水 500 毫升，煎至 300 毫升，去渣。再将山药粉、天花粉、生鸡内金粉、葛粉用冷水调成糊状，趁药液沸滚时倒入，搅拌为羹。

用法：每次 100 毫升，每日 3 次饮服。

3. 莲子芡实雪蛤羹

功能：滋阴补血。用于糖尿病。

材料：莲子（浸泡后去心）15 克，芡实（浸泡发透后洗净）15 克，雪蛤膏 5 克，葱花 5 克，姜片 5 克，食盐 3 克，味精 1 克，胡椒粉 1 克，鸡汤 200 毫升。

制法：雪蛤膏温水泡发，涨大后去黑子、筋膜。将莲子、芡实放入锅内，加水适量，煮 30 分钟，加入雪蛤膏、葱花、姜片、食盐、鸡汤，再煮 20 分钟，加入味精、胡椒粉即成。

用法：佐餐食用。每日 1 次。

4. 人参米粉羹

功能：补气养阴。适用于糖尿病低血糖昏迷等。

材料：人参粉 10 克，冻粉（琼脂）5 克，鲜牛奶 200 毫升，菊糖 0.31 克。

制法：取煮锅加进牛奶，置小火上慢煮，加入人参粉、冻粉、菊糖，边煮边搅至沸成汤即停火，倒入汤碗。

用法：作汤饮，一餐食用。

5. 猪胰菠菜蛋羹

功能：补脾益肺，润燥止渴。适用于胃燥津伤型糖尿病。

材料：猪胰 1 具，鸡蛋 3 枚，菠菜 60 克，葱、姜、食盐各适量。

制法：将猪胰切成薄片备用，鸡蛋打入碗内拌匀，菠菜切碎备用。先将猪胰入锅煮熟，再把拌匀的蛋液慢慢调入，成蛋花样，加入切碎的菠菜，煮沸后加入葱、姜、食盐调味即成。

用法：佐餐食用，可常食。

6. 紫河车银耳羹

功能：养阴润肺，调节血糖。适用于肺阴虚型糖尿病。

材料：紫河车粉 15 克，水发银耳 50 克。

制法：将紫河车粉和银耳放锅内，加水 500 毫升，用旺火煮沸，再改用文火炖煮 45 分钟即成。

用法:每日1次,作早餐食用。

(六)煲

1. 沙参玉竹煲猪腰

功能:滋阴补肾。用于糖尿病。

材料:北沙参15克,玉竹15克,山药(润透,切片)15克,茯苓10克,猪腰2只,姜片5克,葱段10克,料酒10克,酱油10克,食盐5克,味精5克,鸡汤300毫升。

制法:北沙参、玉竹、茯苓分别润透,切片;猪腰洗净,一切两半,去除白色臊腺,切成腰花。将腰花放入蒸盆内,加入料酒、食盐、葱、姜、酱油、味精,拌匀,加入鸡汤,再将北沙参、山药、玉竹、茯苓放在腰花上面,置于蒸笼内,用大火蒸5分钟即成。

用法:佐餐食用,每日1次,每次吃猪腰30克,喝汤。

2. 芹菜蚬肉煲

功能:滋肝养肾,利水降压。用于糖尿病肺肾阴虚期。

材料:芹菜(洗净后切小段)150克,蚬肉(洗净并沥干)100克,葱花10克,姜丝10克,料酒10克,食盐5克,味精3克,植物油10克。

制法:油锅烧热,加入葱、姜爆香,加入蚬肉炒熟,再加入芹菜炒匀,取出放入煲内,加清水适量,煲至熟烂,加入食盐、料酒、味精即成。

用法:佐餐食用,每2日进食1次。

3. 牡蛎龟草煲

功能:软坚散结。适用于糖尿病性心脏病。

材料:鲜牡蛎肉100克,生龟甲15克,白芷15克,甘草3克,胡萝卜200克,食盐、味精、酱油、香油各适量。

制法：将牡蛎肉、胡萝卜、龟甲等洗净，胡萝卜切成小丁，一起放入煲锅，加入白芷、甘草、食盐、酱油，再加入1 000毫升水，用慢火煲熟，加入味精、香油即可。

用法：作为汤菜，分1～2餐食用。

4. 天冬鲜藕煲兔肉

功能：滋阴补肺，清热解毒。用于肺热伤津型糖尿病。

材料：天冬(洗净后切片)15克，鲜藕(洗净后切小块)150克，兔肉(洗净后切小方块)100克，姜片5克，葱段10克，料酒10克，食盐3克，味精2克，胡椒粉2克，植物油10克。

制法：油锅加热，放葱、姜爆香，放入兔肉炒变色，加适量清水，再加天冬、鲜藕、料酒、食盐，用大火煮沸，再改小火煲至汤浓稠时，撒入味精、胡椒粉拌匀即成。

用法：佐餐食用，每日1次，喝汤，吃兔肉50克，随意吃藕。

5. 山药枸杞煲苦瓜

功能：补肺肾，止消渴。适用于糖尿病。

材料：山药100克，枸杞子12克，苦瓜100克，葱10克，姜5克，食盐5克，酱油10毫开，猪瘦肉50克，味精5克，鸡汤200毫升，素油50毫升。

制法：把山药洗净，切片；枸杞子洗净，去杂质；苦瓜去瓤，切3厘米见方的块；猪肉洗净，切3厘米见方的块；葱切段，姜切丝。把锅置中火上，加入素油，烧六成热时加入猪肉，炒变色，下入苦瓜、山药片、枸杞子、葱段、姜丝、食盐、酱油、鸡汤，用文火煲至汤稠，加入味精即成。

用法：每日1次，佐餐食用，每次吃猪肉30～50克。

6. 鱼腥草煲龟鱼

功能：清热，补阴，宣肺。适用于糖尿病合并肺结核所致骨蒸潮热，久咳，痰中带血。

材料：嫩鱼腥草茎叶30克(或干品15克)，石斛10克，百部6

克，乌龟(约 500 克)1 只，葱、姜、食盐、味精、香油、酱油、葡萄酒各适量。

制法：将鱼腥草、百部、石斛洗净，另将乌龟剁去头、尾，去内脏，洗净后放入煲锅，加入石斛、百部、葱段、姜片、食盐、酱油和 500 毫升水，用慢火炖煮，待龟肉熟后加入鱼腥草、葡萄酒，再煮至肉烂时加入味精、香油即可。

用法：作为菜肴，一餐或多餐食用。

7. 玉竹煲兔肉

功能：润肺，生津，止渴。用于上消。

材料：玉竹(洗净后切小段)20 克，西芹(洗净后切长段)50 克，香菇 15 克，火腿肉(切薄片)50 克，兔肉(切小方块)150 克，姜(榨取汁)5 克，葱段 10 克，料酒 10 克，食盐 5 克，鸡汤 500 毫升。

制法：香菇发透，洗净，去蒂，切为两半。将玉竹、西芹、兔肉、香菇、姜汁、葱段、料酒放入煲锅内，加入鸡汤，先用大火煮沸，加入食盐，再用小火煲 1 小时即成。

用法：佐餐食用，每日 1 次，每次吃兔肉 50 克。

(七)菜　肴

1. 百合莲子煨猪肉

功能：益脾胃，养心神，调节血糖。适用于糖尿病。

材料：百合 50 克，莲子 50 克，猪瘦肉 250 克，姜 5 克，葱 10 克，食盐 3 克，料酒 10 毫升，鸡精 3 克。

制法：将莲子去心，把莲子、百合洗净；将猪肉洗净，切成小块。将莲子、百合、猪肉放入锅内，加水 1 200 毫升，再加入葱、姜、食盐、料酒、鸡精，用旺火煮沸，再用文火煨炖 1 小时即成。

用法：吃莲子、百合、猪肉，喝汤。

2. 白果莲子猪肚

功能:健脾益胃,调节血糖。适用于各型糖尿病。

材料:白果仁 30 克,猪肚 1 个,莲子 40 粒,香油 35 毫升,食盐 5 克,葱 10 克,生姜 5 克,蒜 5 克。

制法:将猪肚洗净,白果仁、莲子去心后装入猪肚内,用针线把口缝合,放入锅内,加水炖熟,捞出晾凉,将猪肚切成细丝,同白果仁、莲子心同放入盘中,加香油、葱、姜、食盐、蒜,拌匀即成。

用法:可单食,或佐餐。

3. 翠衣爆鳝

功能:清暑解热,平肝补虚。是糖尿病、高血压、营养不良患者夏季理想的菜肴。

材料:西瓜皮(洗净后榨取汁)20 克,芹菜(洗净后切丝)50 克,黄鳝 100 克,鸡蛋清半个,葱丝 2 克,姜丝 2 克,大蒜丝 2 克,食盐、淀粉、肉汤、味精、酱油、醋、黄酒、胡椒粉、香油各适量。

制法:黄鳝去骨、肠杂,洗净,切成丝,加适量淀粉、食盐、味精及一半西瓜皮汁,拌匀后下油锅翻炒几下,捞出沥油。原锅重加热,投入芹菜、葱、姜、蒜,翻炒几分钟,放入黄鳝共同爆炒至肉熟,加剩下一半西瓜皮汁、黄酒、酱油、淀粉、胡椒粉、肉汤,最后加入香油、醋即成。

用法:作主菜佐餐。

4. 陈皮炸全蝎

功能:通络降脂。适用于糖尿病并发高脂血症,并有头晕头痛、胸胁闷痛、手足麻木、脑卒中偏瘫等。

材料:活全蝎 50 克,陈皮粉 3 克,食盐 1 克,花生油(实耗 50 毫升)500 毫升。

制法:将全蝎冲洗,用沸水焯烫,捞出沥去水分待用。取炒锅置旺火上,加花生油,待油温 80℃左右时投入全蝎,炸至黄酥捞出,沥尽油码在盘中,均匀地撒上陈皮粉和食盐即可。

用法：作菜肴，一餐食用。

5. 党参葛根蒸鳗鱼

功能：滋阴补气。用于气阴两虚型糖尿病。

材料：党参（润透后切薄片）30 克，葛根（润透后切薄片）30 克，鳗鱼肉（洗净后切段）300 克，葱段 10 克，姜片 5 克，食盐 3 克，味精 3 克，料酒 10 克，酱油 10 克，上汤 300 毫升。

制法：将鳗鱼放入蒸盆内，加入料酒、酱油、食盐、姜、葱拌匀，腌渍 30 分钟，放入党参、葛根、上汤，置于蒸笼内，用大火蒸 30 分钟，调入味精即成。

用法：佐餐食用，每日 1 次，每次食鳗鱼肉 50 克。

6. 党参莴苣炒鸡丝

功能：补中益气，生津补血。用于脾胃虚弱、气血两虚型糖尿病。

材料：党参（润透后切小段）15 克，鸡胸脯肉（洗净并切丝）200 克，莴苣 50 克，姜丝 10 克，葱丝 10 克，食盐 3 克，味精 3 克，料酒 10 克，植物油 50 克。

制法：莴苣去皮，洗净，切丝，起油锅，加入葱、姜爆香，加入鸡丝、料酒炒变色，再加入党参、莴苣、食盐、味精，炒熟即成。

用法：作主菜佐餐，每日 1 次，每次吃鸡肉 50 克。

7. 党参山药烧鸡腿

功能：补气益血，健脾益胃。用于气血亏虚、脾胃虚弱型糖尿病。

材料：党参 30 克，山药 30 克，胡萝卜 100 克，鸡腿 2 只，姜片 10 克，葱段 10 克，食盐 3 克，味精 3 克，料酒 10 克，酱油 10 克，淀粉 5 克，植物油 50 克，上汤 300 毫升。

制法：党参润透，洗净，切小段；山药润透，洗净，切薄片；胡萝卜去皮，洗净，切成小方块；鸡腿洗净，剁成小方块，用食盐、料酒腌渍。起油锅，加入姜、葱爆香，投入鸡腿炒至七成熟，加入上汤、料酒、酱油，炒变色，放入党参、山药、胡萝卜，煮熟，调入食盐、味精，用淀粉勾芡即成。

用法：佐餐食用，每日 1 次，每次吃鸡腿肉 50 克，喝汤。

8. 党参蘑菇烧鸡肉

功能：补气益血。用于气血两虚型糖尿病。

材料：党参（润透并切小段）30 克，蘑菇（洗净后切薄片）50 克，鸡肉（洗净后切小方块）200 克，姜片 10 克，葱段 10 克，食盐 3 克，味精 3 克，酱油 10 克，料酒 10 克，植物油 40 克，上汤 200 毫升。

制法：起油锅，加入姜、葱爆香，投入鸡肉、酱油、料酒，炒变色，再加入党参、蘑菇、食盐、味精、上汤，煮熟即成。

用法：佐餐食用，每日 1 次，每次食鸡肉 50 克。

9. 党参莴苣炒虾仁

功能：补中益气，生津壮阳。用于气血两虚、糖尿病阳痿患者。

材料：党参 15 克，莴苣（去皮并切丁）100 克，虾仁（洗净后去壳皮）100 克，姜片 10 克，葱段 10 克，食盐 3 克，味精 3 克，料酒 10 克，植物油 50 克。

制法：党参洗净，润透，切小段。起油锅，加入姜、葱爆香，投入虾仁、料酒，炒变色，加入党参、莴苣、食盐、味精，炒熟即成。

用法：佐餐食用，每日 1 次。

10. 冬瓜炒竹笋

功能：减肥降压，利湿止渴。适用于糖尿病并发高血压、肥胖者。

材料：冬瓜 450 克，竹笋罐头 250 克，植物油 25 克，黄豆芽汤少许，食盐、味精、湿淀粉各适量。

制法：将罐头打开取出竹笋放在盘中；将冬瓜洗净，去皮、子，放入沸水锅中焯透捞出，放入凉水中浸泡，再捞出沥干水分，与竹笋放在一起。将炒锅置火上烧热，放入植物油，待油烧至六成热时，再加入竹笋和冬瓜，翻炒片刻，再放入少量食盐与黄豆芽汤，见汤汁浓稠时用湿淀粉勾芡，再加入味精，拌匀即可出锅。

用法：佐餐食用。

11. 二冬炖牡蛎肉

功能：滋阴清热，养胃润肺。用于中消。

材料：天冬（润透后切薄片）15克，麦冬（润透后去内梗）15克，牡蛎肉（洗净后切薄片）200克，姜片10克，葱段10克，食盐3克，味精2克，料酒10克，胡椒粉2克，鸡油15克。

制法：将天冬、麦冬、牡蛎肉、姜、葱、料酒共入炖锅内，加水1 000毫升，先用大火煮沸，再用小火炖熟，加入食盐、味精、胡椒粉、鸡油，搅匀即成。

用法：佐餐食用，每日1次，每次食牡蛎肉50克。

12. 杜仲蚕蛹蒸猪腰

功能：补益肝肾，止渴缩尿。用于糖尿病。

材料：杜仲粉20克，鲜蚕蛹（洗净）30枚，猪腰2只，姜片10克，葱段10克，食盐5克，味精3克，酱油10克，料酒10克，鸡蛋1个，鸡汤200毫升。

制法：猪腰洗净，切为两半，去除白色臊腺，切成腰花，放入蒸盆内，加入杜仲粉、蚕蛹、葱、姜、料酒、酱油、鸡蛋、食盐，拌匀，加入鸡汤，置于笼内用大火蒸35分钟，加入味精即成。

用法：佐餐食用，每日1次。

13. 茯苓莴苣炒虾仁

功能：渗湿利水，益脾和胃，宁心安神。用于糖尿病合并痰饮咳嗽、水肿胀满、惊悸健忘、泄泻、遗精、阳痿。

材料：白茯苓（研为细末）30克，莴苣100克，虾仁100克，姜片10克，葱段10克，食盐3克，味精3克，料酒10克，植物油50克。

制法：莴苣去皮洗净，切丁；虾仁洗净，去壳皮。起油锅，投入姜、葱爆香，加入虾仁、料酒，炒变色，放入莴苣、食盐、味精、茯苓，炒熟即成。

用法:佐餐食用,每日 1 次,每次食虾仁 50 克。

14. 大蒜炖雏鸡

功能:降血糖、血脂,延缓衰老。适用于糖尿病体质虚弱者及高脂血症。

材料:大蒜 60 克,雏鸡 500 克,枸杞子 60 克,鸡汤、葱、姜、胡椒粉、食盐、料酒各适量。

制法:将雏鸡去毛,开膛去内脏洗净,切成小块,放入开水中焯透捞出,放入砂锅中,再加入枸杞子与其他调料,加鸡汤、适量水,煮至肉烂即可。

用法:供佐餐食用,吃肉喝汤,自行掌握用量。

16. 炖海蚌

功能:降低血糖。用于糖尿病。

材料:鲜海蚌适量。

制法:鲜海蚌在清水中浸 1 夜,漂去泥沙,取蚌肉捣烂,炖熟。

用法:每日数次温食,每次 50～100 克。

17. 茯苓山药肚

功能:补肾益胃,健脾渗湿,平解虚热,缓降血糖。适用于糖尿病下消者。

材料:茯苓 200 克,山药 200 克,猪肚 1 只,食盐、黄酒各适量。

制法:将茯苓、山药洗净,加冷水一小碗、黄酒 1 匙,浸泡 2 小时,使之发胀,备用。在浸泡过程中须翻拌 2 次。将猪肚洗净,用食盐反复擦其内外壁,用线将两头扎牢,再将猪肚切开一个口子,将茯苓、山药连同浸液倒入肚内,用线将切口缝好。将全肚放入大砂锅内,缝口朝上,加冷水浸没,用中火煮开后加黄酒 2 匙、食盐半匙,再改用小火慢炖 4 小时,至猪肚酥烂离火。将猪肚剖开,拆除线,倒出茯苓、山药,冷却后烘干,研为细末,装瓶。猪肚切厚片,放入砂锅内,再煨片刻,以供食用。

用法：茯苓山药粉每次6～10克，每日2～3次，饭后开水送服。猪肚及肚汤均可佐餐，肚片可蘸酱油食用。

18. 枸杞肉丝

功能：滋阴补血，益肝补肾。用于糖尿病、贫血、神经衰弱等症。

材料：枸杞子(洗净)15克，熟青笋(切细丝)50克，猪瘦肉100克，料酒10克，食盐5克，味精1克，淀粉2克，香油15克。

制法：猪瘦肉洗净，切丝。起油锅，加入肉丝、笋丝翻炒，加入料酒、食盐、味精、淀粉、枸杞子，翻炒均匀即成。

用法：作主菜佐餐。

19. 葛根山楂炖牛肉

功能：降血糖，降血压，化瘀行滞。适用于糖尿病，证属络道不畅、血脉瘀滞者。

材料：葛根30克，生山楂60克，牛肉250克，白萝卜250克，料酒、食盐、生姜、大料、花椒各适量。

制法：葛根、山楂、花椒、大料同用布包；牛肉、白萝卜洗净，切成3厘米见方的小块。一同放入锅中，加水和料酒适量，用武火煮沸，改用文火炖1小时即成。

用法：分次佐餐食用。

20. 海带烧芹菜

功能：降血压、血脂。适用于糖尿病高血压及糖尿病高脂血症。

材料：海带200克，芹菜150克，老陈醋10克，食盐、糖、味精、植物油、葱、姜片、料酒各适量。

制法：将海带洗净，切成细丝，用沸水烫过；芹菜洗净，切成小段，在沸水中烫过。将锅置于火上，加植物油适量，待油烧热后，加入葱、姜，炒出香味时将海带丝倒入，加水、食盐、糖、醋、料酒适量，烧煮半小时，再倒入芹菜，烧煮片刻，加适量味精调味即可。

用法：佐餐食用。

21. 枸杞韭菜爆虾仁

功能：补益肝肾，滋养气血。用于阴阳两虚型糖尿病。

材料：枸杞子15克，韭菜（洗净并切段）100克，虾仁（洗净）50克，葱花、姜末、食盐、味精、黄酒、植物油各适量。

制法：枸杞子洗净，温水浸泡片刻，沥去水分。起油锅，投入葱、姜爆香，加入虾仁，急火熘炒，烹入黄酒，加入韭菜、枸杞子，翻炒几下，加入食盐、味精，炒匀入味即成。

用法：作主菜佐餐。

22. 黑蚁炒苦瓜

功能：清热泻火，降低血糖。用于糖尿病。

材料：拟黑多刺蚁30克，苦瓜250克，葱花、姜丝、食盐、味精、五香粉、植物油各适量。

制法：拟黑多刺蚁用沸水烫后捞起，漂洗干净，沥去水分；苦瓜去子，洗净，入沸水中烫1分钟，切成丝。起油锅，投入葱花、姜丝爆香，放入黑蚁煸炒数下，倒入苦瓜、食盐、味精、五香粉，爆炒片刻即成。

用法：作主菜佐餐。

23. 枸杞炒苦瓜

功能：补肾养肝，清火明目。用于肝肾阴虚型糖尿病。

材料：枸杞子30克，苦瓜200克，葱花、食盐、味精、植物油各适量。

制法：枸杞子洗净，用温水泡软；苦瓜去子，洗净，切丝。起油锅，投入葱花爆香，加入苦瓜、枸杞子，炒至将熟时，加入食盐、味精，再炒几下即成。

用法：作主菜佐餐。

24. 黄瓜炒木耳

功能：清热凉血，补血益气，养阴润肺，降低血糖、血脂。适用于糖尿病并发高脂血症。

材料：黄瓜100克，黑木耳100克，虾仁25克，黄花菜30克，葱、姜丝、味精、食盐、香油、猪油、清汤各适量。

制法：木耳用温水浸泡，去根蒂；虾仁用冷水泡软，洗净；黄瓜洗净，切成片。炒锅用旺火烧热，加入少许猪油，放入黑木耳、虾仁、黄花菜煸炒，加入食盐、清汤，烧沸后再加入黄瓜片、葱、姜、味精，再烧沸后淋上香油即成。

用法：佐餐食用。

25. 黄芪山药烧鸡肉

功能：补气益血，健脾补胃。用于气血两亏、脾胃虚弱型糖尿病。

材料：黄芪30克，鲜山药50克，胡萝卜100克，鸡肉200克，食盐5克，味精3克，料酒10克，酱油10克，植物油40克，葱、姜各适量，上汤300毫升。

制法：黄芪润透，切薄片；鲜山药洗净，去皮，切片；胡萝卜去皮，洗净，切小方块；鸡肉洗净，切小方块。起油锅，加入姜、葱爆香，投入鸡肉、料酒、酱油，炒变色，再加入黄芪、山药、胡萝卜、食盐、味精、上汤，煮熟即成。

用法：佐餐食用，每日1次，每次食鸡肉50克。

26. 黄芪枸杞蒸子鸡

功能：滋补肝肾，补益气血。用于糖尿病。

材料：黄芪(洗净后切片)15克，枸杞子(洗净并去杂质)15克，子鸡300克，姜片5克，葱段10克，食盐3克，味精2克，料酒10克，胡椒粉2克，酱油、清汤各适量。

制法：子鸡宰杀后去毛、爪、内脏。将料酒、酱油、食盐抹于子鸡身上，将姜、葱、黄芪、枸杞子纳入鸡腹内，加入清汤，置于蒸笼内，用大火蒸45分钟取出，调入味精、胡椒粉即成。

用法：佐餐食用，每日1次，每次吃鸡肉50克。

27. 黄精天冬蒸白鸽

功能：清热滋阴，滋补脾胃，用于中消。

材料：黄精（洗净后切片）30克，天冬（洗净后切片）30克，白鸽1只，葱段10克，姜片5克，食盐3克，味精3克，料酒10克，鸡汤200毫升。

制法：白鸽宰杀后去毛、爪尖、内脏。将食盐、料酒抹于白鸽上，放入蒸盆内，加入黄精、天冬、姜、葱、味精、鸡汤，放入蒸笼内，用大火蒸50分钟即成。

用法：佐餐食用，每日1次，每次吃鸽肉50克，随意喝汤，吃黄精及天冬。

28. 黄芪马铃薯烧猪爪

功能：补中益气，利水消肿。用于气衰血虚型糖尿病或并发内伤劳倦、脾虚泄泻、脱肛等。

材料：黄芪（润透并切片）30克，马铃薯50克，猪爪2只，姜片10克，葱段10克，食盐5克，味精3克，酱油10克，料酒10克，植物油50克，上汤300毫升。

制法：马铃薯去皮，洗净，切小方块；猪爪洗净，去毛，剁小方块。起油锅，加入姜、葱爆香，投入黄芪、马铃薯、猪爪、食盐、味精、酱油、料酒、上汤，煮熟即成。

用法：佐餐食用，每日1次，每次吃猪爪50克。

29. 金银豆腐

功能：清肺养胃，降脂降糖。用于肺胃阴虚型糖尿病或糖尿病并发肺结核、支气管炎、便秘者。

材料：金针菜20克，银耳10克，冬菇50克，豆腐200克，粉条30克，葱丝5克，食盐3克，味精3克，胡椒粉适量，猪油15克。

制法：金针菜洗净，切细丝；银耳洗净，发透，撕成瓣；冬菇洗净，发透，切丝；豆腐洗净，切小方块；粉条洗净，泡软。将猪油放入锅内烧热，投葱丝、豆腐煎香，加清水适量，加入金针菜、银耳、冬菇，用小火炖出香味时，放入粉丝炖熟，再加入食盐、味精、胡椒粉即成。

用法：佐餐食用，每日1次。

30. 黄芪蒸黄鳝

功能：补肾气，降血糖。用于糖尿病。

材料：黄芪30克，枸杞子30克，黄鳝100克，姜片10克，葱段10克，食盐3克，味精3克，胡椒粉2克，料酒适量。

制法：黄芪润透，切片；枸杞子洗净，去杂质；黄鳝去骨、内脏，切片。将黄鳝片在沸水锅中焯一下，放入蒸杯内，加入枸杞子、黄芪、姜、葱、食盐、味精、料酒，放入蒸笼内大火蒸40分钟，撒入胡椒粉即成。

用法：佐餐食用，每日1次，每次吃黄鳝50克。

31. 空心菜炒肉丝

功能：清热解毒，补虚降糖。用于糖尿病。

材料：空心菜300克，猪瘦肉（洗净后切丝）100克，鸡蛋清1个，葱花、姜末、黄酒、淀粉、食盐、味精、植物油、酱油、清汤、香油各适量。

制法：空心菜洗净，切段，入沸水焯一下，沥去水分。将猪肉丝加少许食盐、黄酒、淀粉、鸡蛋清，拌匀后下油锅熘炒数下，捞出沥油。原锅加热，下入葱花、姜末爆香，加入肉丝熘炒，烹入黄酒，加入空心菜及适量酱油、清汤，翻炒至肉熟，撒上食盐、味精，拌匀，用适量淀粉勾芡，淋上香油即成。

用法：佐餐食用。

32. 莲子瘦肉蒸豆腐

功能：健脾益胃，补气益血。用于糖尿病。

材料：莲子（烘干后研细粉）15克，猪瘦肉（洗净并剁成肉糊）50克，豆腐（切成20块）200克，大枣（洗净后去核）20枚，鸡蛋1个，淀粉20克，食盐3克，鸡汤200毫升。

制法：在肉糊中加莲子粉、淀粉、食盐，打入鸡蛋，加适量水调拌成稠肉糊，制成丸子 20 只，在每块豆腐中间挖一个孔，放入肉丸，上面再放一枚大枣，排列于蒸盘内，加入鸡汤，放于蒸笼内，用大火蒸熟即成。

用法：佐餐食用，每日 1 次，每次吃豆腐 5 块。

33. 苦瓜山药烧豆腐

功能：补脾益气，清热去火，生津止渴，降低血糖。适用于糖尿病诸症。

材料：苦瓜 150 克，山药 120 克，豆腐 100 克，植物油、葱、生姜、食盐各适量。

制法：将苦瓜洗净，去瓤，切片；山药洗净，去皮，切片。将炒锅置于火上，加入适量植物油，待油烧热后，放入山药片先炒，再放入苦瓜片，最后放入豆腐、食盐、葱、生姜烧熟。

用法：佐餐食用。

34. 凉拌黄瓜

功能：清热止渴，降低血糖。适用于糖尿病证属上消者及糖尿病并发高血压、高血脂、肥胖症者。

材料：黄瓜 250 克，香油 3 克，酱油 3 克，蒜末 2 克，葱白 2 克，食盐 4 克。

制法：将黄瓜烫洗干净，切成细丝，盛入盘中，放入作料拌匀即可。

用法：佐餐食用。

35. 苦瓜焖鸡翅

功能：清热解毒，止渴降糖。适用于糖尿病诸症。

材料：苦瓜 250 克，鸡翅 1 对，调料适量。

制法：先将锅烧热，放入鸡翅，炒至 9 成熟时，再放入苦瓜片、调料焖熟。

用法：佐餐食用。

36. 绿茶蒸鲫鱼

功能:健脾燥湿,清热利水。适用于各种类型糖尿病患者。

材料:鲫鱼 1 条,绿茶 10 克。

制法:将鲫鱼去鳞、鳃、内脏,在鱼腹中填入绿茶,放入盘中,上锅蒸至鱼肉熟透即可。

用法:每日食用 1 次。

37. 苦瓜拌海米

功能:降血糖、血脂、血压。适用于糖尿病合并高血压,高脂血症。

材料:苦瓜 250 克,海米 75 克,豆豉 50 克,香菜少许,食盐、味精、蒜泥、花椒油、醋各适量。

制法:海米用温水浸泡 1 小时,切成细末;苦瓜对切,去瓤、子,切为细丝,用沸水烫过。将海米、苦瓜放入碗中,再放入豆豉拌匀,待锅烧热后放入锅里,然后加入食盐、味精、蒜泥、花椒油、醋,并加入少量开水,煮沸后加少许香菜即可。

用法:佐餐食用。

38. 芡实煮老鸭

功能:滋阴养胃,固肾涩精。适用于糖尿病肾病之水肿、尿频量多。

材料:芡实 200 克,鸭子(约 1 000 克)1 只,食盐 5 克,黄酒适量。

制法:将鸭子宰杀,去毛、内脏,洗净,将芡实填于鸭腹中,放砂锅内加水煮,煮沸后加入黄酒,改文火煮 2 小时至肉烂,加食盐即可。

用法:佐餐食用。

39. 清水煮南瓜

功能:补中益气,健脾养胃。适用于糖尿病证属中消。

材料:南瓜 400 克。

制法：将南瓜去皮，洗净，放入锅中，加入适量清水，以小火煮至南瓜熟透即可。

用法：每日分早晚 2 次食用。

40. 清蒸冬瓜瓤

功能：清热解毒，利水祛痰。适用于各种类型糖尿病患者。

材料：冬瓜 500 克。

制法：将冬瓜去皮，洗净，入蒸锅中蒸至冬瓜肉熟透即可。

用法：每次食用 100 克，于饭后食用。

41. 清蒸茶鲫鱼

功能：补虚弱，止消渴。用于上消。

材料：鲫鱼 500 克，绿茶 20 克，姜片 10 克，葱段 10 克，食盐 5 克，味精 3 克，植物油 30 克。

制法：鲫鱼宰杀后去鳞、肠杂，洗净。将绿茶放入鱼腹内，置于蒸盘内，放上姜、葱，撒上食盐、味精，淋上植物油，上笼蒸熟即成。

用法：佐餐食用，每日 1 次。

42. 清蒸山药

功能：健脾补气，补肾止泻。适用于脾肾两虚型糖尿病患者。

材料：山药 100 克。

制法：将山药去皮，洗净，入蒸锅中，蒸至烂熟即可。

用法：每日食用 2 次，于饭前食用。

43. 忍冬拌腐皮

功能：清热通络。适用于肢体麻木，筋骨疼痛，皮肤有烧灼感、蚁行感等，糖尿病自主神经病变及末梢神经炎等症。

材料：嫩忍冬（金银花）茎叶 75 克，嫩首乌茎叶 75 克，豆腐皮 50 克，姜末 2 克，食盐 1 克，味精 1 克，酱油 2 毫升，醋 1 毫升，香油 1 毫升。

制法：将前 3 味洗净，用沸水将忍冬茎叶、首乌茎叶焯一下，捞出过凉水去热，切成 3 厘米长段，放进菜盆。豆腐皮也切成丝，与忍冬等合并，加入姜末、食盐、味精、香油、醋等调拌均匀即成。

用法：作菜肴食用。

44. 清水蘑菇

功能：开胃和中，理气化痰。适用于各种类型糖尿病患者。

材料：蘑菇100克，食盐1克。

制法：将蘑菇洗净，入锅中，加入食盐及适量清水，以小火煎煮30分钟即可。

用法：不拘时代茶饮。

45. 清蒸参芪鸡

功能：养五脏，除消渴，补气益胃，补虚固脱。适用于糖尿病属中消者。

材料：党参30克，炙黄芪60克，母鸡（约1000克）1只，食盐、黄酒各适量。

制法：将母鸡宰杀，去毛、内脏，洗净，切成小块，与党参、黄芪倒入大瓷盆中，拌匀，再撒上食盐，淋上黄酒，用旺火隔水蒸3小时（瓷盆不加盖，让水蒸气进入），至鸡肉熟烂即成。

用法：饭前空腹食，每日2次，每次1小碗，党参与黄芪可嚼渣后吐弃；佐餐食用也可，但不宜过量，分2～3天吃完。

46. 生地麦冬炖甲鱼

功能：滋阴润肺，清热生津。用于糖尿病。

材料：生地黄30克，麦冬（洗净）15克，甲鱼1只，生姜片10克，葱段10克，食盐4克，味精3克，料酒10克，胡椒粉3克，香油25克。

制法：生地黄洗净，切片；甲鱼宰杀后去头、爪、内脏，刮去粗皮，入沸水中氽去血水。将生地黄、麦冬、甲鱼、葱、姜、料酒共入炖锅内，加水2000毫升，先用大火煮沸，再改小火炖至熟，加入食盐、味精、胡椒粉、香油即成。

用法：佐餐食用，每日1次，每次吃甲鱼肉50克，喝汤。

47. 清蒸枸杞鸽

功能:补肾益精,养肝润肺。适用于糖尿病。

材料:枸杞子 30 克,鸽子 1 只,黄酒、食盐各适量。

制法:将鸽宰杀,去毛、内脏,洗净。把枸杞子洗净后放入鸽腹内,淋上黄酒、冷水,加食盐,用线将鸽身扎牢,放入瓷盆中,不加盖,让水蒸气进入,用旺火隔水蒸 2 小时即成。

用法:喝汤吃肉,分 2 次吃完,枸杞子也可食,或细嚼后弃渣。

48. 生地石斛炖蛤肉

功能:清热养阴,益胃生津。用于中消。

材料:生地黄(洗净后切薄片)30 克,石斛(洗净后切小段)10 克,蛤蜊肉(洗净后切薄片)200 克,姜片 10 克,葱段 10 克,食盐 3 克,味精 2 克,料酒 10 克,胡椒粉 2 克,鸡油 15 克。

制法:将生地黄、石斛、蛤蜊肉、姜、葱、料酒共入炖锅内,加水 1 000 毫升,先用大火煮沸,再改用小火炖煮至熟,加入食盐、味精、胡椒粉、鸡油,搅匀即成。

用法:佐餐食用,每日 1 次,每次食蛤蜊肉 50 克。

49. 沙参荸荠炖猪肚

功能:益胃生津,止燥止渴。适用于糖尿病属中消者。

材料:北沙参 10 克,荸荠 30 克,猪肚 50 克,绍酒 10 毫升,葱 10 克,姜 5 克,食盐 5 克。

制法:将猪肚洗净,切块;荸荠去皮,一切两半;沙参切片;姜拍松,葱切段。把猪肚、荸荠、姜、葱、食盐、绍酒放入锅内,加水 1 000 毫升,用旺火煮沸,再用文火炖煮 1 小时即成。

用法:每日 1 次,佐餐食用。

50. 沙参石斛炖猪肺

功能:清肺热,止消渴。用于糖尿病。

材料:沙参 15 克,石斛 10 克,猪肺 200 克,姜片 10 克,葱段 10 克,食盐 3 克,味精 2 克,料酒 10 克,胡椒粉适量。

制法：沙参润透，切片；石斛洗净，润透，切小段；猪肺洗净，切小方块。将沙参、石斛、猪肺、姜、葱、食盐放入锅内，加适量清水，用大火煮沸，再用小火炖熟即成。食前加入味精、胡椒粉。

用法：佐餐食用，每日 1 次，吃猪肺，喝汤。

51. 三子银耳炖猪腰

功能：滋阴润肺补肾。用于糖尿病。

材料：五味子（洗净）15 克，枸杞子 15 克，黑豆 30 克，银耳 10 克，猪腰 2 只，姜片 10 克，葱段 10 克，食盐 5 克，味精 3 克，料酒 10 克，香油 25 克。

制法：枸杞子洗净，去杂质；黑豆浸泡一夜，洗净；银耳发透，去蒂头，撕成瓣；猪腰洗净，切为两半，去除白色臊腺，切成腰花。将五味子、枸杞子、黑豆、腰花、银耳、葱、姜、料酒共入炖锅内，加水 1 000 毫升，先用大火煮沸，再用小火煮熟，加入食盐、味精、香油即成。

用法：佐餐食用，每日 1 次，每次食猪腰 50 克。

52. 沙参炖燕窝

功能：滋阴润肺，清热生津。用于肺热伤津型糖尿病。

材料：沙参 15 克，燕窝 2 克，食盐 3 克，鸡汤 50 毫升。

制法：沙参润透，洗净，切薄片；燕窝温水发透，去除燕毛。共入蒸杯内，加入鸡汤，放于蒸笼内蒸 1 小时即成。

用法：作早餐，每日 1 次。

53. 沙参枸杞炖乌鸡

功能：滋阴补肾，调节血糖。适用于糖尿病。

材料：沙参 30 克，枸杞子 20 克，乌骨鸡（1 000 克左右）1 只，料酒 10 毫升，姜 5 克，葱 10 克，食盐 3 克，鸡精 2 克，鸡油 30 毫升。

制法：将沙参润透，切成 3 厘米长的段；枸杞子洗净；乌鸡宰杀后去毛、内脏及爪；姜拍松，葱切段。将沙参、枸杞子、乌鸡、料酒同放入炖锅内,加水 2 800 毫升,置旺火上煮沸,再用文火炖煮 35 分钟,加入食盐、鸡精、鸡油即成。

用法:每日 1 次,佐餐食用。

54. 沙参百合炖鱼翅

功能:润肺止咳,益胃生津。用于糖尿病。

材料:北沙参 30 克,鲜百合 30 克,鱼翅 50 克,菜胆 100 克,味精 2 克,料酒 10 克,食盐 5 克,胡椒粉 2 克,高汤适量。

制法:北沙参润透,切片;鲜百合洗净,撕成瓣;鱼翅发透,洗净,撕成条;菜胆洗净,切小段。将菜胆加食盐、水煮熟。取北沙参、百合放入炖盅内,加入高汤,投入鱼翅,隔水炖 1.5 小时,加入熟菜胆、食盐、味精、料酒、胡椒粉即成。

用法:佐餐食用,每日 1 剂,分 2 次食完。

55. 沙参天冬蒸鲫鱼

功能:健脾和胃,利湿消肿。用于糖尿病。

材料:北沙参、天冬各 15 克,鲫鱼 300 克,姜片 10 克,葱段 10 克,食盐 3 克,味精 2 克,料酒 10 克。

制法:北沙参、天冬分别洗净,润透,切片;鲫鱼去鳃、鳞、内脏,刮净鱼腹中黑膜。将北沙参、天冬加水 50 毫升,入笼蒸半小时取出。将食盐、料酒抹于鱼上,放入蒸盆内,将北沙参、天冬放在鱼身上,再将姜、葱盖在鱼上,置于蒸笼内,用大火蒸 12 分钟即成。

用法:佐餐食用,每日 1 次。

56. 山药炖萝卜

功能:健脾胃,清肺热。适用于糖尿病。

材料:山药 20 克,白萝卜 200 克,胡萝卜 200 克,食盐 10 克,猪瘦肉 100 克,姜 5 克,葱 10 克。

制法:将白萝卜、胡萝卜洗净,切成 3 厘米见方的块;山药洗净切片;猪肉切块;姜拍松,葱切段。猪肉、胡萝卜、白萝卜、食盐、姜、葱、山药同入锅内,加水 1 000 毫升,用旺火煮沸,再用文火炖煮 40

分钟即成。

用法:每日 1 次,佐餐食用,每次吃猪肉 30～50 克。

57. 沙参天冬炖老鸭

功能:滋阴补肺,祛热解毒。用于上消。

材料:北沙参、天冬、黄精各 15 克,老鸭 1 只,香菇 20 克,葱段 10 克,姜片 10 克,食盐 5 克,味精 3 克,料酒 10 克。

制法:北沙参、天冬、黄精分别洗净,切片;老鸭宰杀后去毛、内脏,洗净;香菇用水发透,切为两半。将北沙参、天冬、黄精、老鸭、香菇、葱、姜共入砂锅内,加入适量水、食盐、料酒,用大火煮沸,去除浮沫,用小火煨炖至熟烂即成。

用法:佐餐食用,每日 1 次,每次吃鸭肉 50 克。

58. 山药莴苣炒虾仁

功能:健脾补肺,固肾壮阳。用于糖尿病并发虚劳咳嗽、脾虚泄泻、遗精、阳痿、带下。

材料:山药(浸透后切片)30 克,鲜虾仁(洗净后去壳皮)100 克,莴苣 10 克,姜片 10 克,葱段 10 克,食盐 3 克,味精 3 克,料酒 10 克,植物油 50 克。

制法:莴苣洗净,去皮,切丁。起油锅,加入葱、姜爆香,投入虾仁、料酒,炒变色,加入山药、莴苣、食盐、味精,炒熟即成。

用法:佐餐食用,每日 1 次,每次食虾仁 50 克。

59. 山药炖羊肚

功能:补脾胃,益气阴。适用于糖尿病之口渴不饮、小便频数清长、食欲缺乏、形体消瘦、大便稀溏、腰膝酸软、头晕耳鸣等症。

材料:山药 200 克,羊肚 300 克,生姜、葱、食盐、味精、绍酒各适量。

制法:将羊肚洗净,切成小块;山药洗净,切片。将山药、羊肚与诸味调料同入砂锅中,加水 4 000～5 000 毫升,先用旺火煮沸,再用文火炖至羊肚熟即成,食时加入少许味精。

用法：每日2次，连续服用。

60. 山药炒猪腰

功能：滋阴润燥，滋补肝肾。用于肝肾阴虚型糖尿病。

材料：鲜山药50克，猪腰1只，葱段10克，姜片10克，食盐5克，味精2克，料酒10克，酱油10克，淀粉10克，植物油30克。

制法：鲜山药去皮，洗净，切片；猪腰洗净，切为两半，去除白色臊腺，切成腰花。将腰花加入食盐、料酒、淀粉腌渍30分钟。起油锅，加入姜、葱爆香，投入腰花、山药、食盐、味精、料酒、酱油，用淀粉勾芡，炒熟即成。

用法：佐餐食用，每日1次，每次食猪腰50克。

61. 山药炒豆芽

功能：补肾明目，健脾除湿。适用于糖尿病。

材料：山药12克，黄豆芽100克，枸杞子12克，素油30毫升，葱5克，食盐5克，醋3毫升。

制法：将黄豆芽洗净，去须根；山药润透，切丝；枸杞子洗净；葱切段。把炒锅置火上烧热，加入素油，六成热时下入葱花爆香，随即下入豆芽、醋、食盐、枸杞子、山药丝，炒熟即成。

用法：每日1次，佐餐食用。

62. 山药炒螺肉

功能：清热解毒，健脾利尿。用于糖尿病。

材料：鲜山药（洗净并切丝）50克，田螺肉（洗净并切片）100克，姜片10克，葱段10克，食盐3克，酱油10克，料酒10克，韭菜50克，味精3克，植物油50克。

制法：起油锅，下姜、葱爆香，加入田螺肉、韭菜、食盐、酱油、料酒、山药炒熟，再加入味精即成。

用法：佐餐食用，每日1次，每次吃田螺肉50克。

63. 山药南瓜煮牛肉

功能：补中益气，生津止渴。用于中消。

材料：山药30克，青南瓜200克，牛肉100克，姜片10克，葱段10克，食盐5克，料酒10克，植物油50克，上汤1 000毫升。

制法：山药洗净，润透，切片；青南瓜洗净，去瓤，切小方块；牛肉洗净，切小块。起油锅，加入葱、姜爆香，投入牛肉，炒变色，放入南瓜、山药、上汤，先用大火煮沸，再用小火煮熟即成。

用法：佐餐食用，每日1次，每次吃牛肉50克、南瓜50克，随意喝汤。

64. 山药枸杞炒金钩

功能：补肾明目，健脾除湿。用于糖尿病。

材料：鲜山药(洗净后切丝)50克，枸杞子(去杂质并洗净)15克，黄豆芽(洗净后去根须)10克，食盐5克，葱花10克，醋3克，植物油30克。

制法：起油锅，加入葱花爆香，投入黄豆芽、山药、枸杞子、醋、食盐，炒熟即成。

用法：佐餐食用，每日1次。

65. 参芪花粉蒸甲鱼

功能：滋补肾阴，补气益血。用于糖尿病。

材料：人参10克，黄芪30克，天花粉30克，甲鱼500克，白术10克，山药30克，姜片10克，葱花10克，食盐5克，味精5克，料酒10克，酱油10克，鸡汤300毫升。

制法：人参洗净，润透，切片；黄芪洗净，润透，切片；天花粉洗净，润透，切片；甲鱼宰杀后去头、内脏，刮去粗皮，切成八块，入沸水锅内汆去血水；白术洗净，润透，切片；山药洗净，润透，切片。将甲鱼放于蒸盆内，在甲鱼上抹上料酒、酱油、食盐、味精，放入葱、姜及5味药，盖上甲鱼壳，加入鸡汤，置于蒸笼内，用大火蒸1.5小时左右即成。

用法：佐餐食用，每日1次。

66. 山药炖胡萝卜

功能:健脾补肺,固肾益精。用于上消。

材料:鲜山药 200 克,胡萝卜 1 200 克,食盐 3 克,味精 2 克,鸡油 12 克。

制法:鲜山药去皮,洗净,切小方块;胡萝卜洗净,切小方块。将山药、胡萝卜共入锅内,加水 1 000 毫升,用大火煮沸,再改小火炖熟,加入食盐、味精、鸡油煮沸即成。

用法:佐餐食用,每日 1 次。

67. 双耳煮肉

功能:滋阴,润肺,补肾。用于阴虚型下消。

材料:银耳、黑木耳各 10 克,猪瘦肉(洗净并切薄片)200 克,姜片 5 克,葱段 6 克,食盐 3 克,味精 2 克,胡椒粉 2 克,鸡油 15 克,料酒 10 克。

制法:银耳、黑木耳分别发透,去蒂,撕成瓣。将银耳、黑木耳、猪瘦肉、葱、姜、料酒共入炖锅内,加水 1 000 毫升,先用大火煮沸,再用小火煮熟,加入食盐、味精、鸡油、胡椒粉,搅匀即成。

用法:佐餐食用,每日 1 次,每次吃猪肉 50 克,喝汤吃双耳。

68. 山药胡萝卜烧鸡腿

功能:健脾和胃,补气益血。用于气血两虚、脾胃虚弱型糖尿病。

材料:鲜山药 50 克,胡萝卜 100 克,姜片 10 克,葱段 10 克,鸡腿 2 只,食盐 5 克,味精 3 克,料酒 10 克,植物油 50 克,上汤 300 毫升。

制法:鲜山药洗净,去皮,切片;胡萝卜去皮,洗净,切小方块;鸡腿洗净,切小方块。起油锅,下姜、葱爆香,加入鸡腿、山药、胡萝卜、料酒、食盐、味精、上汤,烧熟即成。

用法:佐餐食用,每日 1 次,每次吃鸡肉 50 克。

69. 丝瓜炒蘑菇

功能：降血糖，降血脂，降血压。适用于糖尿病诸症、糖尿病合并高脂血症及高血压病。

材料：嫩丝瓜350克，蘑菇200克，植物油、味精、食盐、湿淀粉各适量。

制法：将蘑菇洗净；嫩丝瓜洗净，去皮，去两头，切成小段。将炒锅置于火上，用中火烧热后，加入适量植物油，烧至六成热时，放入丝瓜煸炒，呈绿色时，放入蘑菇、味精、食盐炒熟，用湿淀粉勾芡即成。

用法：佐餐食用。

70. 土豆炖鸡鸭胰

功能：补益气，生津液，止干渴，降血糖。适用于各种类型糖尿病。

材料：土豆250克，鸡、鸭胰脏各3～5具，白芷、八角、肉豆蔻各0.5克，葱、姜各2克，食盐3克，黄酒2毫升，味精、植物油各适量。

制法：将鸡、鸭胰脏洗净；土豆洗净，去皮，切成小方块。炒锅置于火上，待烧热后加入适量植物油，当油烧热后加入葱、姜，炒出香味，先将土豆块倒入煸炒片刻，再加鸡、鸭胰及清水、调料，改为文火，炖至土豆烂熟为止，最后加入适量味精调味即可。

用法：佐餐食用，吃土豆及鸡、鸭胰，喝汤。

71. 西芹百合炒乳鸽

功能：清热解毒，降压降脂，降低血糖。用于上消。

材料：鲜百合30克，西芹（洗净后切丁）100克，乳鸽1只，姜片10克，葱段10克，食盐5克，味精3克，酱油10克，料酒10克，淀粉10克，胡椒粉2克，香油10克，植物油适量。

制法：百合洗净，撕成瓣；乳鸽宰杀后去毛、爪、内脏，切小块，加入酱油、淀粉腌渍30分钟；百合、西芹共入锅内炒熟。起油锅，加入乳鸽，爆炒变色，洒入料酒，加入西芹、百合、姜、葱、食盐、味精、酱油、香油，炒匀，撒入胡椒粉即成。

用法：佐餐食用，每日1次，每次食鸽肉50克。

72. 天冬蒸鹅肉

功能：生津止渴，健脾和胃。用于糖尿病。

材料：天冬（洗净后切薄片）30克，白鹅肉（洗净并切小方块）200克，葱段10克，姜片10克，食盐3克，味精3克，料酒10克，酱油10克，上汤300毫升。

制法：将酱油、料酒、食盐、味精调匀，抹在鹅肉上，将葱、姜、天冬盖在鹅肉上，加入上汤，置于蒸笼内，用大火蒸2小时即成。

用法：佐餐食用，每3日1次。

73. 鲜荷蒸鸡肉

功能：清热解暑，升运脾气。用于糖尿病。

材料：鲜荷叶2张，香菇30克，火腿肉（切成10片）30克，乌鸡肉（洗净后切厚片）150克，姜片10克，葱段10克，食盐3克，味精3克，料酒10克，胡椒粉2克，淀粉10克，香油3克，植物油15克。

制法：鲜荷叶洗净，用沸水焯一下，去蒂梗，切成10个等边三角形；香菇泡发，切片，入沸水焯透。将香菇、乌鸡肉共入盆内，加入姜、葱、料酒、食盐、胡椒粉、香油、植物油、淀粉拌匀，再将其分为10等份放在荷叶上，各加火腿1片，包成长方形，摆于蒸盘内，置于蒸笼内大火蒸2小时即成。

用法：佐餐食用，每3日1次。

74. 茼蒿炒萝卜

功能：健脾补中，行气消食。用于脾虚气滞、肥胖型糖尿病兼有腹胀者。

材料：白萝卜（洗净后切条）200克，茼蒿（洗净并切段）100克，食盐、味精、植物油各适量。

制法：起油锅，投入萝卜炒至七成熟时加入茼蒿、食盐、味精，熟透后即可。

用法：作主菜佐餐。

75. 洋葱炒猪肉

功能：益肾降糖。用于下消。

材料：鲜洋葱（洗净后切条）100 克，猪瘦肉（洗净后切丝）50 克，食盐、味精、植物油各适量。

制法：起油锅，加入猪肉炒熟，再放入洋葱、食盐、味精煸炒，以嫩脆为佳。

用法：作主菜佐餐。

76. 洋葱炒鸡丝

功能：降血压，降血脂，降血糖。适用于糖尿病诸症及糖尿病并发高血压、高脂血症。

材料：洋葱 150 克，鸡胸脯肉 100 克，黄酒、食盐、味精、酱油、植物油、葱末、姜丝、湿淀粉各适量。

制法：将洋葱洗净，切成细丝；鸡胸脯肉切成细丝，用湿淀粉勾芡待用。炒锅置于火上，待锅烧热时加入适量植物油，当油烧至六成热时加葱末、姜丝，煸炒出香味后，加入鸡丝、黄酒，熘炒至九成熟时，加入洋葱丝，再同炒片刻，加食盐、味精、酱油，炒匀即可。

用法：佐餐食用。

77. 苡仁拌银芽

功能：清热解毒，生津止渴。用于糖尿病。

材料：薏苡仁（洗净后蒸熟）30 克，绿豆芽 200 克，葱花 10 克，蒜蓉 10 克，食盐 5 克，味精 5 克，醋 5 克，香油 10 克。

制法：绿豆芽放沸水锅内焯熟，捞起沥干水分。将薏苡仁、绿豆芽放入盆内，加入食盐、葱花、蒜蓉、味精、醋、香油，拌匀即成。

用法：佐餐食用，每日 1 次。

78. 苡仁黄瓜拌海蜇

功能:滋阴润肺,清热解毒。用于上消。

材料:薏苡仁(洗净后蒸熟)30 克,黄瓜 300 克,海蜇 150 克,食盐 5 克,姜丝 5 克,葱花 10 克,味精 5 克,酱油 10 克,料酒 10 克,香油 15 克。

制法:黄瓜洗净,去皮、子,切小长条,用食盐腌渍,除去水分;海蜇洗净,加水浸泡 2 日,注意换水,浸透后再洗净,切成丝,放入沸水锅内焯透,用凉水散开,沥干水分。将薏苡仁、黄瓜、海蜇、葱花、姜丝、酱油、香油、味精、料酒拌匀即成。

用法:佐餐食用。每日 1 次,每次食黄瓜 60 克,海蜇 30 克。

79. 蕹菜荠菜炒虾仁

功能:补虚疗损,养阴止渴,降低血压。适用于糖尿病合并高血压者。

材料:鲜蕹菜 250 克,鲜荠菜 100 克,鲜虾仁 100 克,鸡蛋清 30 克,黄酒、食盐、湿淀粉、味精、植物油各适量。

制法:蕹菜、荠菜洗净,切成段备用;鲜虾仁洗净后,用黄酒、食盐、蛋清、湿淀粉拌匀。在炒锅中加入适量植物油,当油烧至七成热时放入虾仁,快速划散,炒熟捞出;在锅中加入蕹菜、荠菜,翻炒几下后,再加入虾仁,并稍加水,煮沸后加适量味精,用湿淀粉勾芡即可。

用法:当菜佐餐,随意食用。

80. 苡仁大蒜拌茄子

功能:健脾除湿,清热和胃。用于中消。

材料:薏苡仁(洗净后蒸熟)30 克,大蒜(去皮并捣蓉)20 克,茄子(洗净后蒸熟)300 克,葱花 10 克,食盐 5 克,酱油 10 克,醋 10 克,味精 5 克,香油 15 克。

制法:将薏苡仁、蒜蓉、茄子、葱花、食盐、酱油、醋、味精、香油拌匀即成。

用法:佐餐食用,每日 1 次,每次食薏苡仁、茄子共 50 克。

81. 玉竹麦冬鸭

功能:养阴润燥,生津止渴,强心利尿,清肺热,降血糖。适用于糖尿病之上消。

材料:玉竹 50 克,麦冬 50 克,老母鸭(约 1 000 克)1 只,黄酒、食盐各适量。

制法:将玉竹、麦冬装入纱布袋中,扎牢袋口,放入冷水浸泡 3 分钟,取出药袋备用。将鸭子宰杀,去毛、内脏,洗净,放入大瓷盆中,鸭背朝下,并将湿药袋放入鸭腹内,淋上黄酒及适量冷水,再将鸭头弯入鸭腹内,用白线在鸭身上绕扎几圈,用旺火隔水蒸 4 小时,瓷盆不加盖,让水蒸气进入,至鸭肉酥烂离火,拆除白线,取出药袋,将食盐倒入鸭汤中即成。

用法:每日 2 次,每次 1 小碗,先喝汤,后吃鸭肉。

82. 玉竹枸杞蒸乳鸽

功能:滋阴补肾。用于糖尿病。

材料:玉竹 30 克,枸杞子 30 克,乳鸽 1 只,葱段 10 克,姜片 5 克,食盐 3 克,鸡汤 300 毫升。

制法:玉竹洗净,切小段;枸杞子洗净,去杂质;乳鸽宰杀后去毛、内脏,入沸水锅中氽去血水。将玉竹、枸杞子、乳鸽、姜、葱共入蒸盆内,加入鸡汤,置于蒸笼内,用大火蒸 45 分钟,放入食盐即成。

用法:佐餐食用,每日 1 次,每次吃鸽肉 50 克。

83. 玉米须龟

功能:滋阴补肾,降糖,降压。适用于肾阴亏损所致的糖尿病、高血压。

材料:玉米须 120 克,龟(500 克左右)1 只。

制法:将龟放入盆中,倒入 40℃温水排龟尿,洗净,宰杀,去头、爪,除去内脏,放入炖锅内,再将玉米须放入,加适量水,先用旺火煮沸,再用文火慢煮至熟透即成。

用法:吃乌龟肉喝汤。

84. 玉米须炖蚌肉

功能:清热解毒,平肝降压,降脂降糖。用于糖尿病、高血压、肾病。

材料:玉米须(洗净)50 克,蚌肉(洗净)200 克,食盐 3 克。

制法:玉米须、蚌肉共入砂锅内,加适量水,用小火煮至熟烂,加入食盐即成。

用法:佐餐食用,每日 1 次。

85. 玉竹银耳炖鲍鱼

功能:滋阴润肺,生津止渴。用于上下消。

材料:玉竹(洗净后切片)15 克,银耳 10 克,鲍鱼(洗净后切薄片)60 克,姜片 5 克,葱段 6 克,食盐 3 克,味精 2 克,料酒 10 克,胡椒粉 1 克,鸡油 10 克。

制法:银耳发透,洗净,去蒂头,撕成瓣。将玉竹、银耳、鲍鱼、姜、葱、料酒同入炖杯内,加入清水 50 毫升,用大火煮沸,再用小火炖熟,加入食盐、味精、鸡油、胡椒粉即成。

用法:佐餐食用,每日 1 次,每次吃鲍鱼 30 克。

86. 玉竹胡萝卜炒藕

功能:养阴润燥,生津止渴。用于糖尿病。

材料:玉竹 15 克,胡萝卜 50 克,莲藕 100 克,姜片 10 克,葱花 10 克,食盐 3 克,味精 3 克,料酒 5 克,胡椒粉 2 克,植物油 20 克。

制法:玉竹洗净,润透,切小段;胡萝卜洗净,去皮,切丝;莲藕洗净,切薄片,放入沸水锅内焯一下,沥去水分。起油锅,加入莲藕、玉竹、胡萝卜,炒至均匀,投入姜、葱、食盐、味精、料酒、胡椒粉,炒匀即成。

用法:佐餐食用,每日 1 次。

87. 玉竹蒸甲鱼

功能:滋阴润燥,生津止渴。用于糖尿病。

材料:玉竹 50 克,甲鱼 500 克,姜片 10 克,葱段 10 克,食盐 5 克,味精 4 克,料酒 10 克。

制法:玉竹洗净,润透,切小段;甲鱼宰杀后去肠杂,入沸水中氽去血水。将甲鱼放于蒸盆内,加入姜、葱、料酒腌渍 30 分钟,加入玉竹,置于蒸笼内,用大火蒸 60 分钟,调入食盐、味精即成。

用法:佐餐食用,每日 1 次。

88. 竹参心子

功能:补心益肺,滋阴安神。用于糖尿病、冠心病、肺结核等。

材料:玉竹 15 克,猪心(剖开后洗净)100 克,姜丝 2 克,葱花 2 克,食盐 2 克,花椒 3 粒,味精 2 克,卤汁适量,香油 2 克。

制法:玉竹洗净,切段,加水煮 1 小时,滤取汁约 500 毫升。将猪心加水、葱、姜、花椒,用大火煮沸后,加入玉竹汁,至猪心八成熟时捞出,弃去汤汁。锅内倒入卤汁,加入猪心,小火煨炖至酥烂,取出装盘。在锅内加卤汁、食盐、味精,煮成热汁,浇在猪心上,再淋上香油即成。

用法:佐餐食用。

89. 竹笋炒兔肉

功能:益气生津,降脂减肥。适用于糖尿病诸症及糖尿病高脂血症。

材料:鲜竹笋片 150 克,净兔肉 250 克,鸡蛋(取蛋清)1 个,料酒、味精、食盐、酱油、白糖、葱、姜、湿淀粉、植物油、鸡汤、香油各适量。

制法:将兔肉切成片,加入味精、食盐、酱油、湿淀粉搅拌。将炒锅烧热后加适量植物油,待油烧至六成热时,将兔肉片、竹笋片下锅爆熟,捞出沥油;原锅烧热,放入葱、姜煸炒透后,再放入兔肉片、竹笋片,烹入料酒,倒入芡汁颠翻几下,加入少许香油拌匀即可。

用法:佐餐食用。

十六、糖尿病并发症及三级预防

(一)糖尿病并发心脏病

1. 糖尿病性心脏病谱 见图66。

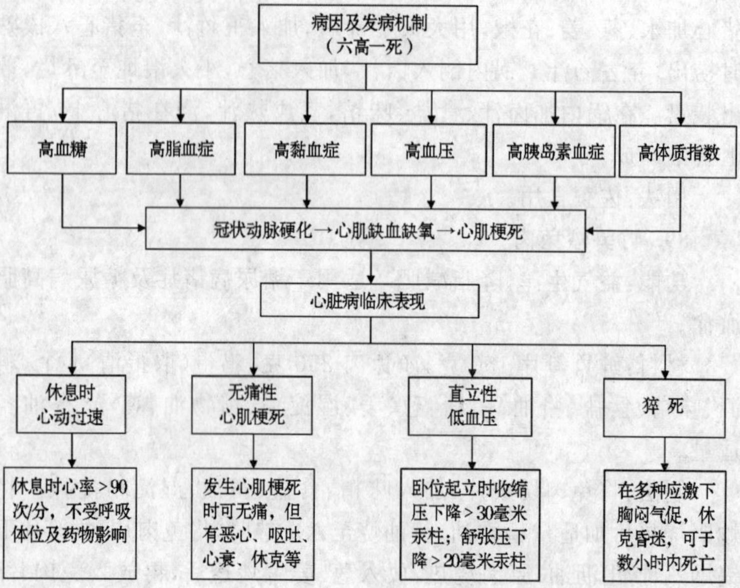

图66 糖尿病性心脏病谱

2. 心脏病早知道及诊断标准　见图 67。

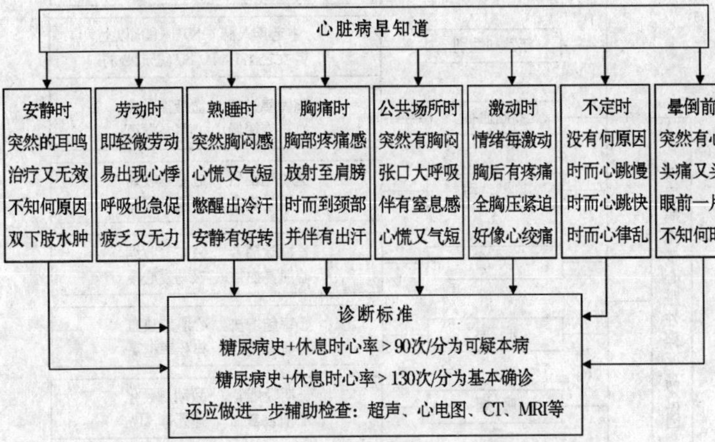

图 67　糖尿病性心脏病早知道

3. 糖尿病性心脏性猝死高危因素早知道　见图 68。

心脏性猝死，是指由各种心脏原因引起的突发死亡。可发生于原有或无心脏病的病人中，常常无任何危及生命的前期表现，而突然意识丧失，在急性症状出现后 1 小时死亡。91%以上的心脏猝死是心律失常所致。

4. 糖尿病性心脏性猝死前兆　心脏性猝死是由于心脏原因导致无法预料的死亡，病人过去有或无心脏病史，在急性症状开始的 1 小时内(亦有规定为 24 小时)发生心脏骤停，导致脑血流突然中断，出现意识丧失，病人如经及时救治可获存活。心脏性猝死前有四项前兆，但并非心脏性猝死所特有，而是常见于任何心脏病发作之前(图 69)。

5. 糖尿病性心力衰竭早知道　糖尿病患者常由于精神状态消极，或伴有偏瘫、关节病变、视力减退等原因，使日常生活的活动

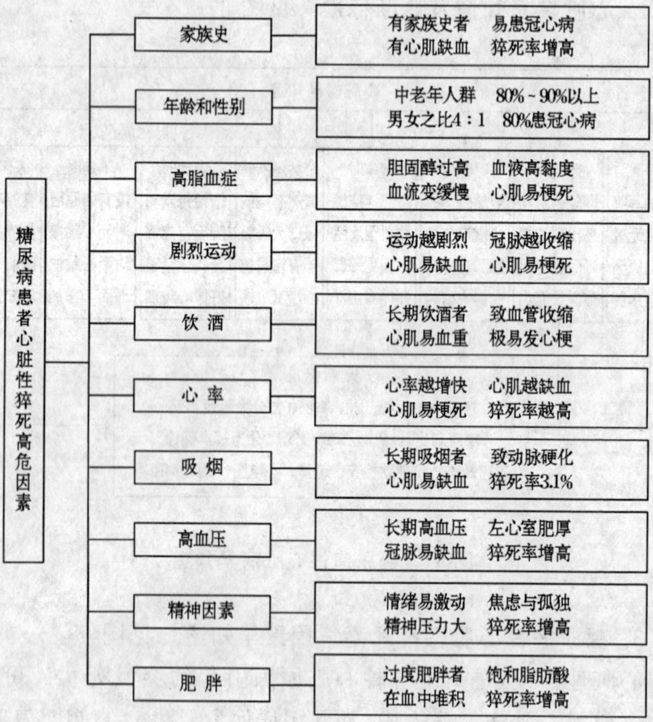

图 68　心脏性猝死高危因素早知道

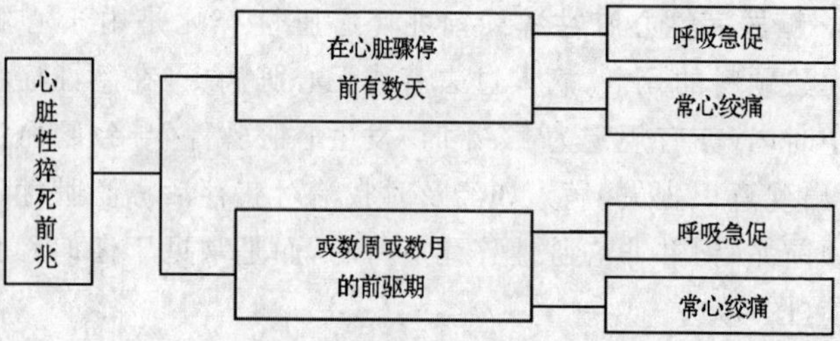

图 69　心脏性猝死前兆早知道

量减少，发生心力衰竭时可以完全无症状，一旦由于某种诱因发生心力衰竭时，可危及生命。患者心力衰竭常有非特异性表现的早期信号。但要指出的是，糖尿病性心力衰竭并非出现下列全部表现，但出现八项中任何一项早期信号，就应立即去医院进行诊治。糖尿病患者心力衰竭患病率随年龄增长而升高，且预后差，5 年存活率与恶性肿瘤相仿，所以必须早发现、早防治。糖尿病性心力衰竭早期信号见图 70。

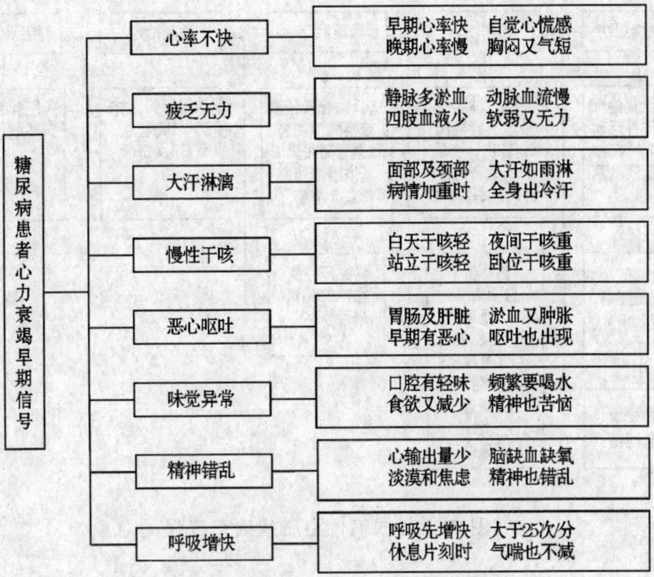

图 70 糖尿病患者心力衰竭早期信号

6. 糖尿病性心脏病治疗流程 见图 71。

糖尿病性心脏病又伴高血压患者也可选择钙通道阻滞药、β 受体阻滞药、α 受体阻滞药、利尿药。还应该降低血液黏滞度，改善微循环，阿司匹林治疗可以降低糖尿病患者心肌梗死、脑卒中、

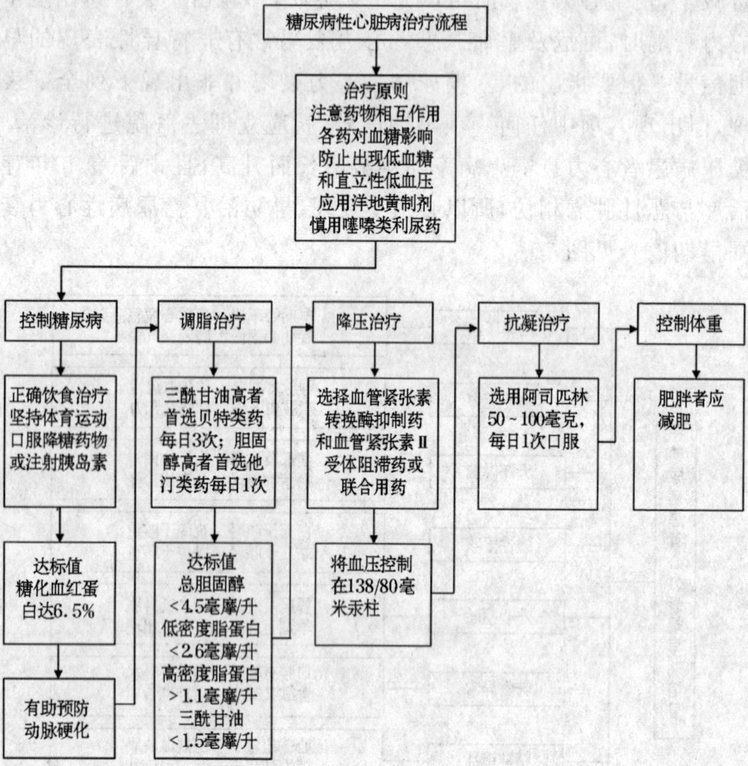

图 71　糖尿病性心脏病治疗流程

冠状动脉暂时缺血的发生率。

由于糖尿病性心脏病最关键的诱因为胰岛素抵抗和高胰岛素血症引起的各种代谢紊乱，首要选择适当的降糖药物进行降糖治疗，控制好血糖，严防血糖过高。

预防糖尿病性心脏病最好最有效的办法是控制血糖，控制血压，降低低密度脂蛋白及胆固醇。美国推荐以下"ABCs"糖尿病治疗目标，有助于使心脏维持在最佳健康状态（表19）。

表19　糖尿病治疗的ABCs

ABCs	检测项目	目　标
A	糖化血红蛋白	＜7％
B	血压	＜130/80毫米汞柱
C	胆固醇	低密度脂蛋白＜2.59毫摩/升

（二）糖尿病并发脑血管病

1. 病因及发病机制　五高一病，见图72。

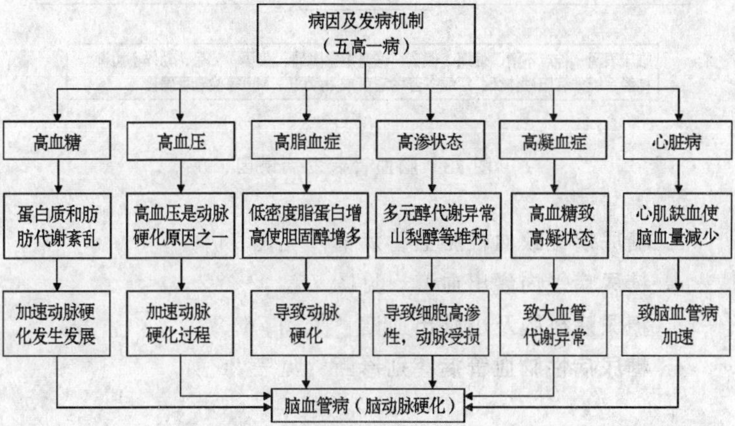

图72　糖尿病性脑血管病病因及发病机制

2. 脑血管病发病诱因 见图73。

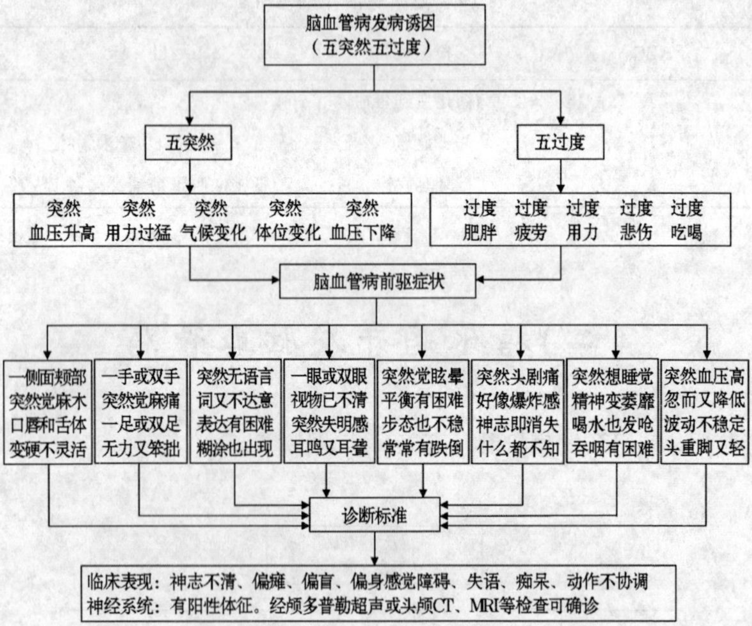

图73 脑血管病发病诱因

3. 糖尿病性缺血性脑血管病谱 见图74。

4. 糖尿病性内囊出血谱 见图75。

5. 糖尿病桥脑及小脑出血谱 见图76。

6. 糖尿病性脑血管病鉴别诊断 见表20。

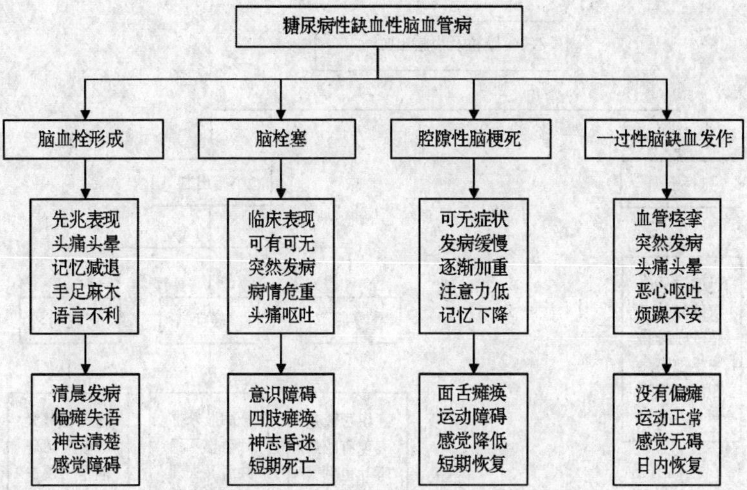

图 74　糖尿病性缺血性脑血管病谱

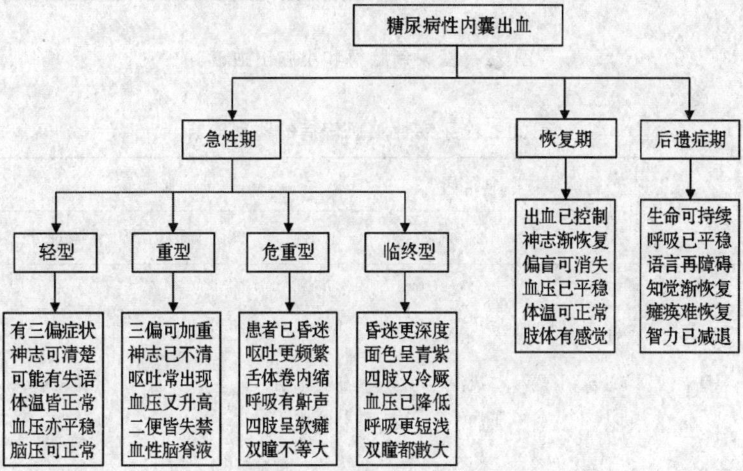

图 75　糖尿病性内囊出血谱

注：三偏症状是指偏瘫、偏盲、偏身体感觉障碍

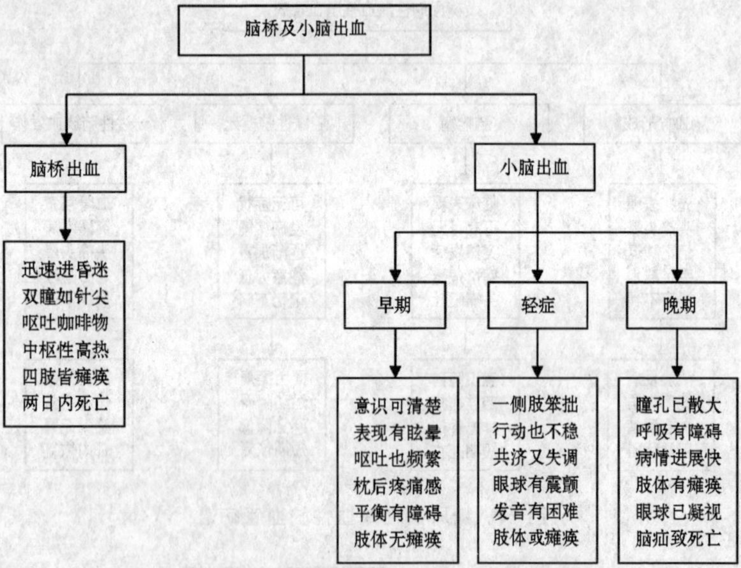

图 76　糖尿病脑桥和小脑出血谱

表 20　糖尿病性脑血管病的鉴别诊断

项　目	缺血性脑血管病		出血性脑血管病		
	脑血栓形成	脑栓塞	脑出血	蛛网膜下隙出血	脑梗死
发病年龄	多见于60岁以上	多见于中老年	多见于50～65岁	多见于青壮年	60～80岁
常见病因	动脉粥样硬化	风湿性心脏病	高血压及动脉硬化	动脉瘤、血管畸形、高血压	糖尿病、高血压
TIA史	常有	可有	多无	无	常有

续表

项目	缺血性脑血管病		出血性脑血管病		
	脑血栓形成	脑栓塞	脑出血	蛛网膜下隙出血	脑梗死
起病时情况	在安静、血压下降、血流缓慢时	不定，常由静态到动态	多在活动、情绪激动、血压上升时	同左	多白天发病
起病缓急	较缓	急	急	急	最急
昏迷	常无或较轻	少、短暂	常有，持续较重	少、短暂较浅	常有
头痛	多无	少有	常有	剧烈	多有
呕吐	少	少	多	最多	少或无
血压	正常或增高	多正常	明显增高	正常或增高	正常或增高
瞳孔	多正常	多正常	患侧有时大	多正常，动眼神经麻痹时大	多正常
眼底	动脉硬化	可能见动脉栓塞	动脉硬化，可能见视网膜出血	可见玻璃体出血	动脉硬化
偏瘫	多见	多见	多见	无	多见
颈强直	无	无	可有	明显	无
脑脊液	多正常	多正常	压力增高，含血	压力增高，血性	多正常
CT 检查	脑内低密度灶	脑内低密度灶	脑内高密度灶	蛛网膜下隙高密度影	有梗死灶

糖尿病性脑血管病肢体瘫痪程度判断标准：判断本病患者肢体主动运动的能力及瘫痪的程度，医学上用“肌力”表示，并把肌力

分为6个级别。

0级：为完全瘫痪，瘫痪的肢体不能移动。

Ⅰ级：瘫痪的肢体不能移动，但瘫痪的肢体肌肉有轻微的收缩。

Ⅱ级：肢体能在床上平移，但不能抬起。

Ⅲ级：肢体能抬起。

Ⅳ级：肢体能抬起，并能抵抗一定的阻力。

Ⅴ级：正常肌力。

7. 脑卒中早知道 脑血管病即通常所说的脑卒中，是由脑部血液循环突然发生障碍所致。脑卒中（中风）分为缺血性和出血性两大类。

缺血性脑卒中是由脑血管管腔狭窄，血栓形成或血栓附着，导致血流受阻而引起的；出血性脑卒中，是指脑内出血和蛛网膜下隙出血而引起的。80%以上的脑血管病患者是60岁以上的老年人，死亡率和致残率很高，应当高度重视。大多在脑卒中发生之前都有早期信号（图77）。

8. 小卒中早知道 近年来，有一种可能导致脑卒中的高危因素，引起人们的高度关注，这就是“小中风”。“小中风”是一过性脑缺血发作，或称短暂性脑缺血发作，是由于脑的某一区域突然出现血液供应障碍，但可以恢复。“小中风”常常在清醒时发作，一天中可有几次发作，也可以隔几天甚至几年发作一次。神经系统症状可以出现几分钟至几小时，最长时间不超过一天（24小时）。小卒中（小中风）的具体临床表现可以分为4型（图78）。

9. 糖尿病性脑卒中的预防 脑卒中是人类第二大死亡原因，严重威胁着人类的身体健康。脑卒中的预防比治疗更重要。只有进行大众化的脑卒中预防工作，才能真正遏制脑卒中的高发病率、高病死率和高致残率。

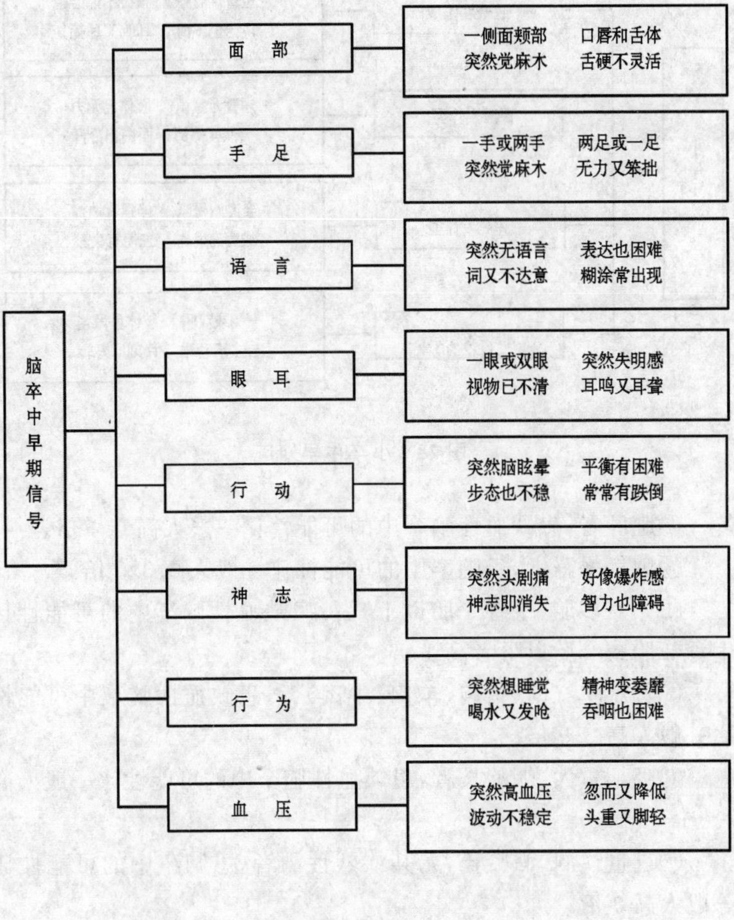

图 77　脑卒中早知道

(1)脑卒中高危因素

①家族直系上代有脑卒中病史者,患脑卒中的可能性比一般人高 2.5 倍。

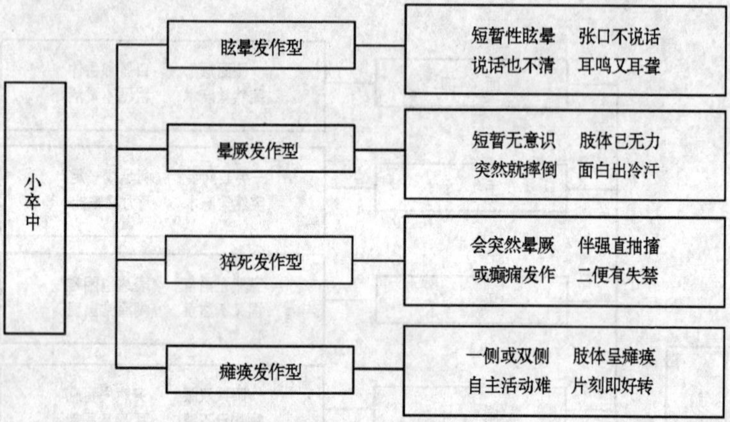

图 78　小卒中早知道

②肥胖者，患缺血性脑卒中的可能性比一般人高 0.4 倍。

③脾气暴躁者，患脑卒中的可能性比一般人高 3.5 倍。

④妇女多胎(生育 4 胎以上)者，患缺血性脑卒中的可能性比生育 3 胎或 3 胎以下者高 1 倍。

⑤喜欢吃红肉(猪肉、羊肉、牛肉)者，患缺血性脑卒中可能性比一般人高 2.9 倍。

⑥吸烟量大、烟龄长者，患缺血性脑卒中的可能性比一般人高 2.5 倍。

⑦过量饮酒、酒龄长，尤其饮烈性酒者，患脑卒中的可能性比一般人高 3 倍。

⑧饮食偏咸者，患脑卒中的可能性比摄入食盐正常者高 1.9 倍。

⑨气候变化。脑卒中在冬季比夏季多发。

⑩用力过度或过劳者，比一般做轻体力工作者易发脑卒中。

(2)脑卒中高危疾病

①高血压。60%～70%的高血压患者患脑卒中。

②心脏病。尤其患有冠心病者,患脑卒中的可能性比一般人高3倍。

③糖尿病。患有糖尿病者脑卒中发病率比一般人高21倍。

④高脂血症。有高脂血症者脑卒中的发病率比一般人高2.3倍。

⑤慢性支气管炎。患慢性支气管炎者患脑卒中的可能性比一般人高4倍。

⑥颈椎病。患颈椎病者,病程越长、病情越重者,患脑卒中的可能性越大。

⑦血液病。患血液病,尤其患有与血小板减少相关的疾病者,患脑卒中的危险性极大。

⑧动脉硬化。70%的脑卒中患者都患有动脉硬化。

⑨高黏血症。患有高黏血症者比一般人患脑卒中的可能性高。

⑩脑血管先天畸形。动脉瘤和动脉畸形是大脑内隐蔽性很高的“定时炸弹”,随时都有可能破裂出血,极易患出血性脑卒中。

(3)脑卒中的高发年龄:随着年龄的增长,脑卒中的发病率、死亡率均有明显增加。其中,75岁以上年龄组发病率是65～74岁组的1.4～1.6倍,是55～65岁组的3～4倍,是45～54岁组的5～8倍,是35～44岁的30倍。脑卒中死亡率也是随年龄的增长而增高,年龄每增长5岁其死亡率即增加1倍。

蛛网膜下隙出血多发生于年轻人;脑出血多发生于50～69岁;脑血栓形成多发生于60～79岁;脑栓塞多发生于中年人。

(4)脑卒中零级预防:零级预防是在健康人群中防止发生脑卒中的策略,最重要的是防止、减少或延缓出现脑卒中的高危因素。零级预防是一级、二级预防的基础,是脑卒中系统防治工程不可或缺的部分，应该“从娃娃抓起，纵贯一生”。

①保持五正常。保持体重在正常范围内，总胆固醇<4.9毫摩/升，血压<120/80毫米汞柱，心电图正常，血糖正常。即无高危因素。至少每年记录一次。

②健康饮食。坚持“十不五多”，“十不”即不吸烟，不酗酒，不过饥饱，不偏咸，不偏油，不偏辛辣，不偏生冷，不过劳，不熬夜，不情绪激动；“五多”是多吃鱼，多吃杂粮，多喝牛奶，多吃蔬菜，多吃水果，荤素合理搭配。

③健康行为。坚持有氧运动，防止各种感染，适时加减衣物，保持心理健康。

④健康知识。了解脑卒中防治常识，并与时俱进，更新健康常识。

(5)脑卒中一级预防：脑卒中一级预防是指脑卒中发病前的预防，其关键是改变不健康的生活方式，最核心的是控制高危因素，从而达到使脑卒中不发生或延迟发生的目的。一级预防的关键是控制血糖和与心脏病变相关的高危因素，以及改变生活方式两方面。

①高血压。无论是缺血性抑或是出血性脑卒中，高血压都是主要的高危因素。血压越高，脑卒中发生的危险越大。收缩压每升高10毫米汞柱，脑卒中发病的相对危险增加49%；舒张压每升高5毫米汞柱，脑卒中发病的相对危险增加46%。

治疗高血压，既能预防脑卒中发生，又能保护其他靶器官。早期或轻度高血压患者，首先要改变不良生活方式，3个月后无效者，加用抗高血压药物治疗；中度以上高血压患者除改变不良生活方式外，还应进行持续而合理的药物治疗；单纯高血压患者应将血压降至<140/90毫米汞柱；高血压又伴发糖尿病或肾病患者，血压最好降至<130/80毫米汞柱；单纯收缩压升高的老年人(指年龄≥65岁，收缩压>160毫米汞柱，而舒张压<90毫米汞柱)，如

能耐受，其收缩压可降至<150毫米汞柱。应当强调的是，血压并非降至越低越好。

②糖尿病。糖尿病是脑卒中的独立高危因素。首先应改变不良生活方式；2～3个月后血糖控制不理想，应选用口服降糖药或应用胰岛素治疗；糖尿病合并高血压应严格控制血压在130/80毫米汞柱以下。

③血脂异常。总胆固醇>7毫摩/升，发生缺血性脑卒中的危险增加，胆固醇每升高1毫摩/升，脑卒中发生率就增加25%。血浆高密度脂蛋白水平与脑卒中发病呈负相关。

血脂异常患者的治疗：首先应改变不良生活方式，并定期复查血脂；改变生活方式无效者应药物治疗；糖尿病伴发心血管疾病者，应采用他汀类药物治疗，将低密度脂蛋白降至2.07毫摩/升以下；冠心病及高血压高危患者，即使低密度脂蛋白水平正常，也应改变生活方式，并给予他汀类药物治疗。

应当强调的是，他汀类药降脂治疗是把双刃剑，低密度脂蛋白过低将导致颅内出血的风险增加。因此，服药期间的定期监测和适时调整药物剂量是规范化治疗的重要部分。

④心房颤动（房颤）。单纯房颤可以使脑卒中的风险增加4～5倍，是缺血性脑卒中的独立高危因素。无其他脑卒中危险因素的房颤患者，年龄小于60岁，没有其他心脏病或任何一种血栓栓塞危险因素的房颤患者，可应用阿司匹林75～100毫克/日预防脑卒中；有任何一种中度危险因素的房颤患者，可以选用阿司匹林75～325毫克/日；有中、低危险因素的房颤患者，可选用阿司匹林150～325毫克/日预防脑卒中。

⑤改变生活方式

戒烟。因为吸烟会增加缺血性和出血性脑卒中（尤其是蛛网膜下隙出血）发生的风险，故吸烟者应戒烟；不吸烟者也应避免被动吸烟。

合理膳食。每日饮食种类应多样化:每日总脂肪摄入应小于总热能的30%,饱和脂肪酸占10%。每日摄入新鲜蔬菜400～500克、水果100克、肉类50～100克、鱼虾50克、奶类250克;蛋类每周3～4个;食油每月20～25克;食盐摄入量≤6克/日,少吃糖类及甜食。

坚持体力活动。中老年人和高血压患者进行体力活动前,应全方位考虑患者的运动限度,制定个体化的运动方案。每周至少有5日,每日30～45分钟的体力活动,如快走、慢跑、骑自行车、游泳等。

控制体重。肥胖和超重者应减轻体重,有助于降低血压,能预防脑卒中。

防止过度疲劳和用力过猛。

保持生活规律,养成良好的生活习惯,保持足够的睡眠和休息时间。

保持大便通畅,勿使劲搬抬重物。

忌暴饮暴食、酗酒。

坚持每日多次少量、适量饮水。

(6)脑卒中二级预防:脑卒中二级预防是针对发生过一次或多次脑卒中的患者,通过寻找脑卒中发生的病因,针对所有可干预的高危因素进行治疗,以达到降低脑卒中复发高危因素的目的。二级预防的原则是:缺血性脑卒中要坚持服用阿司匹林;控制高血压;调节血脂异常;控制糖尿病;均衡合理膳食;适当体力活动;戒烟戒酒;对患者进行健康教育;坚持康复治疗;保持心态平衡。

(7)脑卒中三级预防:脑卒中三级预防是对已患脑卒中者实施早期或超早期治疗,以降低致残程度,消除或治疗高危因素。

所谓早期治疗是指在患者发病后数小时内进行的治疗,如对缺血性脑卒中患者,发病后6小时以内即开始溶栓治疗,针对性治疗措施的介入越早,治疗效果越好,致残程度有可能越低。

(8)脑卒中的高危因素、年龄、疾病、药物及类型:见图 79。

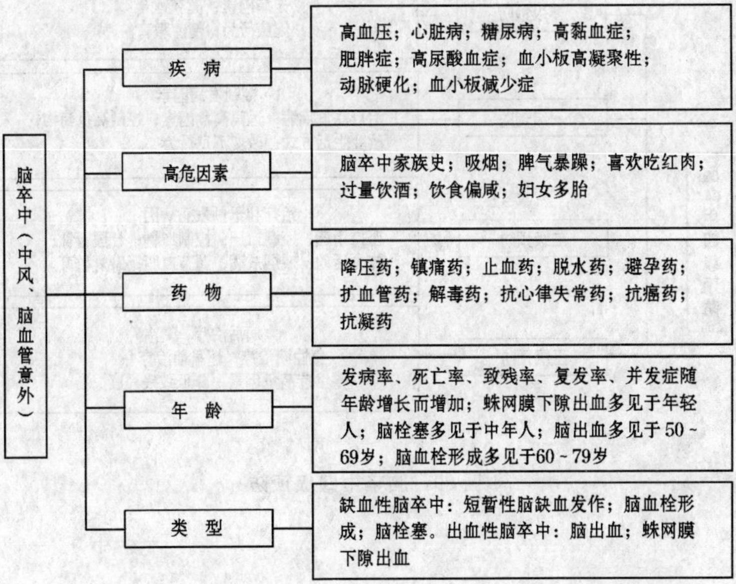

图 79 脑卒中的高危因素、年龄、疾病、药物及类型

(9)脑卒中四级预防:见图 80。

10. 缺血性脑血管病急性期治疗 缺血性脑血管病急性期治疗流程见图 81。

11. 出血性脑血管病治疗 出血性脑血管病治疗流程见图 82。

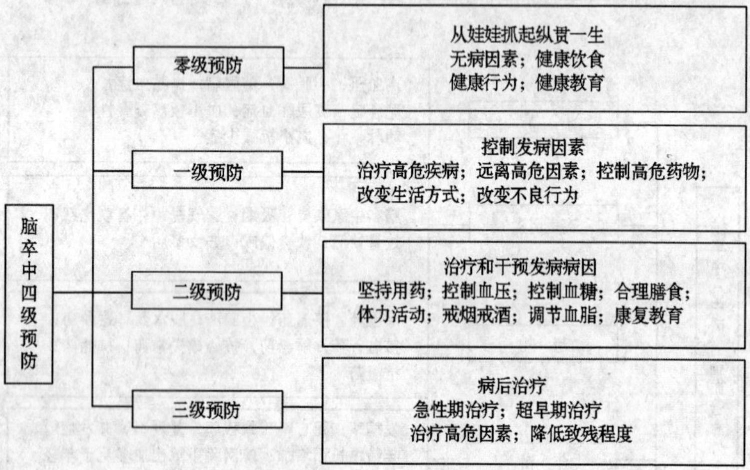
脑卒中四级预防
零级预防
从娃娃抓起纵贯一生
无病因素；健康饮食
健康行为；健康教育
一级预防
控制发病因素
治疗高危疾病；远离高危因素；控制高危药物；
改变生活方式；改变不良行为
二级预防
治疗和干预发病病因
坚持用药；控制血压；控制血糖；合理膳食；
体力活动；戒烟戒酒；调节血脂；康复教育
三级预防
病后治疗
急性期治疗；超早期治疗
治疗高危因素；降低致残程度

图 80　脑卒中四级预防

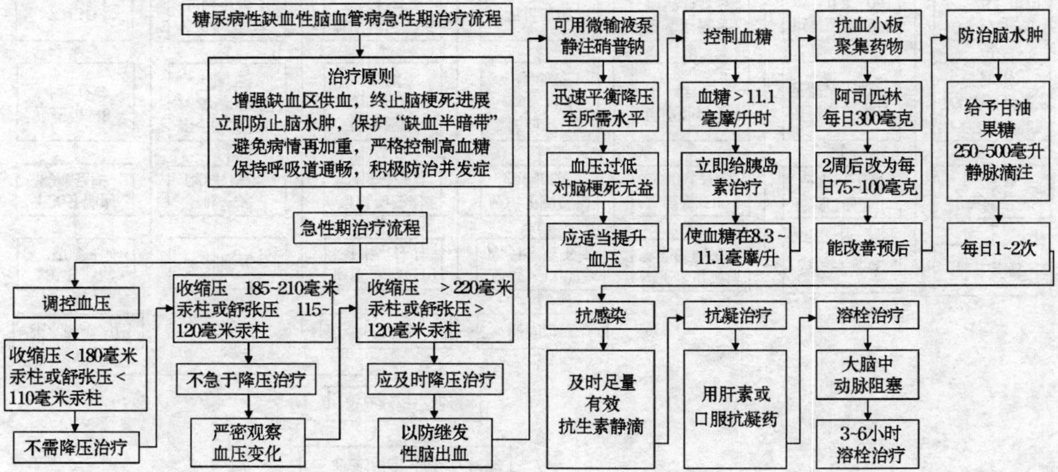

图81　缺血性脑血管病急性期治疗流程

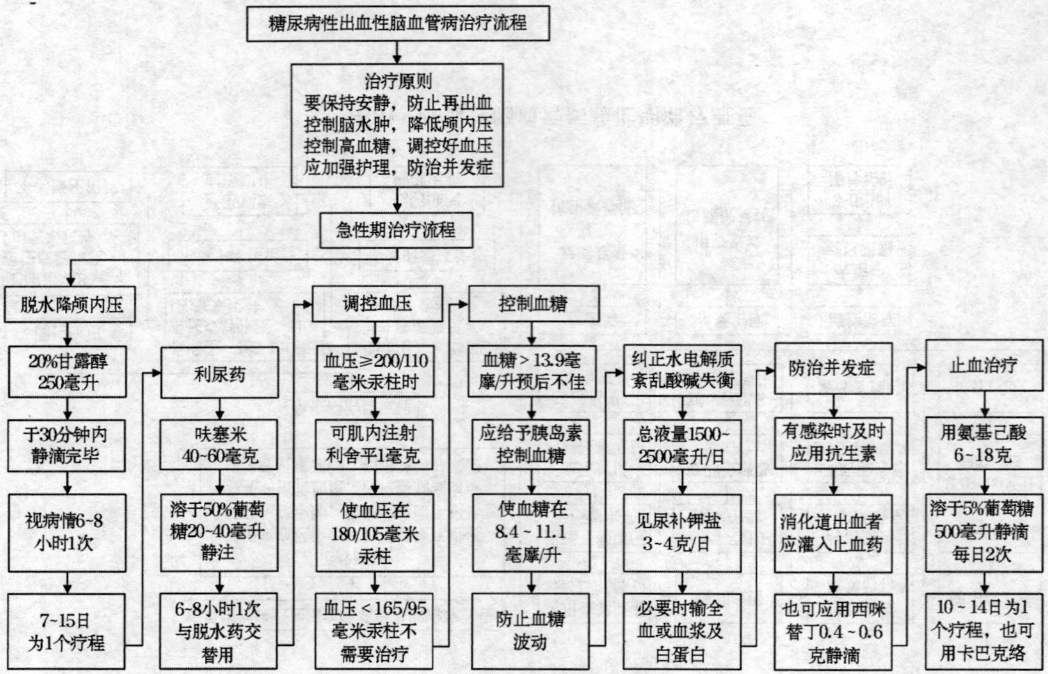

图82　出血性脑血管病治疗流程

(三)糖尿病高渗性昏迷

1. 糖尿病高渗性昏迷谱 见图83。

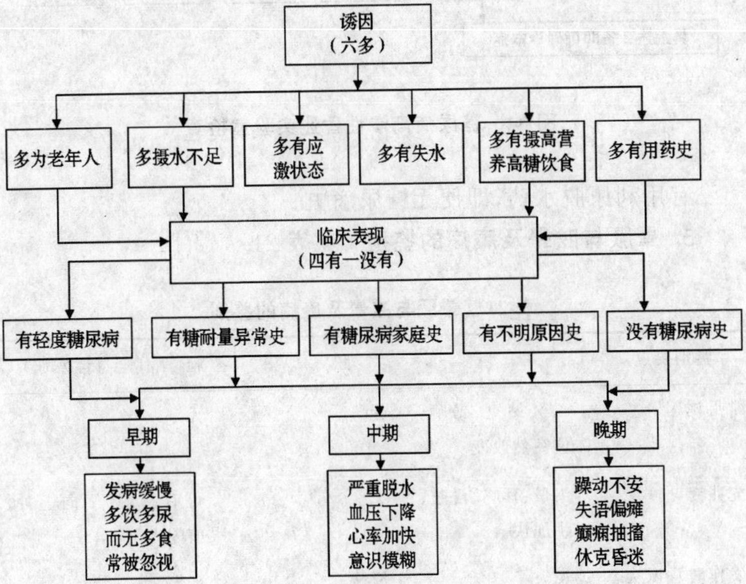

图83 糖尿病高渗性昏迷谱

2. 实验室检查 见图84。

中年以上出现下列表现者提示本病可能。

意识进行性障碍,有明显脱水征象。

出现癫痫样抽搐,病理反射呈阳性。

应激状态有多尿,有大量摄糖病史。

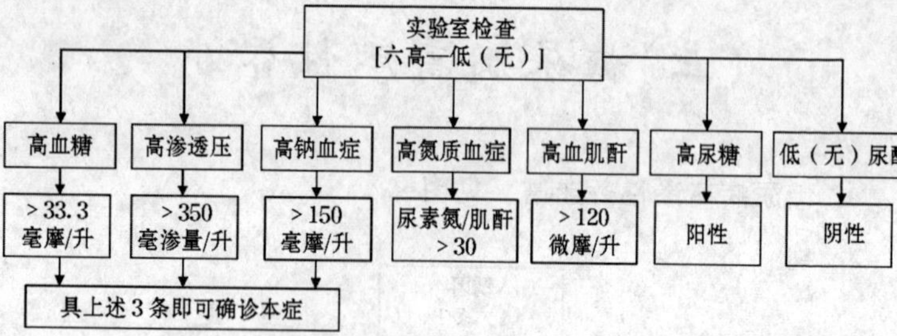

图 84　糖尿病高渗性昏迷实验室检查

有用利尿脱水药，即便无糖尿病史。

3. 晕厥与眩晕及癫痫的鉴别　见表21。

表 21　晕厥与眩晕及癫痫的鉴别

鉴别要点	晕　厥	眩　晕	癫　痫(全身性发作)
常见诱因	长久站立、暴晒、体位突然改变	无	无
先兆	头晕、耳鸣、目眩、心跳加快	无	可有胸闷、气向上冲、眼前闪光等
发作时意识状态	丧失	清楚	丧失
发作时表现	面色苍白，四肢厥冷，发作缓慢，没有抽搐，又会尿失禁	自身或眼看外物旋转，有摇摆感，恶心呕吐，眼球震颤	强直-痉挛性发作，突然倒地，脸色苍白，发绀，双侧瞳孔散大，对光反射消失
发作持续时间	数秒至数分钟	数分钟到数日	数分钟到数十分钟或更长
发作时血压变化	大多降低	不变	不变或升高

4. 糖尿病高渗性昏迷的治疗 治疗流程见图 85。

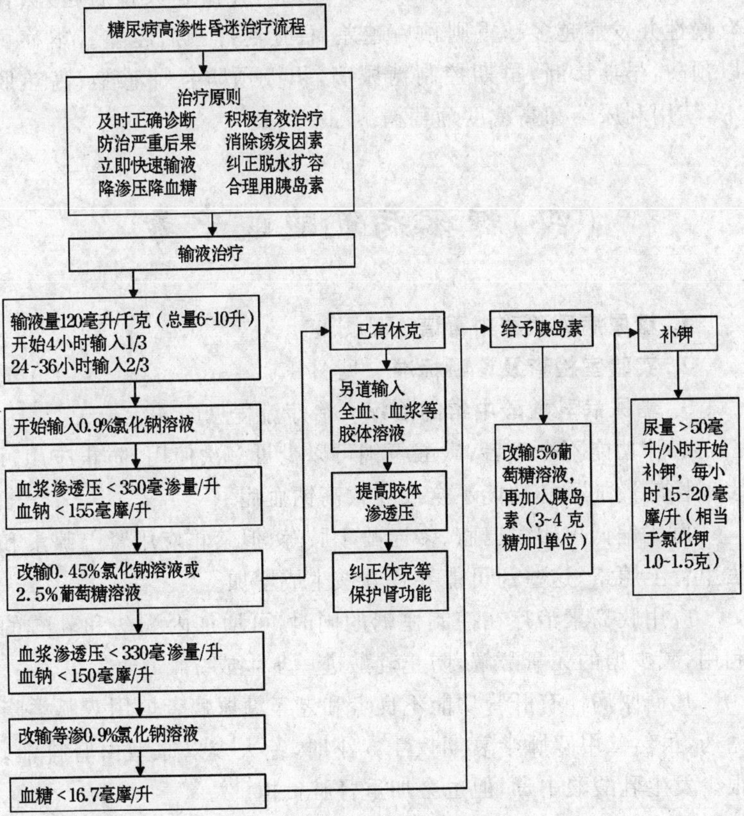

图 85 糖尿病高渗性昏迷治疗流程

开始输入低渗液可诱发脑水肿、心力衰竭、休克等并发症。输液过快可诱发心力衰竭、脑水肿。大剂量胰岛素不诱发低血糖、低血压、尿闭和水肿。待患者清醒后，可口服补钾。患者清醒可口服补液，也可经胃管鼻饲温开水补液，可防止心力衰竭、肺水肿及脑水肿。

本症预后较差，死亡率为20%～50%，年龄越大预后越差；伴有慢性并发症越多越重则预后越差；昏迷越深预后越差。本症可以预防：早期诊断，早期控制糖尿病，积极预防各种感染、高热脱水，禁用利尿药和高浓度葡萄糖。

（四）糖尿病乳酸酸中毒

1. 糖尿病乳酸酸中毒谱　见图86。

2. 实验室检查及诊断标准　见图87。

3. 糖尿病乳酸酸中毒的治疗　治疗流程见图88。

心肺功能不全患者，碳酸氢钠可以少量多次使用，防止应用过多碱性溶液加重心功能不全或导致高钠血症。

血压偏低可用多巴胺、多巴酚丁胺等，但禁止应用肾上腺素和去甲肾上腺素，这些药可能导致乳酸生成增加。

应用胰岛素治疗在控制血糖的同时，可增加丙酮酸和乳酸的利用，减少糖的无氧酵解，防止乳酸进一步生成。

凡糖尿病伴有肝肾功能不良者和老年糖尿病者慎用双胍类降糖药，虽然二甲双胍半衰期仅1.5小时，绝大多以原型由肾排泄，很少发生乳酸酸中毒，但也会加重肾脏负担。

本症预后不良，病死率在50%以上，老年伴有肝肾功能不良者病死率可达80%。

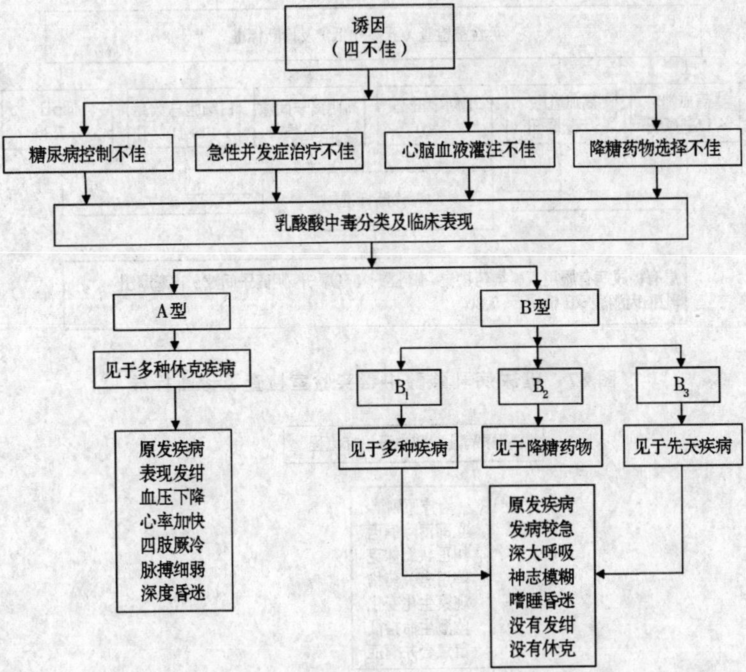

图 86　糖尿病乳酸酸中毒谱

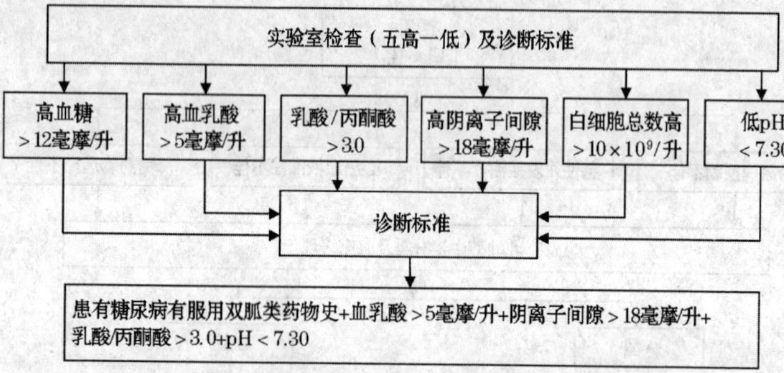

图 87　糖尿病乳酸酸中毒实验室检查及诊断标准

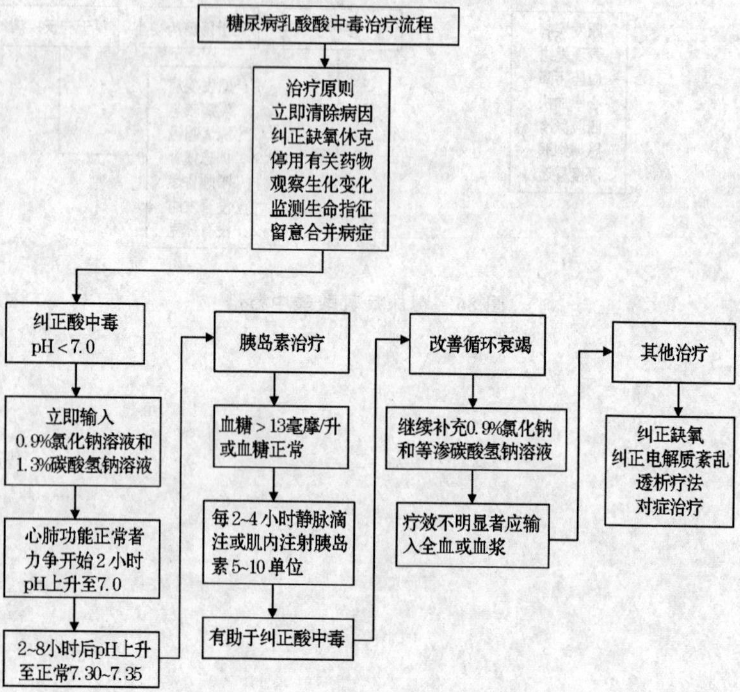

图 88　糖尿病乳酸酸中毒治疗流程图

（五）糖尿病神经病变

1. 发病机制 见图 89。

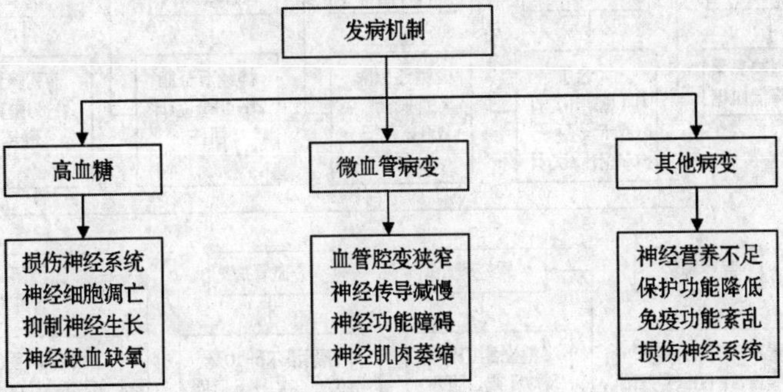

图 89 糖尿病神经病变发病机制

2. 神经病变谱 见图 90。

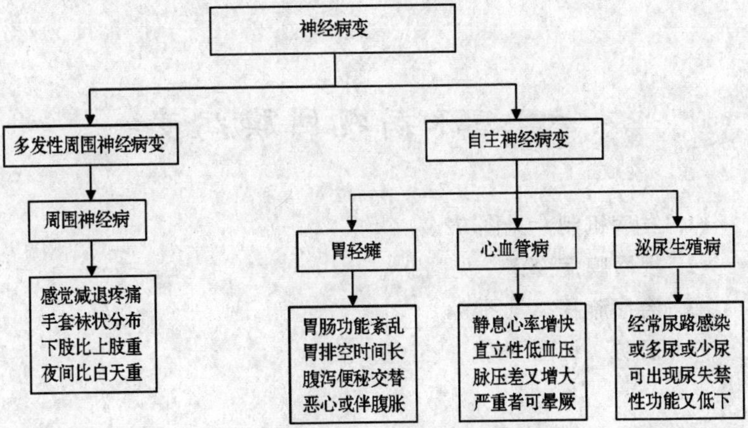

图 90 糖尿病神经病变谱

3. 治疗流程 见图 91。

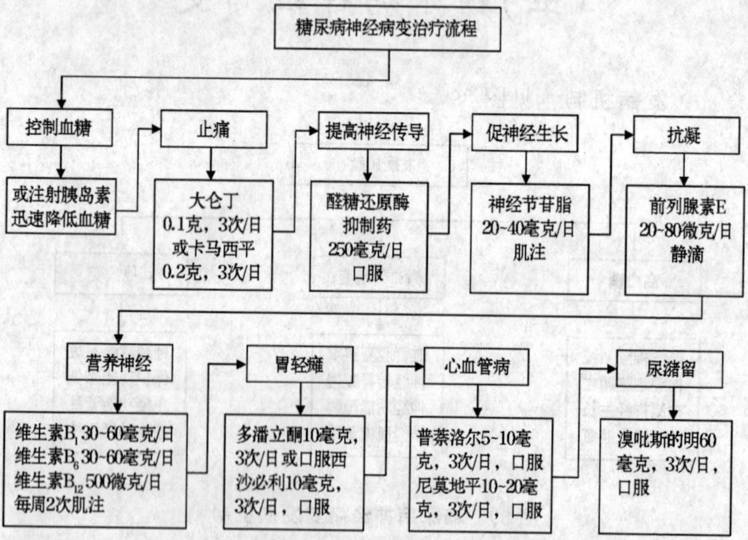

图 91 糖尿病神经病变治疗流程图

（六）糖尿病视网膜病变

1. 发病机制 见图 92。

2. 视网膜病变谱 见图 93。

3. 治疗流程 见图 94。

4. 预防 见图 95。

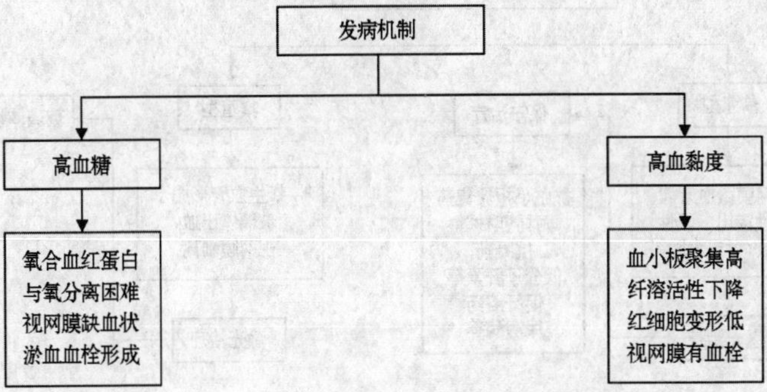

图 92　糖尿病视网膜病变发病机制

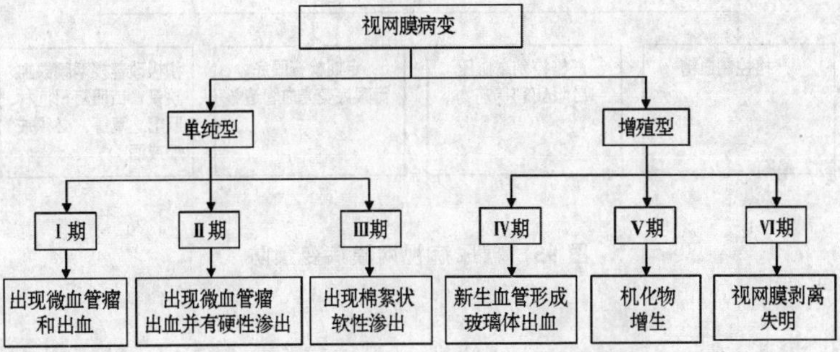

图 93　糖尿病视网膜病变谱

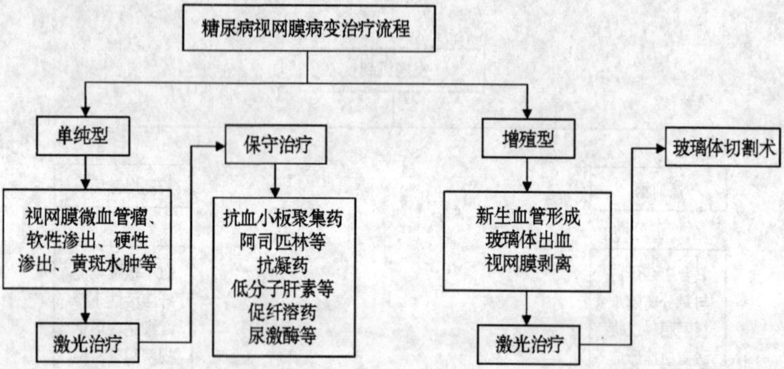

图 94　糖尿病视网膜病变治疗流程图

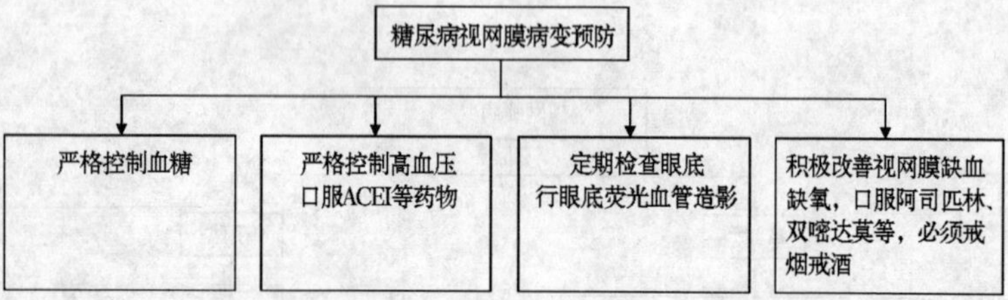

图 95　糖尿病视网膜病变预防

（七）糖尿病足

1. 发病机制　见图 96。

2. 糖尿病足谱　见图 97。

3. 糖尿病足危险度分类及预防　见图 98。

4. 糖尿病足治疗流程　见图 99。

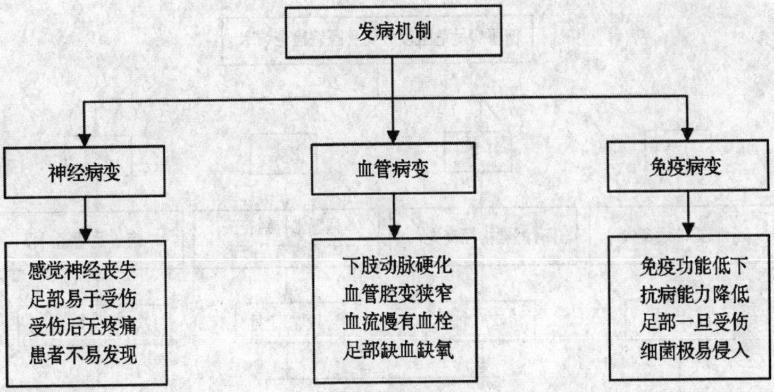

图 96　糖尿病足发病机制

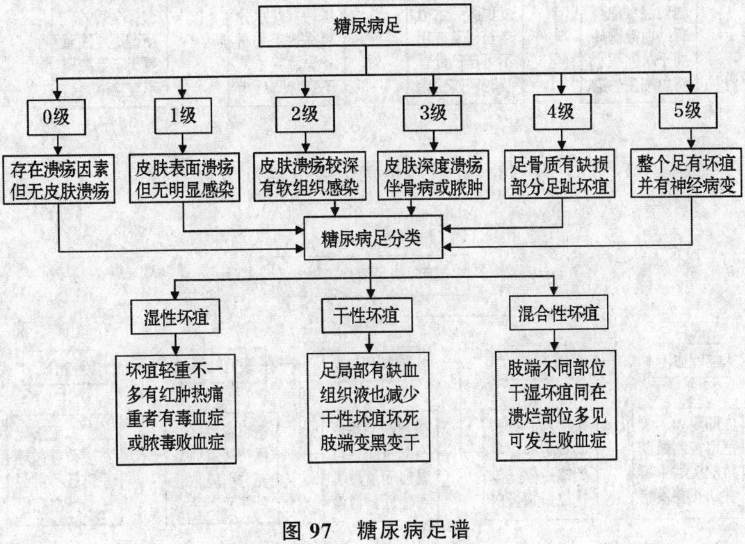

图 97　糖尿病足谱

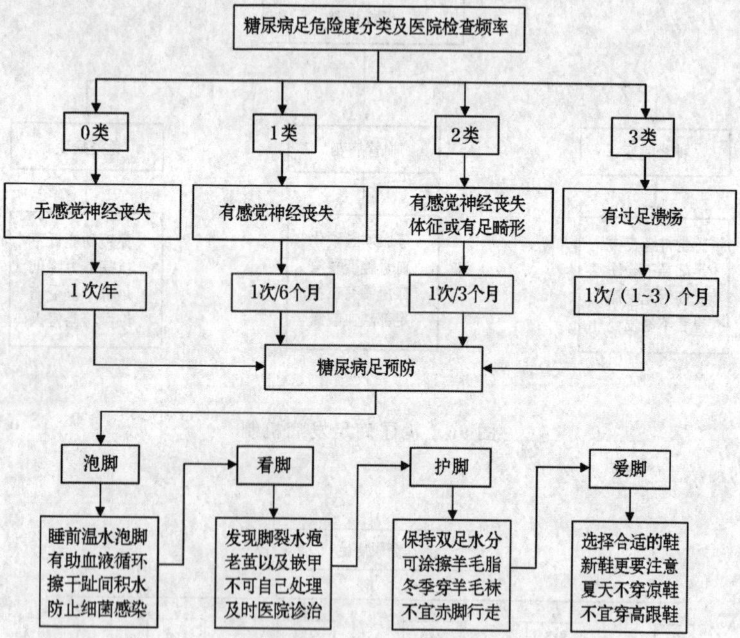

图 98　糖尿病足危险度分类及预防

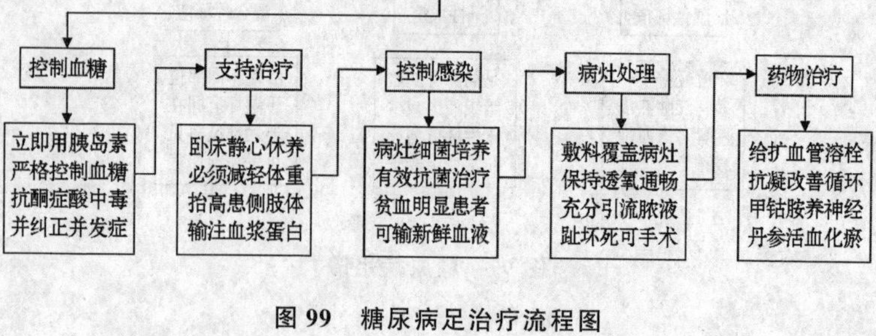

图 99　糖尿病足治疗流程图

(八)糖尿病肾病

1. 发病机制 见图100。

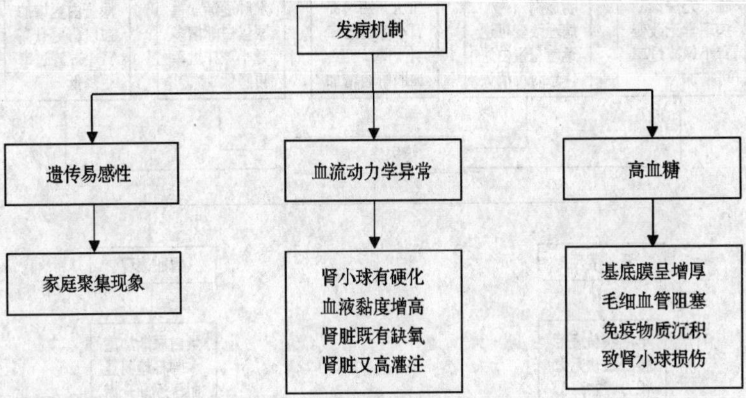

图100 糖尿病肾病发病机制

2. 糖尿病肾病分期 见图101。

3. 容易患慢性肾病的高危人群 具有以下高危因素的人群容易患慢性肾病,应高度警惕,早期预防,早期发现,早期治疗,可预防尿毒症的发生。①患有糖尿病者;②高血压者;③心血管疾病者;④有慢性肾脏疾病家族史者;⑤肥胖症者;⑥高脂血症者;⑦高尿酸血症者;⑧长期使用非甾体抗炎药者;⑨长期使用抗生素者;⑩慢性泌尿系统感染者;⑪尿路梗阻者;⑫高凝血症者;⑬红斑狼疮者;⑭高蛋白饮食者;⑮长期吸烟者;⑯过度饮酒者;⑰年龄65

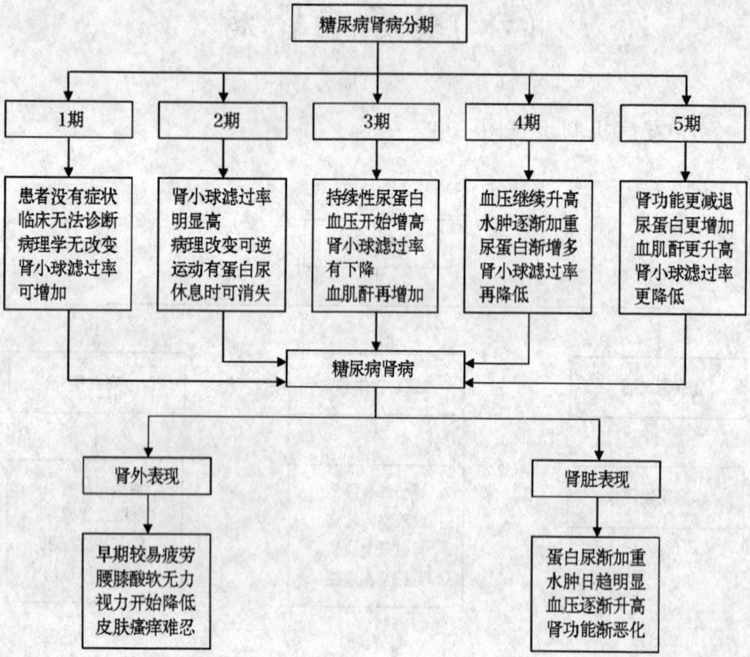

图 101　糖尿病肾病分期

岁以上者等，均容易患慢性肾病。

4. 糖尿病肾病早知道　糖尿病肾病是糖尿病常见的慢性并发症之一，在糖尿病人群中的发病率为 20%～40%，是 1 型糖尿病的首位死亡原因。糖尿病肾病起病隐匿，早期肾功能正常，通常无明显临床表现。40%的糖尿病患者最终发展为糖尿病肾病，有微量白蛋白尿的糖尿病患者 5～10 年进展为临床肾病。糖尿病肾病早期出现八大信号中任何 1 项时，均应及时到医院检测尿微量白蛋白及早确诊进行防治。糖尿病肾病早期信号见图 102。

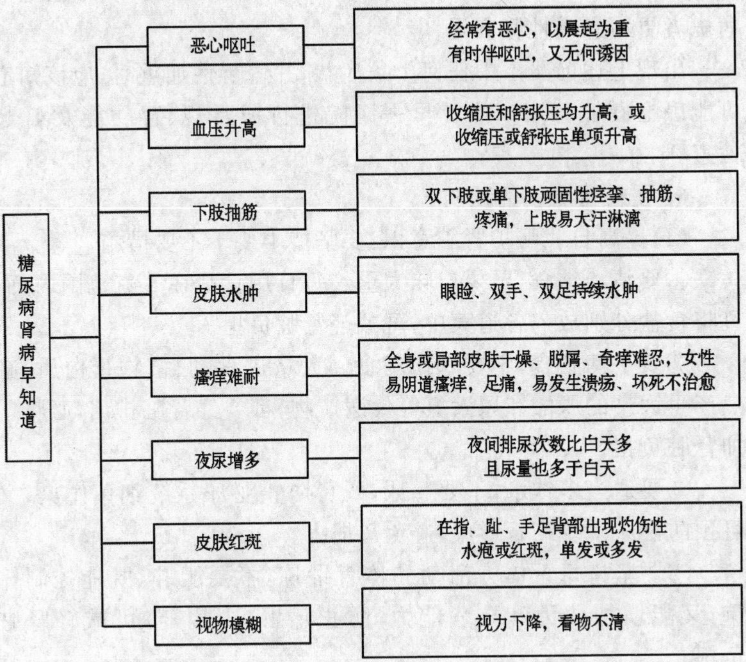

图 102　糖尿病肾病早期信号

5. 慢性肾衰竭早知道　慢性肾衰竭简称慢性肾衰，是一个临床综合征。它是发生在各种慢性肾疾病及糖尿病的基础上，慢慢地出现肾功能减退而最终发生衰竭，成为尿毒症。

慢性肾衰早期可以没有任何临床症状，而仅有原发疾病的表现，疾病发展到晚期时，尿毒症症状才会逐渐表现出来。

慢性肾衰早期有表现：①近期出现无明显原因的持续厌食、恶心、呕吐、腹泻；②近期出现头晕、面色苍白、乏力为主要感觉的贫血症状;③突然出现持续性高血压;④近期出现疲乏、失眠、注意力不集中;⑤患有慢性肾病、糖尿病、尿路结石、高血压、红斑狼疮等病史者更易患慢性肾衰竭。

出现上述前4条中任何1条症状,并进行性加重时,应该知道可能患上慢性肾衰。应及早去医院进行尿常规、肾功能及B超检查。

6. 慢性肾衰竭的预防

(1)提高自我呵护肾脏意识:要坚持十要十不要措施。

①要清淡饮食,不要口味太重。每日用食盐在6克范围内,而且将食盐分别放入各道菜中,可减轻肾脏负担。

②要平衡膳食,不要暴饮暴食。大量进食动、植物蛋白质,必然产生大量的尿酸和尿素氮等代谢产物,都要经肾脏排出,必将增加肾脏负担。

③要适当多饮水,不要憋尿,既可防止泌尿系统细菌感染,又可预防泌尿系统结石形成,避免肾损害。

④要坚持每天体力活动和体育锻炼,不要肥胖,既能控制体重,又能增加体力和抗病能力,防止感冒,少用药,可减轻肾脏负担。

⑤要彻底治愈急性扁桃体炎,不要留后患。咽喉部疼痛时,要立即看医生,在医生指导下应用有效抗生素彻底治愈,可防止感染后诱发肾脏疾病。

⑥要戒烟,不要酗酒。无论何时戒烟都不迟,戒烟总比吸烟好,要限酒,最好不饮酒,无论什么好酒、高级酒、进口酒,都是主要含乙醇(酒精),人体不需要酒精,而酒精损害身体。长期吸烟又饮酒,伤肾不浅。

⑦要严禁滥用药物,不要把止痛片当成"灵丹"。很多种药物、化妆品、染发剂、化学毒物等均可导致肾脏损害,并有致肾癌作用。

⑧要科学保健,不要滥补。药补不如食补,食补多用蔬果补,

很多中草药中有病菌、农药和有害成分，长期大量服用中草药补品，可能缓慢地引起肾损害。

⑨妇女怀孕前要检查有无肾脏疾病(有时自己不知道)，不要盲目怀孕，因为有隐形肾病者怀孕后病情可能迅速恶化而引起肾功能不全或慢性肾衰竭。

⑩要定期体检，不要忘记肾功能检查。每年至少做1～2次尿常规和肾功能检查、肾B超检查，可以对肾脏疾病早期发现、早期治疗。

(2)有效控制慢性肾炎高血压：慢性肾小球肾炎简称慢性肾炎，是以蛋白质、血尿、高血压、水肿为临床表现的疾病。尽管其发病方式不同，但其病情迁延，病变发展快慢不一，最终都将发展为慢性肾衰竭。慢性肾炎患者的高血压是肾小球硬化的“加速器”，是导致肾功能恶化的重要因素。所以，积极、有效地控制慢性肾炎患者的高血压，就可以预防或减缓肾小球硬化，防止肾功能继续恶化，预防慢性肾衰竭的发生。慢性肾炎高血压的治疗原则如下。

①力争把血压控制在理想水平，尿蛋白≥1克/日，血压控制在125/75毫米汞柱以下；尿蛋白＜1克/日，血压的控制可放宽到130/80毫米汞柱以下。

②应选择既能保护肾脏功能，又能延续肾功能恶化的降压药。

一线药物：贝那普利，每次10毫克，每日1次或2次，口服；缬沙坦，每次80毫克，每日1次或2次，口服。这两种药既能延缓肾衰竭的进展，又能减少尿蛋白的发生。但是，当肾衰竭发展到中晚期的时候可能会加重肾脏损害，应在医生指导下应用。

二线药物：苯磺酸氨氯地平，每次5～10毫克，每日1次，口服；非洛地平，每次5～10毫克，每日1～2次，口服。这两种药物都有明显降低全身血压的作用，改善受损的肾小球血流量，从而达到减轻肾脏损伤又能保护肾功能的作用。这两种药物都可以与一线药物联合应用。

③高血压伴有明显水肿者,可应用利尿药物,常与上述降压药物联用,常用的利尿药如下。

氢氯噻嗪:每次25～50毫克,隔日或每周1～2次,口服。

螺内酯(安体舒通):开始每日40～120毫克,分3～4次口服。如无效可加其他利尿药。

氨苯蝶啶:开始每日25～100毫克,分2次口服,最大剂量不超过每日300毫克。

吲达帕胺:每次2.5毫克,每日1次,口服。

慢性肾炎高血压者,高血压不控制,不仅会招致肾损害,还会导致全身病变。只有有效控制高血压,慢性肾衰竭才会延缓发生或不发生。然而,有的慢性肾炎患者错误地认为血压一降到正常就万事大吉了,便会自行停止应用降压药,当血压再升高时再用降压药,如此这般治疗断断续续,导致血压不稳定,血压的波动又造成肾脏血流量的改变,将会加重肾脏损害。因此,慢性肾炎患者要密切配合医生治疗,坚持终身用药,使血压维持在稳定状态。

(3)有效控制血糖:虽然不是每个糖尿病患者都会发生糖尿病肾病,但糖尿病肾病的发生率在1型糖尿病中为33%～44%,2型糖尿病中为15%～60%。糖尿病肾病的发生有家族聚集现象,与遗传有关。

一旦发生了糖尿病肾病并预后不良,肾脏功能将呈进行性且不可逆转的下降,约有25%患者在6年内,50%患者在10年内,75%患者在15年内发展为慢性肾衰竭,平均生存期6～10年。

不过,糖尿病肾病早期肾脏改变是可逆转的,如能严格地将血糖控制在正常范围,有可能使肾脏恢复正常。那么,如何才能早期发现糖尿病肾病呢?

①对糖尿病高危人群(有遗传易感性者、中老年者、中心性肥胖者、体力活动少者、都市化程度高者、子宫内营养不良者、长期接触化学毒物者)进行定期健康检查,有助于早期发现糖尿病肾病。

②定期监测和及时发现微量白蛋白尿，是早期诊断和逆转糖尿病肾病的重要方法。

③有效控制高血压，是保护肾脏并阻止糖尿病肾病进展的重要因素。

④严格控制全天候血糖在正常水平，是延缓糖尿病肾病发生发展的根本。

⑤对于早期糖尿病肾病患者，应避免接触肾损害因素，如静脉肾盂造影剂，禁用有损肾的抗生素（如磺胺类药、庆大霉素、链霉素），禁用中药木通、山慈姑、雷公藤、苍耳子等。

⑥戒烟。吸烟是糖尿病肾病发生的危险因素。

⑦戒酒。乙醇可加剧糖尿病肾损害。

可喜的是，随着透析与肾移植技术的发展，糖尿病肾病的慢性肾衰患者近期存活率已大大提高，2 年生存率已达 78%左右。不过，有病不如无病，治病不如防病，早期筛查发现仍是防治糖尿病肾病慢性肾衰的最好方法。

(4)有效降低血黏度

①血黏度也叫血流变，主要项目包括：高切黏度、低切黏度、血浆黏度、血细胞变形性、红细胞聚集性及纤维蛋白原。高切黏度主要与红细胞的变形能力有关，红细胞变形能力越差，高切黏度越高，红细胞变形能力好，高切黏度也就低。低切黏度主要与红细胞聚集性有关，当血液中的纤维蛋白原增多时，会使原本处于分散状态的红细胞联结成串，导致红细胞聚集，而红细胞聚集越多，低切黏度越高。血浆黏度主要与血液中的水分含量有关，人体在脱水的时候，血液浓度增高，血浆黏度就会明显增高，当血液被稀释，血液浓度下降时，血液黏度也会明显下降。

②血黏度增高对肾脏的影响：血黏度增高时，血流缓慢，血液容易形成血栓，导致微循环障碍，肾脏缺血、缺氧，肾组织萎缩，从而造成肾损害或加重糖尿病肾病，加速肾衰竭。

③降低血黏度的方法：终身有效控制血糖；有效调节血脂紊乱；终身全天候有效控制高血压。

④降低血黏度常用药物：双嘧达莫（每次50毫克，每日3次，口服）；阿司匹林（每次50～150毫克，每日1次，口服）；噻氯匹定（每次250毫克，每日2次，进餐时服用）；西洛他唑（每次50毫克，早晚各1次，口服）；山莨菪碱（每次10～20毫克，每日3～4次，口服，也可静脉滴注，14日为1个疗程）；弹性酶（每日10 800单位，分3次口服）；藻酸双酯钠（100～200毫克加入生理盐水500毫升中，静脉滴注，每分钟15～20滴，每日1次，10～15日为1个疗程）；肝素钙（每12小时皮下注射1次，每次5 000单位，7～14日为1个疗程）；前列腺素E（200毫克加入生理盐水250毫升中，静脉滴注，每日1次，20日为1个疗程）；胰激肽释放酶（每次80～160单位，每日3次，口服）。

⑤改善微循环的注意事项：患者伴有出血性疾病者慎用；患者伴有肝肾功能不全者慎用；患者患有青光眼、前列腺增生者禁用山莨菪碱；上述药品必须在专科医生的指导下使用，并注意监测，患者不可盲目应用。

（5）戒烟能预防糖尿病肾病：①明确吸烟利弊，权衡得失。②学会自我意识控制，摸索一套没有香烟的健康生活模式。③选择一个明确的日子彻底戒烟。

（6）除自由基

①自由基是一类化学性质非常活跃的原子团，能够使人体内的组织细胞发生化学反应，造成组织细胞损伤。在健康状态下，人体内有若干能清除自由基的物质，保护组织细胞免于受到自由基的损伤。在通常情况下，清除自由基物质与自由基保持着动态平衡。

②自由基对肾脏的损害。糖尿病患者由于血糖增高、血黏度增高，以及微循环障碍等诸多因素，使体内自由基明显增多，而清

除自由基的物质却明显减少，导致自由基的产生与清除自由基的物质平衡失调，使糖尿病患者体内自由基过多，自由基能直接破坏肾组织细胞的滤过膜，导致滤孔直径增大，血液中的蛋白质漏到尿液中，出现蛋白尿，而血黏度增高又易形成血栓，加重肾脏的微循环障碍，损伤肾功能，会导致慢性肾衰的发生。

③怎样清除自由基

严格控制血糖在正常水平：磺脲类降糖药有清除自由基作用。

严格控制血黏度：降低血黏度，改善微循环能清除自由基。

严格控制高血压：血管紧张素转化酶抑制药有清除自由基作用。

补充多种维生素，清除自由基：维生素C(每次300毫克，每日3次，口服)；维生素E(每次100毫克，每日3次，口服)；维生素AD(每次1粒，每日3次，口服)；辅酶Q10(每次10毫克，每日3次，口服)。

补充微量元素，清除自由基：多食含硒食物，如海产品、动物肾、肉类、谷物、大葱、大蒜、大豆、蘑菇等；多食含锌食物，如动物心、肾、牡蛎、花生、核桃、豆类、鸡蛋、小麦等。

提倡喝茶，清除自由基：茶中含有多种维生素和微量元素，尤以绿茶为佳，具有改善微循环、降血脂、抗凝、溶栓、清除自由基的作用。

应用自由基清除剂：谷胱甘肽是重要的自由基清除剂，可直接使自由基还原或促进超氧化物歧化酶合成，保护肾功能不受伤害。

(7)纠正血脂紊乱：糖尿病患者中，约有40%以上患者出现血脂紊乱，主要表现为“三联征”，即三酰甘油(TG)和低密度脂蛋白胆固醇(LDL-C)增高，高密度脂蛋白胆固醇(HDL-C)降低。而三酰甘油和低密度脂蛋白胆固醇增高，使肾脏血管硬化、血黏度增加、血液易于形成血栓，对肾脏会造成破坏，导致糖尿病肾病的形成，并有发展为慢性肾衰的危险。所以，防治糖尿病患者的血脂紊乱，能预防糖尿病肾病，也就能预防糖尿病所致的慢性肾衰。

治疗糖尿病血脂紊乱的方法有3种，即非药物疗法、药物疗法和“洗血疗法”。

①非药物疗法。有效控制血糖在正常范围能治疗血脂紊乱，因为随着血糖的逐渐恢复正常，增高的血脂也会逐渐下降至正常。同时，适当控制饮食和适当增加运动量，血脂紊乱就会得到纠正，无须惊慌失措。

在饮食上，要少吃富含胆固醇的食物，如动物脂肪、内脏、脑子、蛋黄、奶油、蟹黄、鱼子、螺肉，少吃肥腻的肉食，吃家禽时去皮。应吃富含不饱和脂肪酸的食物，如大豆、玉米油等，还要多吃能降低胆固醇的食物，如燕麦、大麦、胡萝卜、苹果、茄子等。

在生活中，必须戒烟、戒酒，因为烟酒都会使血黏度增高，血脂增高。必须坚持每日进行适当的体力活动，不受运动场地的限制，要风雨无阻。必须控制热能的摄入，限制使血糖升高食物的摄入（包括大米），因为血糖增高常常伴有血脂增高。

保健品可选深海鱼油，因为鱼油中含有大量高度不饱和脂肪酸，能大幅度地降低血中的三酰甘油和胆固醇，改善心血管功能，改善微循环，且长期服用无不良反应，是目前治疗高脂血症的较理想的首选保健品。当然，不是服上1～2个月深海鱼油血脂就会降至正常，坚持服用3个月以上可有疗效。

②药物疗法。糖尿病患者调脂疗法的指征：已经出现糖尿病肾病表现者；糖尿病患者已经出现高血压者；糖尿病患者三酰甘油已超过5.7毫摩/升，尤其易引发急性胰腺炎者；高密度脂蛋白胆固醇低于3.36毫摩/升者；虽经控制饮食、运动及正规降糖治疗后，血糖降至正常，但血脂仍紊乱者。

③选择调脂药物。糖尿病患者常用的调脂药物如下。

他汀类药物：其主要作用是降低胆固醇，而对三酰甘油仅有轻度降低作用，可延缓肾脏功能恶化速度，减少尿蛋白，从而能延缓糖尿病慢性肾衰的发生，目前常用的他汀类调脂药物见表22。

表22　常用的他汀类调脂药物

药　名	含量/片	用量/日
洛伐他汀（海立）	20mg	10～80mg
辛伐他汀（舒降之）	5mg	5～80mg
普伐他汀（普拉固）	10mg	5～40mg
氟伐他汀（来适可）	20;40mg	10～40mg
阿托伐他汀（立普妥）	10mg	20～80mg

值得一提的是，大多数患者服用他汀类药物无明显不良反应，少数患者长期服用可能出现肌肉病变和肝脏损伤。为避免出现不良反应，应在专科医生的指导下服用，并定期检查肝功能。他汀类药物的主要作用是降低20%～30%胆固醇，降低低密度脂蛋白胆固醇为37%左右，升高高密度脂蛋白胆固醇8%左右。

贝特类药物：其降低三酰甘油的作用强于他汀类药物。此外，贝特类药物还可降低血黏度，抑制血栓形成。而且，贝特类药物比较安全，不良反应少，适合糖尿病患者长期服用。常用的贝特类调脂药物见表23。

表23　常用的贝特类调脂药物

药　名	含量/片	用量/日
非诺贝特	100mg	每次100mg，3/日
阿昔莫司	250mg	每次250mg，2～3/日
吉非贝齐	300mg	每次300mg，2～3/日
苯扎贝特	200mg	每次200mg，3/日

血脂不是身体内的代谢废物，也不是病态产物，血脂是血液中的正常成分，只是血脂紊乱可诱发糖尿病患者的肾脏损害，可引发糖尿病慢性肾衰，但是不能说血脂越低越好或服用调脂药物越多越好，胆固醇过低和过高都会增加人群的总死亡率，而且与结肠癌、肝癌增加有关。

④“洗血疗法”。也称血液灌流，又称血脂吸附技术。它是将糖尿病患者的血液吸出人体，再用血浆交换装置将血浆中的脂类洗去，再将洗过的血液输回体内，从而达到降低血脂的目的。

“洗血疗法”的优点是见效迅速，缺点是价格昂贵，且每月需洗血1～2次，患者有一定的痛苦，不适用于长期治疗的患者。

(8)改变不良饮食习惯：糖尿病是一种终身性疾病，从确诊糖尿病那一天起，患者的生活方式和饮食习惯就开始受到影响。患者不想做的事必须去做，患者喜爱的美味食物却不能去享受，患者不想吃的食物又必须去吃，而且还要终身吃药，甚至打针，这给患者和家人带来诸多不便。面对这些因素，患者很容易出现焦虑，烦躁和抑郁等心理反应，甚至失去治疗的信心。

患者的心理异常和情绪波动，都会抑制胰岛素的分泌，而对抗胰岛素的激素则会增加，结果导致血糖升高，血液循环障碍，加重肾脏缺血、缺氧而使肾脏受损，发展为糖尿病肾病，最终导致慢性肾衰的发生，所以，糖尿病患者必须保持良好的心态，做到身心并治。

①糖尿病患者饮食治疗的意义。对于糖尿病患者来说，饮食也是一种治疗，而且是糖尿病一切治疗的基石。饮食治疗可以降低血糖，可以调节血脂紊乱，可以降低血压。

②糖尿病患者宜吃食物。人类的食物虽然种类成千上万，但其中的营养素只有七大类——蛋白质、脂肪、糖类、无机盐、维生素、水及食物纤维素。

糖尿病患者对这7种营养素的摄入一种都不能少，只是要求各种营养素的适量比例，必须遵循基本的饮食治疗原则。只要是健康食物都可以吃，各种天然食物，如蔬菜、麦片、豆类、粗粮等，这类食物可以减慢糖类的吸收，延缓血糖升高，又能降低胆固醇，通解大便，是不可缺少的食物。

③糖尿病患者不宜吃的食物。糖尿病患者不能吃含糖高的食物，如白糖、红糖、冰糖、葡萄糖、麦芽糖、蜂蜜、巧克力、奶糖、水果糖、蜜饯、水果罐头、汽水、果汁、甜饮料、冰淇淋、甜饼干、蛋糕、果酱、甜面包，以及面粉、大米制作的各种甜点等。这些食品热能高，并且常常含有各种食品添加剂，属于不健康食品，糖尿病患者尽量不要吃。

④糖尿病患者禁吃食物。酒是糖尿病患者禁食之品，因为乙醇(酒精)在人体内产生大量热能，长期饮酒不仅损害肝脏，又使血中三酰甘油升高，加速糖尿病患者血管硬化及高血压，促进糖尿病肾病的形成，最终发展为慢性肾衰。另外，高淀粉含量的食物，如土豆、甘薯、藕粉、栗子、粉条等，也是糖尿病患者禁吃之品。

⑤糖尿病患者宜少吃食物。高脂肪含量的食品，如肥肉、油炸食品、动物肝脏、腊肉、牛肉干等，应尽量少吃或者不吃。进食过多不仅导致肥胖，而且加速动脉硬化，促进糖尿病肾病形成。

⑥糖尿病患者的饮食原则

食物品种丰富多样：优先选择健康食品。

控制总热能：食物中的全部能量来自糖类、蛋白质和脂肪 3 种营养素。1 克糖类产生 16.736 焦(4 卡)热能；1 克蛋白质产生 16.736 焦(4 卡)热能；1 克脂肪产生 37.656 焦(9 卡)热能。这 3 种能量物质应当保持一定比例：由糖类提供 50%～60%的热能；由蛋白质提供 12%～20%的热能；由脂肪提供 20%～30%的热能。通过控制总热能，以达到降低血糖、调节血脂、降低体重的效果。

进食有规律，不暴饮暴食：对于应用胰岛素或者降糖药物的患者来说，不按时、定量进餐极易引起血糖忽高忽低，造成心、脑、肾的损害。

补充足够的维生素:这些维生素包括维生素 A、维生素 D、维生素 E、维生素 C。

限制食盐:饮食中摄盐过多,势必加重肾脏负担引起高血压,从而加速肾脏损害,引起糖尿病肾病。同时,食盐过多,能增强淀粉酶活性,加速淀粉消化、吸收,使血糖升高加重病情。而减少食物中的食盐量,能使血压下降,保护肾脏,可以预防慢性肾衰的发生。

(9)控制高尿酸:尿酸是嘌呤代谢的最终产物,由于嘌呤代谢紊乱导致血尿酸生成过快过多或由于肾脏排泄尿酸功能减弱,均可使血尿酸升高。当血尿酸盐沉积于肾脏,造成肾脏损害时,即为高尿酸血症性肾病。晚期肾脏病变可累及肾小球,致使肌酐清除率逐渐下降,致慢性肾衰。控制高尿酸血症是预防高尿酸血症性肾病的重要措施,预防方法如下。

①控制饮食,限制摄入含嘌呤食物,如动物舌、肝、肾、肺、猪瘦肉、大豆、菠菜、沙丁鱼、蛇、鸽肉、凤尾鱼、马哈鱼、鲑鱼、花生仁、贝肉、酵母、扁豆等。

②多吃含嘌呤低的食物,如谷类、麦类、蔬菜、水果、蛋类等。

③禁止饮酒。饮酒可使血尿酸迅速增高,乙醇又可使血中乳酸增高,而乳酸又抑制血尿酸从肾脏排泄,不仅易发生尿路结石,也易引发痛风。

④大量饮水,每日饮水量 3 000～4 000 毫升,每日排尿量应保持在 2 000 毫升以上,促使尿酸从尿中排泄。

⑤碱化尿液,可防止结石形成。可服用以下碱性药物,以增加尿酸的溶解度:乙酰唑胺 250 毫克,每晚 1 次,口服;碳酸氢钠 1.0～2.0 克,每日 3 次,口服;12.5%枸橼酸钾液 15 毫升,每日 3 次,口服。

⑥防止过胖,蛋白质饮食每日应控制在 1 克/千克体重,糖类

占总热能的 50%～60%，少吃糖果。

⑦远离诱因，勿着凉，勿过劳，勿心情紧张，勿使关节受伤等，可避免促进尿酸盐形成结晶。

⑧禁用抑制排泄药物、利尿药物及阿司匹林等。

⑨早发现早治疗，对患者及家属进行全面检查，易早发现、早预防、早治疗高尿酸血症。确诊为高尿酸血症的患者，应酌情使用尿酸合成抑制药和促进尿酸排泄药，如别嘌醇和丙磺舒等。

(10)及早防治前列腺增生：前列腺增生是老年男性的常见病之一，50 岁以上的男性 50%～76%出现前列腺增生的症状，70 岁以上的男性 90%有前列腺增生的症状。

前列腺增生发展到一定阶段，膀胱从代偿到失代偿，膀胱腔扩大，膀胱壁变薄，输尿管膀胱壁段的反流控制机制失去作用，可出现膀胱输尿管反流，肾盂积水，使肾脏受损，肾功能不全，进而出现慢性肾衰。

①预防前列腺增生可预防慢性肾衰的发生，预防措施如下。

改变不良饮食习惯：多吃清淡易消化的食物，多吃蔬菜水果，防止便秘。

少吃辛辣刺激性食物：如葱、蒜及辣椒。

戒烟戒酒：可防止前列腺充血、增生。

避免性生活过度和性交中断：以防止前列腺过度充血、增生或肥大。

尽可能减少骑自行车：因为自行车的坐垫会压迫尿道上端的前列腺，使前列腺缺血、缺氧而增生。

禁止久坐不动：长时间坐会压迫前列腺，使之血液循环不畅，可致前列腺充血、增生。

防止受凉：受凉后前列腺收缩，压迫尿道导致排尿困难，易产生尿潴留。

彻底治疗泌尿生殖系统感染：如前列腺炎、后尿道炎，及时解除尿道梗阻,防止尿潴留。

积极参加适当的体育运动:有助于增强机体抗病能力,改善前列腺血液循环。

严禁憋尿:长期憋尿会使膀胱肌肉松弛无力、收缩力减弱,导致排尿不畅而使前列腺肥大、尿潴留,久而久之,肾盂积水损伤肾脏,进而发生慢性肾衰。

②药物治疗尿路梗阻。非那雄胺片(保列治):每日1次5毫克,口服;盐酸坦索罗辛缓释胶囊(哈乐):每日1次0.2毫克,口服。前列腺增生是一种缓慢的发展过程,因此必须长期服药,至少要坚持服6个月以上才有明显疗效。

③观察等待。并非所有的前列腺增生的患者都需要治疗,应区别对待:部分患者前列腺增生到一定程度即不再增生,即可不治疗;一部分前列腺增生的患者,病情发展很慢,而且患者对症状的耐受程度很高,自觉症状很轻,也可以不治疗,但要采取观察等待。观察等待的患者,每年进行一次检查,包括病史、国际前列腺症状评分(IPSS)、体格检查(PE)、直肠指检(DRE)、尿液分析、肾功能检查、尿流率测定、B超检查等。

(11)保护多囊肾功能:多囊肾,是因为双侧肾脏内充满很多薄壁的球形囊肿而得名,是一种常染色体显性遗传性疾病。囊肿在胚胎期形成,出生后不会发生新的囊肿,但原有的囊肿可不断增大,外观像一堆葡萄。囊内充满浅黄色液体,使肾脏呈不规则形扩大。本病有家族史,常伴有肝、脾和胰腺囊肿。

肾囊肿常为双侧,占90%以上。由于囊肿压迫肾组织,引起肾内阻塞,损害肾功能,日久便导致肾功能下降,进而发展为慢性肾衰竭,成人平均寿命为50岁左右。本病虽然不能治愈,但却可预防发展为慢性肾衰,即使到了终末期慢性肾衰,还可实行代替疗法,包括透析、肾移植。

肾囊肿患者预防慢性肾衰竭措施如下。

①积极预防尿路感染。肾囊肿患者患有尿路感染时，可无尿频、尿急、尿痛，却可出现发热、肾区疼痛、脓尿或无症状细菌尿。确诊尿路感染后，应根据细菌培养及药物敏感试验，立即给予足量、高效、广谱抗生素治疗，必须彻底控制尿路感染，才能避免肾脏损害，预防慢性肾衰。

②积极防治尿路结石。平时应多喝水、多排尿、不憋尿，使尿中形成结石的物质不沉积。合并尿结石者，应根据结石成分，选择性进食，可防治结石长大。

③积极有效控制高血压。

④严禁应用肾毒性药物。

⑤严禁应用解热镇痛药。

⑥不宜限制盐的摄入。因为肾囊肿有丢钠的倾向。

⑦不宜手术减压治疗。因为手术减压只能加速肾功能恶化。

(12)及早治疗红斑狼疮：狼疮性肾炎是由系统性红斑狼疮引起的肾炎。系统性红斑狼疮，它像“狼”一样厉害，各个系统都有损坏；临床表现也像“狼”一样，多种多样；引起的肾炎，也像“狼”一样厉害，到了晚期可发生慢性肾衰，预后不好，是本病死亡的常见原因。

近年来，随着早期诊断手段增多和治疗水平的增高，系统性红斑狼疮的预后已明显改善。

①早发现、早治疗。系统性红斑狼疮是一种常见的结缔组织疾病，也是一种自身免疫性疾病。好发于女青年。男女之比为1∶(9～14)。

系统性红斑狼疮的临床表现多种多样，而且变化多端，早期有一到两个器官受损表现，而且没有典型性、特异性，容易误诊误治。以后侵犯多个系统多个器官，又使临床表现十分复杂，也易误诊。患者往往经历几年的辗转多家医院确诊，已经是晚期发生慢性肾衰了。

系统性红斑狼疮早期出现发热，面颊部和鼻梁处出现蝴蝶形红斑，而且对阳光敏感，四肢关节疼痛、脱发等，有70%的红斑狼疮患者都有肾脏损害，以及心、肺、血液系统、神经系统等多器官损害，严重者或爆发型者，死亡率很高。

原来即使病情稳定的患者，在某些因素影响下，又可活动，而且活动和表现也不尽相同，所以，不是专科医生，很容易误诊误治。为了预防慢性肾衰，必须早发现、早确诊。

②合理治疗可以缓解病情，预防慢性肾衰。系统性红斑狼疮虽然不能根治，但只要早期诊断，合理治疗，病情得到控制，可以减缓肾脏损害，有助于预防慢性肾衰。

关节肌肉疼痛者：可用双氯芬酸(双氯灭痛)，每次25毫克，每日3次，口服。

皮肤损害者：可用氯喹，每次0.25克，每日1～2次，口服。皮疹还可涂10%醋酸氢化可的松软膏。如无效，应早服用小剂量糖皮质激素治疗，如泼尼松，每日每千克体重给予0.5毫克，口服。

③定期复查，掌握肾脏变化。系统性红斑狼疮患者，经治疗后即使病情缓解，自觉症状完全消失，又能胜任自己的工作，也绝不可自行停药，有些患者甚至要终身服用小剂量糖皮质激素，而且病情变化时，又要调整药物剂量，也可能出现药物的不良反应。因此，患者要遵医嘱，定期到医院复查尿常规、血常规、生化常规，必要时还要进行血清学检查、肾功能检查，以便及时了解肾脏改变，采取有效防治措施。

④远离使病情加重因素，可预防慢性肾衰竭。

要远离太阳，防止阳光照射，外出要戴草帽、手套，因为阳光(紫外线)照射可诱发或加重本病。

要远离有害药物，如青霉素、磺胺、肼屈嗪、普鲁卡因胺、异烟肼、甲基多巴、奎尼丁等，因为上述药物可诱发狼疮活动。

严禁应用重组乙肝疫苗注射。

本病患者要学习有关本病基础知识，树立长期战胜疾病的信心。

本病患者不可自行盲目停药或增加药物剂量，以免使病情加重。

严禁应用雌激素、各种避孕药，以免加重病情。

严防感冒，也要禁止应用有损害肾脏的解热药物。

预防其他感染，一旦发生感染，应立即给予有效治疗，如抗细菌、抗真菌治疗等。

患有本病的女患者，病情活动期不宜妊娠，以免加重肾脏负担，诱发本病活动。

患者要正确对待药物的不良反应，尤其女性患者不必担心激素的不良反应而拒绝用药，否则将导致严重后果。

(13)科学用药：肾脏一旦损害就不能自我修复，也不能再生，损坏多了，就会发生不可逆转的慢性肾衰。肾脏就是生命，这不是危言耸听，而是千真万确的医学家的警世良言。所以，人人都要像保护眼睛一样保护肾脏，特别是患有影响肾功能疾病的患者。

现在市面上、药店里、报刊上，以及电视荧幕上，都充斥着大量五花八门的药品宣传广告，令人眼花缭乱。当然，人们只要生病，都想买到疗效最好的药品治疗。可是，疗效最好的药品未必对肾脏没有损坏作用。因此，选用药品时一定要知道药品的性能、作用、剂量，以及药品对身体的损坏，尤其对肾脏有无损坏。因为肾脏是排泄药物的主要器官。

①损伤肾脏的药物种类如下。

直接损害肾脏药物，如卡那霉素、庆大霉素、阿米卡星、妥布霉素、链霉素、头孢菌素、多黏霉素、万古霉素、杆菌肽、两性霉素B、四环素类、环孢素、金剂、锂、汞、青霉素、吲哚美辛、布洛芬、非那西丁、对乙酰氨基酚、水杨酸盐、甲氨蝶呤、甲氧氟烷。

变态反应引起肾损害药物，如青霉素类、头孢菌素类、磺胺类、利福平、呋塞米、噻嗪类利尿药、硫唑嘌呤、别嘌醇、三甲双酮、苯妥英钠、血管紧张素转化酶抑制药。

抗肿瘤药物可引起肾损害，如顺铂、链佐星、氨基甲基叶酸、普卡霉素、白细胞介素-2等。

海洛因可引起肾损害。

中草药可引起肾损害，如雷公藤、鱼胆、苍耳子、木通、山豆根、山慈姑、泽泻、蜈蚣、防己、厚朴等。

②预防慢性肾衰竭用药须知如下。

必须明确是否必须用。不少患者对药物疗效的期望值很大，稍有不适就企图借助药物去解除。殊不知凡是药物都会引起不良反应，包括毒性反应、变态反应、成瘾性和致癌致突变作用等。有的药物对肾脏的损害，有时甚至超过药物对疾病的治疗作用，甚至危及生命。因此，预防慢性肾衰应特别重视合理用药和安全用药，能不用的药尽量不用，不要轻信广告宣传以免上当受骗。

必须用量要小，品种要少。肾脏受损后对药物代谢和排泄功能减退，药物在体内停留时间延长。因此，用药量要小。用一种药时不良反应发生率为10.8%，用5种药时不良反应发生率为18.6%，用6种药时，不良反应发生率可高达81.6%，包括中草药和保健药。因此，必须在医生指导下用药，患者或家属不可随意增加剂量或品种。

必须注意观察不良反应。服药后如出现恶心、呕吐、发热、皮肤瘙痒或皮疹、尿少、尿闭或尿色发生改变，以及水肿等表现时，应立即停药，并请医生诊治。

必须合理选择保健药。目前形形色色、名目繁多的保健药充斥市场，鱼龙混杂，良莠难分，加之假冒伪劣产品屡禁不止。如选择不当，花钱买罪受，甚至付出健康的代价。因此，必须注意选择。

必须学习和掌握一些医学知识。

诊治疾病必须远离庸医。要破除迷信，相信科学。不要相信五花八门、虚张声势的广告宣传，也不要盲目相信道听途说，要相信客观的实验检查和实验数据。

(14)慢性肾衰竭预防箴言:见图 103。

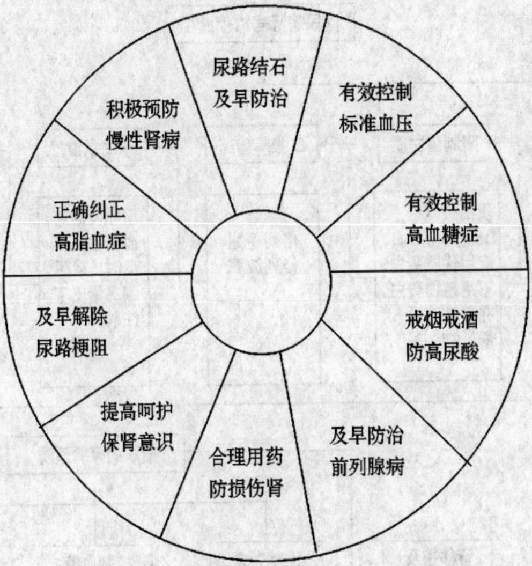

图 103 慢性肾衰预防箴言

(15)糖尿病肾病治疗流程:见图 104。

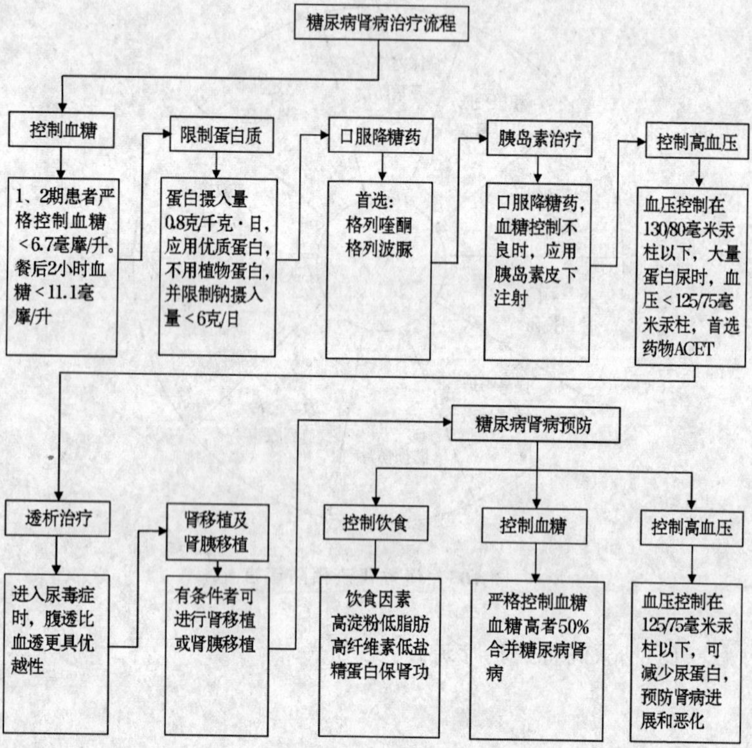

图 104　糖尿病肾病治疗及预防流程

注：ACET. 血管紧张素转换酶抑制药

(九)糖尿病并发高血压

1. 发病机制 见图105。

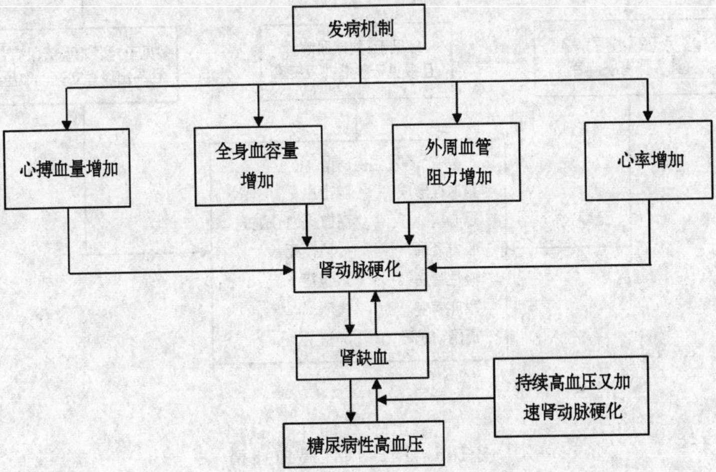

图105 糖尿病性高血压发病机制

2. 糖尿病性高血压谱 见图106。

3. 诊断标准

(1)具有糖尿病者,且血压高于正常。

收缩压≥21.3千帕(160毫米汞柱)。

舒张压≥12.6千帕(95毫米汞柱)。

(2)糖尿病性肾病性高血压,多见于糖尿病性肾小球硬化症或糖尿病患者并发其他肾脏疾病者。

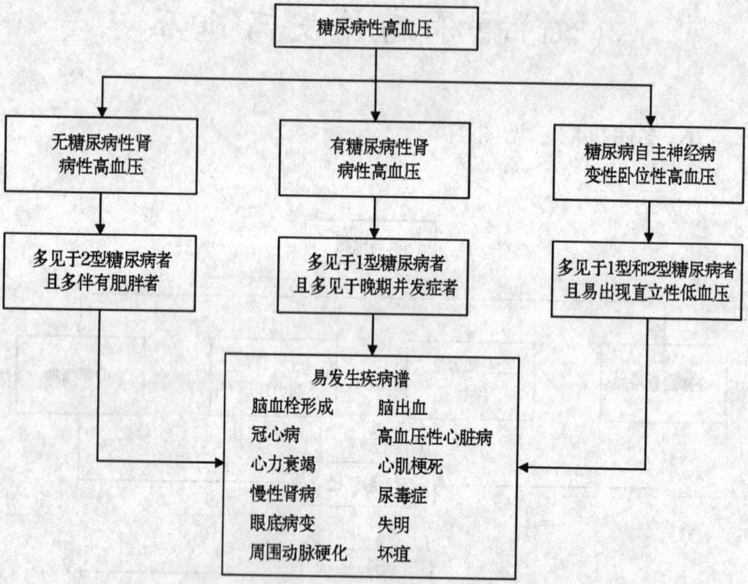

图 106　糖尿病性高血压谱

(3)收缩期高血压,多见于 2 型糖尿病者。

(4)糖尿病患者累及自主神经病变者伴有高血压,表现为卧位性高血压或直立性低血压(体位性低血压)。

4. 治疗　治疗流程见图 107。

5. 糖尿病性高血压预防　世界卫生组织提出:正常血压标准为成人的收缩压小于或等于 140 毫米汞柱,舒张压小于或等于 90 毫米汞柱。如果成人收缩压大于或等于 160 毫米汞柱,舒张压大于或等于 95 毫米汞柱,称为高血压;收缩压在 141～159 毫米汞柱范围内,舒张压在 90～94 毫米汞柱范围内,称为临界高血压。

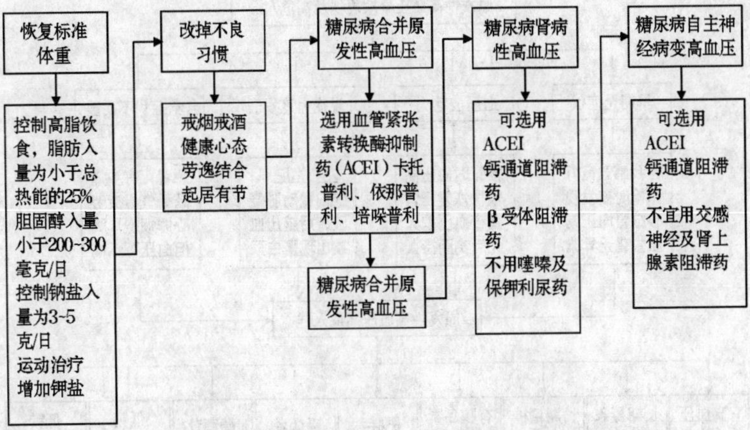

图 107　糖尿病性高血压治疗流程

高血压分为原发性高血压(高血压病)和继发性高血压，通常所说高血压多指原发性高血压，即病因不明的一类高血压，约占高血压患者的 95%，高血压是最常见的心血管病，属于现代文明病，常引发严重的心、脑、肾等器官的并发症，是导致死亡和残疾的主要病因，早期预防可以降低发病率。

(1)原发性高血压早期谱及高危人群：见图 108。

(2)预防策略

①劳逸结合坚持运动。要协调好工作与休息的关系，按时休息，保证睡眠，每天睡眠不应少于 7 小时。不要长时间静坐和卧床休息。要坚持每天有轻-中度体力运动，提倡每天 20～30 分钟的慢步走，使肌肉血管舒张，有利于大脑疲劳恢复，可以预防高血压。可以结合年龄、性别、体力等情况，做些慢步走、打太极拳、练养生功等运动，也有利于血压的平稳。

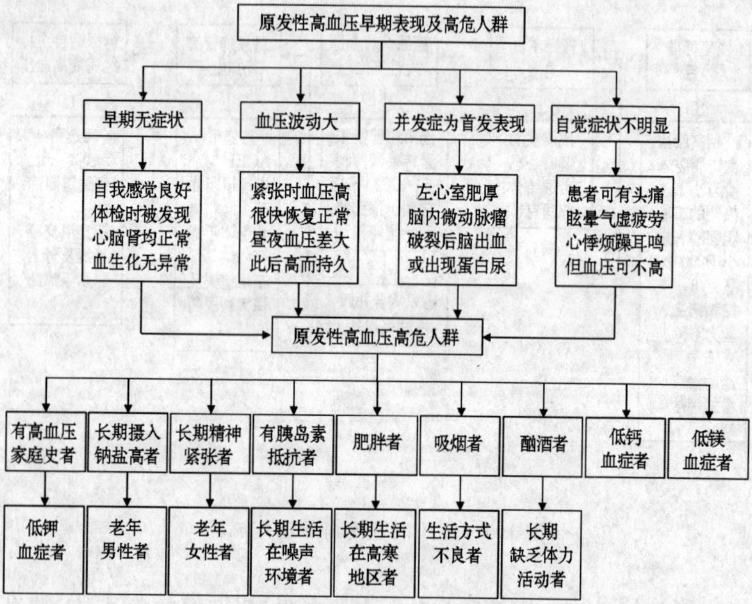

图 108 原发性高血压早期谱及高危人群

②少吃钠盐多吃醋。饮食中的钠盐摄入量与高血压发病率关系密切。我国成人每日实际摄入钠盐量平均在 7～20 克，远远超过生理需要量。研究表明，高血压及糖尿病患者对饮食中的钠盐比其他人群更敏感，每日钠盐摄入量减少 40 毫摩/升，没有不良反应，而 18 个月后抗高血压药物的需要量显著减少，并能预防心肌肥厚、骨质疏松及尿路结石。研究表明，全世界没有任何证据证明每天摄入钠盐少于 5 克有不良影响和后果。所以，任何年龄、任何性别、任何时候，每天摄入钠盐 6 克以下是完全必要的健康举措。平均食盐每增加 1 克，收缩压就增加 2 毫米汞柱，舒张压就增加

1.7毫米汞柱。国外研究表明，高血压者每天喝15～30毫升苹果醋饮料，8周后血压明显下降。因此，在做菜时尽量用醋调味，少吃或不吃快餐，因为多数快餐钠盐含量高；不吃隔夜菜，因为隔夜菜往往咸上加咸，而隔夜菜里不但有钠盐，而且还含有亚硝酸盐。减少钠盐的摄入有利于降压。预防高血压，饮食结构要求低钠、低脂肪、低胆固醇、高纤维、高蛋白、高钙离子、高镁离子和高钾离子，即“三低五高”饮食。

③改变饮食结构。要做到饮食有节制，以素食为主，少食多餐，应减少高热能、高脂肪、高胆固醇、高盐饮食。多数老年人合并有脂类代谢紊乱，它又是冠心病的独立高危险因素。研究表明，单纯增加蔬菜和水果同时减少脂肪的摄入量，血压下降明显。因此，预防高血压应多吃蔬菜和水果，尤其应多吃含钾盐多的蔬菜，如豆类、西红柿、芥菜、木耳、西瓜等，钾盐可阻止血压升高，有利于控制血压。研究显示钙摄入不足与血压升高有关，因此老年人增加钙的摄入有降压作用。低镁也可导致血压升高。因此，应多吃富含钙镁的食物，如牛奶、乳制品、小鱼、大豆制品等都含钙质，而杏仁、腰果及紫菜含镁较高。

④戒烟戒酒，适量饮茶。香烟中含有尼古丁，可促进三酰甘油的合成，使血中总胆固醇和低密度脂蛋白增高。香烟这东西，只要吸一口，就会造成血压上升，尤其对已患有动脉硬化的患者，吸烟很可能是导致脑梗死、心绞痛、心肌梗死发作的导火索。所以预防高血压必须戒烟，何时戒烟都不迟。

世界卫生组织郑重声明：“少量饮酒有益健康的说法，无科学根据。乙醇(酒精)是仅次于烟草的第二杀手。”饮酒过量，就会造成热能摄入过多，血中三酰甘油升高，高密度脂蛋白(好胆固醇)减少。乙醇已被确认是高血压的发病因素，血压与每日饮酒量呈正相关。所以，预防高血压必须戒酒。

高危人群适当饮清淡之茶有益无害，且能预防高血压。

⑤控制体重防治肥胖。肥胖与高血压呈正相关，肥胖是导致血压升高的重要高危因素。肥胖还可诱发高脂血症、糖尿病、冠心病、脑卒中，肥胖是“万病之源”。

肥胖的主要原因有：吃的多，运动少，遗传因素，精神因素及内分泌失调。而贪食和吃零食是肥胖的祸根。多吃鱼，少吃肉，多吃热能低的蔬菜和海藻、菌类，多摄入膳食纤维，不仅能减肥，而且还能预防高血压、糖尿病等生活方式病。

三酰甘油是在夜间生成的，因此晚饭少吃一点，只吃八成饱，控制热能的摄取，便能预防高血压。

⑥学会减压。加拿大科学家给高血压患者进行10小时个体化的减轻精神紧张治疗。结果发现，收缩压下降幅度值与心理压力的降低呈正相关，与易怒性格的改变亦呈正相关。因此，个体化减轻精神压力可使非卧床血压下降。不愉快的婚姻可致血压升高，而愉快的婚姻有助于降低血压。

⑦多做深呼吸有助于缓解高血压。美国科学家指出，每天用几分钟的时间深呼吸，有助于缓解高血压。因为人们的呼吸频率可能对血压有重要影响。

⑧多听音乐能稳定血压。多数研究认为，高血压与病前性格有关系，如容易焦虑、激动、冲动、求全责备等易患高血压。而轻盈、镇静、柔和的音乐能使人身心放松，有利于缓解机体紧张状态，从而稳定血压。

音乐可选择平稳、松弛、安静、优美类。如舒伯特的《摇篮曲》《欢乐颂》，舒曼的《梦幻曲》，奥芬巴赫的《船歌》，古曲《春光花月夜》，阿炳的《二泉映月》等。以不超过70分贝的音量为佳，每天1～2次，每次30分钟。

⑨保持健康心态。心理是对感觉、记忆、思维、情感、意志、气质、能力和性格等心理想象的总称。精神平静的人能宽厚待人，乐观豁达，心情愉悦，对生活充满着美好的憧憬。这种良好的健康心

态，有利于机体各系统功能正常，血压稳定；能有效地消除紧张和压力，不让压力累积是非常重要的能力。压力之所以会使血压升高，是由于交感神经系统在发挥作用。如果精神上很平静，身心能够获得放松，血压自然不会升高。

⑩改变不良生活方式。成人原发性高血压可能自儿童期即开始，而一级高血压预防强调的是人的行为，特别是年轻人，有一个有效的全面的人群防治策略，是可以阻止血压随年龄增长而上升的，甚至能够更好地阻止心脑血管并发症的发生率和死亡率。高危人群防治策略，主要是以改善生活方式为基础，如多吃蔬菜、水果、低脂奶制品、低脂和低饱和脂肪酸饮食。饮食中脂肪含量过高可使血脂、血压和血糖升高。因此，推荐脂肪摄入量应小于总热能25%，胆固醇摄入量应＜200～300毫克/日，尤其限制动物脂肪的摄入，适当补充鱼油。

⑪加强对健康保健的认识。高血压高危人群除了健康体检，还应该掌握自测血压，这对高血压患者的最初评价及监测治疗可提供更有价值的信息。目前公认的家中血压正常高限为130/85毫米汞柱，但家中使用汞柱血压计不方便，电子血压计更适于家庭使用。

⑫提高高危人群对高血压常识的认识。提高全民对高血压的知晓率、治疗率、控制率，做到及早发现和有效治疗。同时，积极开展大规模人群普查，对高血压患病人群的长期监测、随访，掌握流行病学的动态变化对本病的预防有十分重要的意义。糖尿病性高血压预防箴言见图109。

(十)糖尿病并发感染

1. 发病机制 见图110。

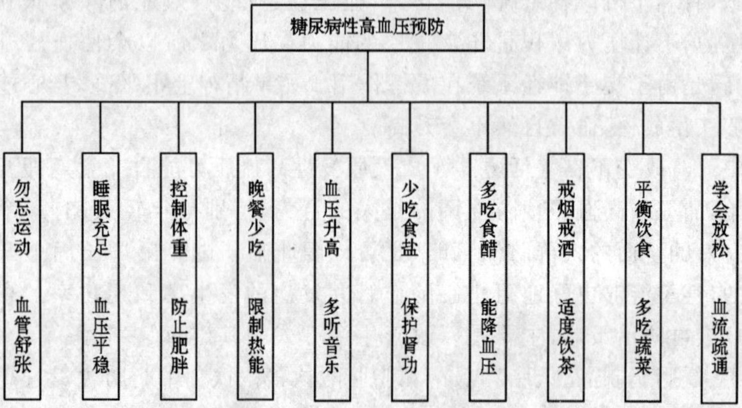

图 109 糖尿病性高血压预防箴言

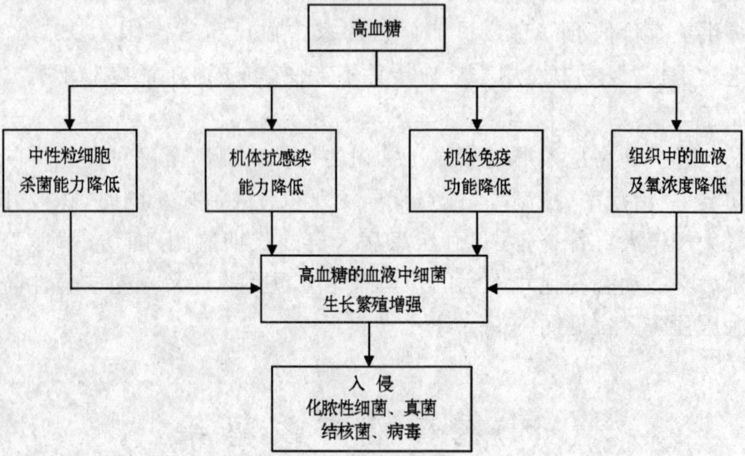

图 110 糖尿病并发感染发病机制

2. 糖尿病并发感染疾病谱及高危因素 糖尿病并发感染疾病谱见图111。

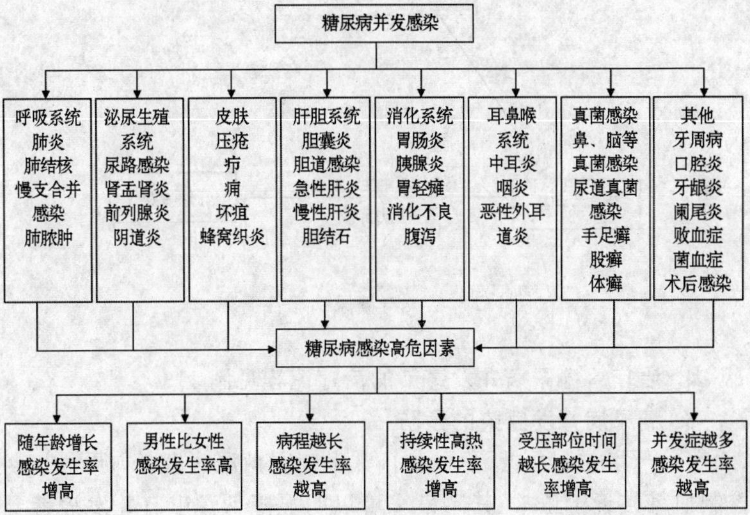

图111 糖尿病并发感染疾病谱

3. 感染对糖尿病的危害 酮症酸中毒的诱因中，感染最常见，占20%～40%，如全身性感染、败血症、脓毒血症、肺炎、化脓性软组织炎、急性胃肠炎、急性胰腺炎、急性胆囊炎、腹膜炎、急性肾盂肾炎、急性盆腔炎等。

感染加重糖尿病病情，导致血糖升高，尿糖增多，易出现酮体。因此，感染是糖尿病酮症酸中毒的重要诱因之一。高血糖可抑制中性粒细胞吞噬能力，降低机体对感染的抵抗力，从而加重感染。感染、糖尿病加重与酮症酸中毒形成相互影响、互为因果的恶性循环，使糖尿病不易控制：感染→酮症酸中毒→酮症酸中毒昏迷。患者很可能死于酮症酸中毒及败血症(图 112)。

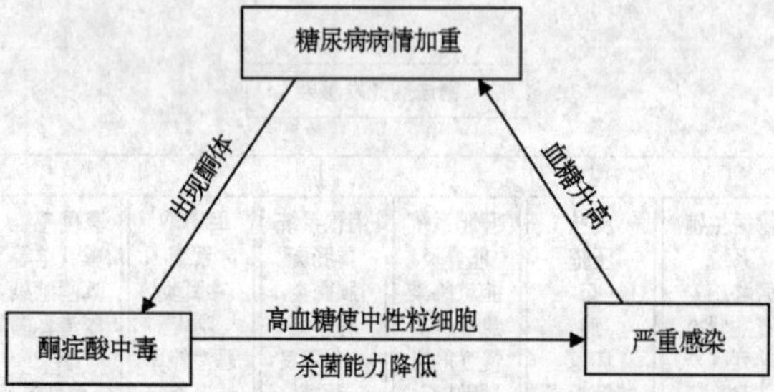

图 112 感染与糖尿病恶性循环

4. 治疗 糖尿病并发感染的治疗流程见图 113。

5. 糖尿病并发感染的预防

(1)严格控制血糖,积极防止并发症。糖尿病患者如果能长期控制血糖接近于正常,其感染率可以明显降低。患有并发症者要及时应用胰岛素治疗,以使血糖得到长期控制,尽可能达到理想水平。

(2)适当运动,增强免疫力。糖尿病患者要合理膳食,适当地锻炼身体,劳逸结合,以增强机体免疫力。

(3)正确应用抗菌药物。正确应用抗生素是降低糖尿病合并感染死亡率的关键。应用时要做到足量、足疗程,并根据药敏试验结果正确应用抗生素,严防发生菌群失调及真菌感染。

(4)糖尿病患有心脑血管合并症者,要加强自我护理,严防压疮等合并感染。

(5)加强个人卫生。糖尿病患者要注意皮肤、口腔、外阴部等处的卫生,严防外伤,减少发生感染机会。

(6)严防热水袋等引发的外伤,因为有的糖尿病患者皮肤痛觉

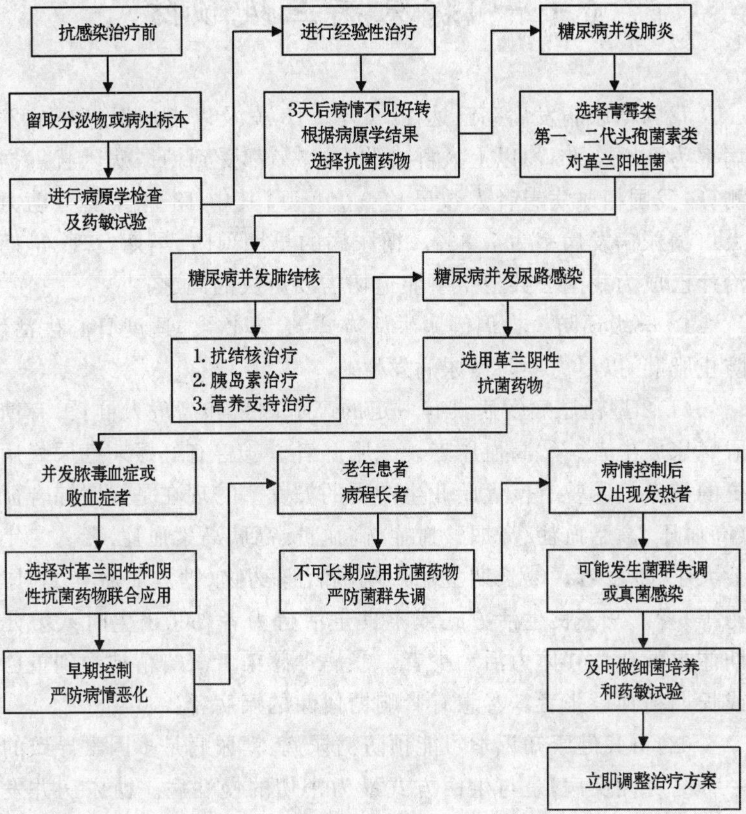

图 113　糖尿病并发感染治疗流程

减退，受伤时不易发现，未及时处理而引发感染。需要手术时，应尽早手术治疗，以防病情恶化。

(十一)糖尿病三级预防

我国糖尿病发病率已达11.6%。18岁及以上居民糖尿病发病率为9.7%,65岁以上人群中约有25%都受到糖尿病困扰。据测算,我国糖尿病患者人数已达9 000万,其中18～59岁劳动力人口糖尿病发病率为7.8%。糖尿病的早期预防、早期发现、早期治疗已成为我国公共卫生事业迫切需要解决的问题。

1. 一级预防 提倡健康生活方式、合理饮食、适度身心生活、防止肥胖,以尽力预防糖尿病发生。

(1)2型糖尿病发病具有一定的高危因素和高危人群:①有糖尿病家族史者。②高血压者。③肥胖者。④曾有妊娠期糖尿病病史的妇女。⑤曾有巨大胎儿生产史的妇女。⑥现在是代谢综合征(高血压、高脂血症、高尿酸血症、高血糖、高胰岛素血症)者。⑦年龄大于40岁者。⑧长期应用影响糖代谢药物(糖皮质激素、利尿药等)者。⑨不良生活方式或不良生活行为者。⑩出生时或婴儿期体重低者。⑪体力活动少者。⑫病毒感染者。⑬精神受到重创或长期精神紧张者。⑭患有影响糖代谢的疾病者。

(2)自我健康知识学习能预防糖尿病:糖尿病是多因素导致的一种终身性疾病,是与生活方式最为密切的慢性病。糖尿病并发症遍及全身各个器官,即使血糖控制良好,其慢性并发症依旧发生且不可逆转,对健康及生命造成严重威胁。糖尿病的发病年龄80%在45岁以上。因此,老年人应该自我学习有关糖尿病知识,提高对糖尿病危害的认识。凡是有糖尿病的高危因素或高危人群者,应该每年至少进行1～2次健康体检,不仅要检验尿糖、空腹血糖,还要检测饭后2小时血糖,才能不漏掉早期糖尿病的诊断。

(3)合理膳食能预防糖尿病

①老年人应该少吃或不吃能导致血糖升高的食品,如糖果、汽水、可乐、蜜饯、蜂蜜、加糖饮料及各种甜品。

②限制含淀粉高的食物,如番薯、土豆、芋头、玉米等。碳水化合物可占总热能的50%～60%。

③减少饱和脂肪酸的摄入。动物性脂肪酸是饱和脂肪酸,可导致血液中胆固醇、三酰甘油及低密度脂蛋白升高,加速动脉粥样硬化和肥胖。因此,糖尿病高危人群应减少饱和脂肪酸的摄入,脂肪的摄入应占总热能的30%以下,其中饱和脂肪酸、多不饱和脂肪酸及不饱和脂肪酸的比例为1∶1∶1。除了少吃油炸、油煎、油酥及高脂肪类食物外,也要限制红肉食品,多用植物油来烹调食物。还要限制含胆固醇高的食品摄入,如动物内脏、蛋黄、海鲜类食品等。

④多食富含膳食纤维的食物,可降低血糖、胆固醇及低密度脂蛋白,提高高密度脂蛋白,如谷类、水果、蔬菜及豆类与豆制品。

凡具有糖尿病高危因素及高危人群者,只要控制每天热能的摄入,防止热能过剩,防止肥胖,保持膳食平衡而合理,进食健康食品,可以预防糖尿病的发生。

(4)坚持健康运动能预防糖尿病

①运动能提高各器官组织对胰岛素的敏感性,防止产生胰岛素抵抗。

②运动能加速糖代谢,加速脂肪分解,改善脂代谢,降低总胆固醇和三酰甘油,提高高密度脂蛋白(好胆固醇)水平,降低发生心绞痛及心肌梗死风险。

③坚持健康而有规律的运动,能增强体力和机体的免疫功能,减少用药,预防感染,减轻体重,防止肥胖,有助于预防糖尿病。

④坚持健康运动,能改善精神状态,清除不良情绪和压力,还能让人有更高的健康意识,对饮食、戒烟和对整体的生活习惯都产

生良好作用。

运动方式可选择散步、干家务、步行、打太极拳、骑自行车等，还可以让老年人感受瑜伽的魅力，瑜伽不是年轻人的专利，也不是女性的专利，有的老年人体会到练瑜伽健身成果显著。

老年人做体育运动，必须要量力而行。身体的承受能力可以从心跳来判断。要求运动后不出现心律失常，而最高心率不超过“170－年龄数”，如 80 岁老年人运动后心率不超过 170－80＝90 次/分为宜。

(5)戒烟酒能预防糖尿病。

(6)高危人群定期筛查能早期发现糖尿病：在糖尿病发病前，通常出现早期症状或有高危因素、高危人群，出现下列之一者应及早进行筛查。

①凡有糖尿病、甲亢、高血压、冠心病、高脂血症、肥胖症、高尿酸血症、胰岛素抵抗综合征等疾病家族遗传史的人群。

②现在患有肥胖症、高血压、冠心病、高脂血症、高尿酸血症、高胰岛素血症及胰岛素抵抗症的患者。

③在既往病史中，曾患过严重的胰腺疾病或做过胰腺手术者。

④曾患过慢性肝炎、肝硬化而近期消瘦者。

⑤近期无明显诱因体重减轻明显或身体消瘦。

⑥肢体出现溃疡或皮肤反复出现疮疖、痈肿，经治疗无效者。

⑦餐前经常出现乏力、心慌、颤抖、多汗、饥饿感明显又无明显其他原因者。

⑧无明显原因出现视力下降、视物模糊、双眼干涩者。

⑨女性外阴皮肤瘙痒且反复发作，或有尿路刺激症状(尿频、尿急、尿痛)，经治疗无效者。

⑩男性无明显原因的阳痿、性欲减退，女性闭经或月经紊乱且经治疗无效者。

⑪40 岁以上又伴有腹部型肥胖者。

⑫长期应用皮质激素类药物或高糖饮食者。

⑬曾受到严重的精神刺激又伴体重减轻者。

以上人群应定期监测血糖。如果空腹血糖高于5.6毫摩/升，要及时进行口服葡萄糖耐量试验，可以判断有无糖调节异常或糖尿病。如果葡萄糖耐量试验正常，应防止肥胖，限制高热能饮食，坚持适当运动。还应每3～6个月再监测血糖变化，尤其是餐后血糖的监测，可以防止漏掉糖尿病的诊断。

如果葡萄糖耐量试验提示已有糖耐量异常，则应采取有效措施进行干预，即调整饮食结构、控制体重、适当运动，必要时在医生指导下进行药物干预，可以延缓或阻止糖尿病的发生。

2. 二级预防 二级预防是指早期发现糖尿病、早期诊断、早期治疗和预防、延缓糖尿病及其并发症的发生和发展。

(1)控制体重防止肥胖能预防糖尿病：体重超标或肥胖是糖尿病前期和2型糖尿病发生的首要原因。美国资料显示，超过80%的2型糖尿病患者体重超标。

人体肥胖程度和脂肪含量可用体重指数(BMI)测算得到，体重指数用于表示体重和身高之间的关系，可信度较高。体重指数在25.0～29.9的人为体重超标，超过30.0(包括30.0)为过度肥胖，超过40.0为极度肥胖。

67%的2型糖尿病患者体重指数超过27.0。

46%的2型糖尿病患者体重指数超过30.0。

体重指数正常(18.5～24.9)：没有患糖尿病的危险性。

体重指数超标(25.0～29.9)：患糖尿病危险性增高。

肥胖(30.0～34.9)：患糖尿病有高危险性。

肥胖(35.0～39.9)：患糖尿病有非常危险性。

极度肥胖(≥40)：患糖尿病有极度危险性。

$$\text{体重指数(BMI)}=\frac{\text{现在体重(千克)}}{\text{身高(米)}\times\text{身高(米)}}=\frac{80}{1.75\times1.75}=26.1$$

体重指数(BMI)判断标准见表24。

表24　体重指数(BMI)判断标准

判断标准	瘦	正常	肥胖
BMI	不到18.5	18.5～25	25.0

肥胖还有以下危害:①肥胖者,尤其腹部型肥胖者,大量脂肪都堆积在心脏、胰腺、肝脏及肾脏周围,极易患糖尿病、冠心病及高血压。②肥胖是现代的"万病之源",是代谢综合征的代表性信号,除了能诱发及加速上述疾病外,还可引发高脂血症、肝病、高尿酸血症(或痛风)、胆结石、激素异常、动脉硬化、脑血管疾病、高胰岛素血症、肺泡低换气综合征、腰背疼痛、皮肤紫纹、便秘及感染等(图114)。

减肥措施如下。

①肥胖者要严格限制富含糖及脂肪食物的摄入,使体重指数(BMI)达到或接近25.0,或至少减体重5%～7%,控制体重,防止肥胖,是预防糖调节异常和糖尿病发生的重要措施。

②肥胖者要"管住嘴",改变多吃少动的不良习惯,要多吃富含膳食纤维的食物,如谷类、豆类及豆制品、薯类;严格限制高胆固醇(动物内脏)、高热能(油炸食品)、高盐食品(每日食盐少于6克)。

③肥胖者要"动起腿",要坚持体育活动,多走路、多活动,更要防止久坐不动。可以选择步行、骑自行车、慢跑、游泳、跳舞、做瑜伽等有氧运动,可以有效控制体重,预防糖尿病。

(2)控制高血压能预防糖尿病:高血压患者的血压值一般高于140/90毫米汞柱。高血压是2型糖尿病的并发症,也是诱发其他很多疾病的高危因素。研究发现,高血压患者患2型糖尿病的概率比正常人高2.5倍,而且服用降压药物β受体阻滞药会增加患糖尿病危险性。因此,高血压者应在医生指导下,选择合理的降压

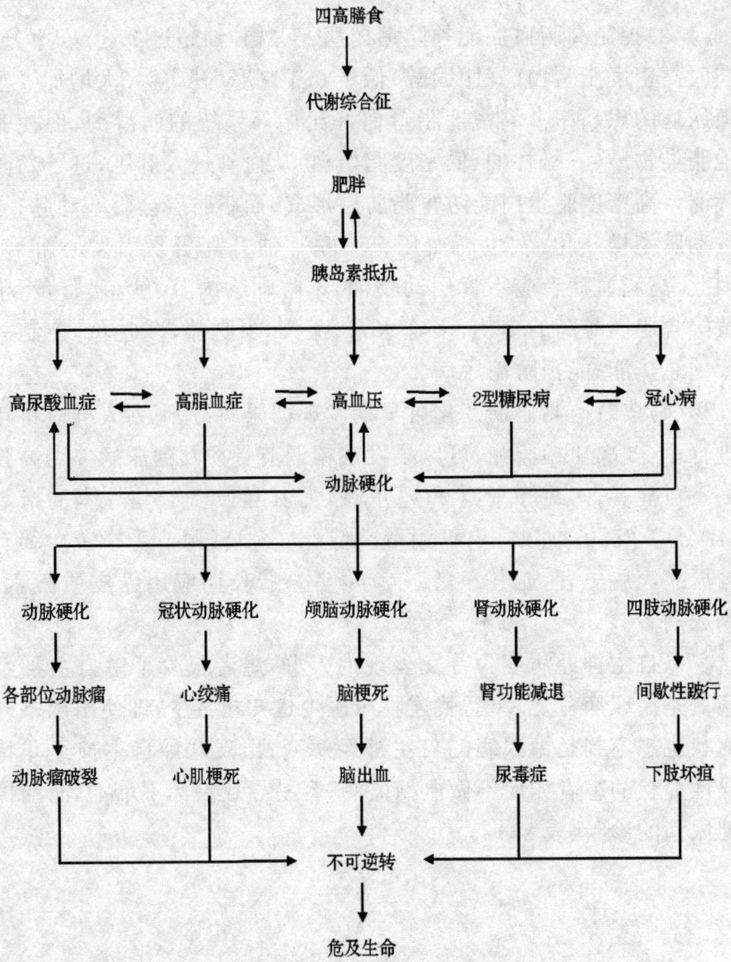

图 114　肥胖所致代谢综合征

药，将血压控制在达标水平（低于 140/90 毫米汞柱），能预防糖尿病。

(3)控制高脂血症能预防糖尿病：三酰甘油超过 2.8 毫摩/升，同时高密度脂蛋白(好胆固醇)低于 0.4 毫摩/升，会大大增加 2 型糖尿病的患病率。高密度脂蛋白好比循环系统的润滑剂，促使其他脂类物质(三酰甘油、低密度脂蛋白)从血管进入肝脏，进行新陈代谢。高密度脂蛋白能防止脂肪层形成，而脂肪层会阻塞动脉，导致动脉粥样硬化，发生高血压。三酰甘油升高更易引发心脏病。因此，高脂血症者应不食用动物油，不吃动物内脏、鱿鱼、蟹黄、蛋黄等含胆固醇高的食物，多吃水果、蔬菜，少吃盐，多吃鱼，控制一天的总热能，能预防糖尿病。

(4)按时监测血糖变化可早期发现糖尿病：凡下列人群应每年进行 2～3 次血糖监测，可以早发现糖调节受损及糖尿病。①高胰岛素血症者，多见于肥胖和超重者，尤其年龄≥45 岁，体重指数(BMI)≥25.0，或以往有糖耐量减低、空腹血糖调节受损者。②有糖尿病家族史者，尤其年龄＞40 岁者。③长期应用糖皮质激素、利尿药者。

以自主神经病变为首发表现的人群，患者很少了解自主神经病变是糖尿病首发表现，就连临床医生也知之甚少，即使出现下列症状也想不到是糖尿病的自主神经病变，出现这种自主神经非特异性症状的患者如何不做血糖监测，容易导致治标不治本，而漏掉糖尿病的诊断(表 25)。

表 25　自主神经病变首发表现

病　变	首发表现
胃轻瘫	胃肠蠕动减慢，进少量食物即有饱腹感，腹胀、腹痛、呕吐等
腹泻便秘交替	以便秘为首发表现，随即出现腹泻，每日 10 余次，再次出现便秘，如此反复
直立性低血压	从卧位起立时，站立位血压比卧位时下降 30 毫米汞柱以上，出现头晕、晕厥、跌倒
无痛性心肌梗死	静息时心率过快，可达 100 次/分以上 无痛性心肌梗死、心律失常、心力衰竭、猝死
尿潴留	不能一次性排空全部尿液，排尿不畅、尿不尽，残余尿增加或出现尿失禁
性腺功能异常	男性性欲减退、阳痿，女性月经紊乱、性冷淡
泌汗异常	肢体远端少汗而躯干部多汗，或一侧肢体出汗，另一侧肢体无汗

3. 三级预防　三级预防是早期发现糖尿病并发症，早期防治。无慢性并发症者要防止并发症发生，已有并发症者要尽力防止并发症由早期向晚期发展，尤其要进行心、脑、肾、眼及下肢并发症治疗。

(1)积极防止动脉硬化：要对发生动脉硬化的高危因素进行干预，主要从生活方式进行干预，并应用药物早期治疗。

①调整饮食。限制脂肪的摄入，少吃油炸和富含胆固醇的动物内脏、蛋黄。每周吃 2 次鱼、海产品，如海带、海鱼、海菜、紫菜等。这些食物富含多种微量元素、蛋白质和不饱和脂肪酸，是大脑的保健品、血液稀释剂，具有降低胆固醇、防止动脉硬化的作用。少吃盐(每天食盐不超过 6 克)，不吃甜食(奶油、糖果、甜味饮料)，多吃粗粮及富含膳食纤维食物，可以有效预防动脉硬化。

②严禁吸烟，远离二手烟。吸烟可增高血液低密度脂蛋白(坏胆固醇)，而降低高密度脂蛋白(好胆固醇)及增加血黏度，加重动脉硬化，引发冠心病；吸烟使血压升高，心跳加速，可引发冠心病和心肌梗死；吸烟影响抗心绞痛药、降脂药、抗血小板凝聚药、降糖药、利尿药的吸收和疗效。

③保持健康心态，保证充足睡眠。要释放精神和身体压力，清除紧张情绪。保持良好心态有助于降血压，保证身心健康。

(2)防止视网膜病变及白内障：糖尿病患者要坚持四个控制，即控制血糖、控制血脂、控制血压、控制体重，能预防视网膜病变发生，同时严防剧烈运动和用力过大、过猛，防止视网膜血管破裂、眼底出血。每年至少进行2～3次眼底检查，以早发现、早治疗。

(3)防止糖尿病肾病

①早期发现糖尿病肾病。糖尿病肾病患者要坚持每年进行1～2次24小时尿微量白蛋白检测，因为尿微量白蛋白检测是早期发现糖尿病肾病的最简单而有效又无创伤的检查项目。

②尿微量白蛋白如果超过正常(＞20毫克/升)，必须在3～6个月内再检测3次，以确定是否为持续性微量白蛋白尿。

③凡已确定尿微量白蛋白为增高(即高于20毫克/升)，并能排除其他病因(如泌尿系感染、剧烈运动、高血压等疾病)者，可以确定已是糖尿病肾病早期。

④预防措施。严格控制血糖在达标之内；控制血压在125/75毫米汞柱之内；控制蛋白质在0.6～1.0克/日，并要进低盐饮食。在血糖、血压和胆固醇水平得到控制的情况下，有58%的患者在6年内病情得到逆转。

(4)防止糖尿病足

①糖尿病患者要充分掌握足部保健知识，是防止糖尿病足发生的关键。

②患者每日必须全面认真检查双足面、足趾、足趾间及足底有

无皮肤干燥、胼胝、裂口，足部受压点有无异常，皮肤有无感染及足背动脉搏动、末梢感觉，还要认真检查所有的鞋及鞋垫有无不平、破损等，并做记录，以便比较。

③及时修剪过长的趾甲，剪趾甲时不可把甲床的皮肤剪破，以免感染引起甲沟炎。趾甲前端应剪平且磨光，以防止向肉内生长。

④不可在胼胝或鸡眼部贴任何刺激物，以防感染，不要修剪足底，以免剪破皮肤引发感染。

⑤要保持足及足趾间干燥，防止足部受冷或受热刺激，严防冻伤或烫伤，严防足部受压、受伤，不要赤脚走路，不要在鹅卵石上锻炼，以免损伤皮肤而引发感染。

⑥要穿合适的鞋子，防止足部磨伤。

⑦一旦发现足部出现任何异常情况或感染时，要及时去糖尿病专科就医，切勿在家自行处理，也不可去非糖尿病科诊治，以防误诊误治，引起后患。

(5)及时治疗神经血管病变：神经病变至今尚无特异性病因治疗，所以应严格饮食控制，合理应用降糖药物，以改善糖尿病病情变化为基本目标，并给予对症治疗。

①给予神经营养药，如维生素 B_1、维生素 B_6、维生素 B_{12} 等，以及维生素 C 治疗。

②肌醇，6 克/日，分 3 次口服，8～12 周为 1 个疗程。

③神经节苷脂，20～40 毫克/日，每日 1 次，肌内注射，连用 6 周。

④血管扩张药可防止微血栓形成，促进神经系统的微循环，减少周围神经的缺血性损害。如应用前列腺素 E_1、中药丹参等。

(6)积极控制感染：糖尿病患者抵抗力较弱，易发生呼吸道、泌尿道、胆道系统及皮肤等部位感染。患者要及早发现，及早诊断，及早治疗，防止因感染而导致糖尿病病情加重。

(7)定期监测心脑血管疾病并及时防治：①每年至少进行 3～

4 次心电图或心脏超声检查，以了解心脏功能及供血情况，必要时可随时检查。②出现头晕、疲乏、出汗者，应及时检测血压、血糖、血脂变化，必要时还要做脑 CT 或磁共振检查或有关检查，以了解有无脑梗死或脑供血不足，以便尽早发现，及时治疗。

(8)糖尿病三级预防：见图 115。

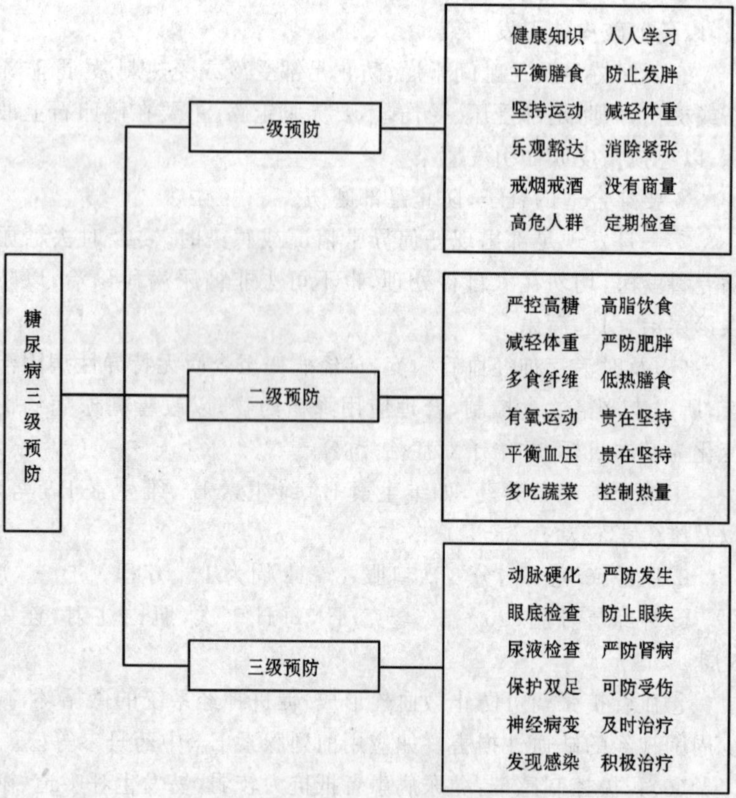

图 115　糖尿病三级预防

附 录

附录一 中国男性理想体重正常值

中国男性理想体重正常值见附表1。

附表1 中国男性理想体重正常值(千克)

年龄(岁)	身高(厘米)										
	140	144	148	152	156	160	164	168	172	176	180
15	41	42	43	44	45	47	48	50	53	55	58
17	44	44	45	47	48	49	51	53	55	58	61
19	45	46	47	49	50	51	53	55	57	60	63
21	47	48	49	50	51	53	54	56	59	61	64
23	48	49	50	51	52	54	55	57	59	62	65
25	48	49	50	51	52	54	56	58	60	62	66
27	48	49	50	51	53	54	56	58	60	62	66
29	49	50	51	52	53	55	56	58	63	60	63
31	49	50	51	52	54	55	57	59	61	64	67
33	50	51	52	53	54	56	57	59	62	64	67
35	50	51	52	53	55	56	58	60	62	65	68
37	51	52	53	54	55	57	58	60	62	65	68

续表

年龄（岁）	身高（厘米）										
	140	144	148	152	156	160	164	168	172	176	180
39	51	52	53	54	55	57	59	60	63	65	69
41	51	52	53	54	56	57	59	61	63	66	69
43	51	52	53	55	56	57	59	61	63	66	69
45	52	53	54	55	56	58	59	61	63	66	69
47	52	53	54	55	56	58	60	62	64	66	70
49	52	53	54	55	57	58	60	62	64	67	70
51	52	53	54	56	57	58	60	62	64	67	70
53	52	53	54	56	57	58	60	62	64	67	70
55	52	53	54	55	57	58	60	62	64	67	70
57	52	53	54	55	56	58	59	61	64	66	69
59	52	52	53	55	56	57	59	61	63	66	69
61	51	52	53	55	56	57	59	61	63	66	69
63	51	52	53	55	56	57	59	61	63	66	69
65	51	52	53	55	56	57	59	61	63	66	69
67	51	52	53	55	56	57	59	61	63	66	69
69	51	52	53	55	56	57	59	61	63	66	69
71	51	52	53	55	56	57	59	61	63	66	69
73	51	52	53	55	56	57	59	61	63	66	69
75	51	52	53	55	56	57	59	61	63	66	69

附录二 中国女性理想体重正常值

中国女性理想体重正常值见附表2。

附表2 中国女性理想体重正常值(千克)

年龄(岁)	身高(厘米)										
	140	144	148	152	156	160	164	168	172	176	180
15	38	39	40	42	44	45	48	51	54	58	64
17	42	43	44	46	47	49	52	54	58	62	67
19	43	44	46	47	49	51	53	56	59	63	69
21	43	45	46	47	49	51	53	56	59	64	69
23	44	45	46	47	49	51	53	56	59	64	69
25	44	45	46	48	49	51	54	56	60	64	69
27	45	46	47	48	50	52	54	57	60	65	70
29	45	46	47	49	51	53	55	58	61	65	71
31	46	47	48	49	51	53	55	58	61	66	71
33	46	47	48	50	51	53	56	58	62	66	72
35	46	48	49	50	52	54	56	59	62	67	72
37	47	48	49	51	53	55	57	60	63	67	73
39	48	49	50	52	53	55	58	60	64	68	73
41	48	50	51	52	54	56	58	61	64	69	74
43	49	50	51	53	55	56	59	62	65	69	75
45	49	50	52	53	55	57	59	62	65	69	75

续表

年龄(岁)	身高(厘米)										
	140	144	148	152	156	160	164	168	172	176	180
47	50	51	52	53	55	57	59	62	65	70	75
49	50	51	52	53	55	57	59	62	66	70	75
51	50	51	52	54	55	57	60	62	66	70	75
53	50	51	53	54	56	58	60	63	68	70	76
55	51	52	53	54	56	58	60	63	68	71	76
57	51	52	53	55	56	58	60	63	67	71	76
59	51	52	53	55	56	58	60	63	67	71	76
61	50	51	53	54	56	58	60	63	66	70	76
63	50	51	52	54	55	57	60	62	66	70	75
65	50	51	52	54	55	57	60	62	65	70	75
67	50	51	52	54	55	57	60	62	65	70	75
69	50	51	52	54	55	57	60	62	65	70	75
71	50	51	52	54	55	57	60	62	65	70	75
73	50	51	52	54	55	57	60	62	65	70	75
75	50	51	52	54	55	57	60	62	65	70	75

附录三　每100克食物的一般营养成分

每100克食物的一般营养成分见附表3。

附表3　每100克食物的一般营养成分

食物项目	水　分（克）	蛋白质（克）	脂　肪（克）	糖　类（克）	热　能（千焦）
稻米	13.0	7.8	1.3	76.6	349
糯米	14.6	6.7	1.4	76.3	345
米粉	12.4	7.3	0.3	78.5	346
米饭	71.0	2.9	0.1	25.6	115
小麦粉	13.0	9.4	1.4	75.0	350
面条	70.0	3.1	0.1	26.3	118
馒头	44.0	6.1	0.2	48.8	221
小米	11.0	9.7	1.7	76.1	359
玉米	51.4	3.8	2.3	40.2	196
黄豆	10.2	36.3	18.4	25.3	412
赤小豆	9.0	21.7	0.8	60.7	337
绿豆	9.5	23.8	0.5	58.8	335
扁豆	8.9	20.4	1.1	60.5	334
豆浆	91.8	4.4	1.8	1.5	40
豆腐	90.0	4.7	1.3	2.8	60
豆腐干	64.9	19.2	6.7	6.7	164
腐竹	7.1	50.5	23.7	15.3	477
凉粉	95.0	0.0	0.0	4.9	20

续表

食物项目	水 分（克）	蛋白质（克）	脂 肪（克）	糖 类（克）	热 能（千焦）
粉丝	0.1	3.1	0.2	96.0	398
黄豆芽	77.0	11.5	2.0	7.1	92
绿豆芽	91.9	3.2	0.1	3.7	29
四季豆	92.0	1.7	0.5	3.8	27
扁豆	89.6	2.8	0.2	5.4	35
豌豆	78.3	7.2	0.3	12.0	80
蚕豆	77.1	9.0	0.7	11.7	89
甘薯	67.1	1.8	0.2	29.5	127
马铃薯	79.9	2.3	0.1	16.6	77
芋头	78.8	2.2	0.1	17.5	80
胡萝卜	89.6	0.6	0.3	7.6	35
白萝卜	91.7	0.6	0.0	5.7	25
藕	77.9	1.0	0.1	19.8	84
藕粉	10.2	0.8	0.5	87.5	358
百合	65.1	4.0	0.1	28.7	132
大白菜	95.6	1.1	0.2	2.1	15
小白菜	94.5	1.3	0.3	2.3	17
卷心菜	94.5	1.4	0.2	2.3	17
苋菜	90.1	1.8	0.3	5.4	32
菠菜	91.8	2.4	0.5	3.1	27
芹菜	94.0	2.2	0.3	1.9	19

续表

食物项目	水 分（克）	蛋白质（克）	脂 肪（克）	糖 类（克）	热 能（千焦）
韭菜	92.0	2.1	0.6	3.2	27
韭黄	93.7	2.2	0.3	2.7	22
蒜苗	86.4	1.2	0.3	9.7	46
大蒜头	69.8	4.4	0.2	23.6	113
大葱	91.6	1.0	0.3	6.3	32
小葱	92.5	1.4	0.3	4.1	25
洋葱	88.3	1.8	0	8.0	39
荠菜	85.1	5.3	0.4	6.0	49
菜花	92.6	2.4	0.4	3.0	25
金针菜	82.3	2.9	0.5	11.6	63
南瓜	97.8	0.3	0	1.3	6
西葫芦	95.5	0.7	0	2.4	12
冬瓜	96.5	0.4	0	2.4	11
黄瓜	96.9	0.6	0.2	1.6	11
丝瓜	92.9	1.5	0.1	4.5	25
苦瓜	94.0	0.9	0.2	3.2	18
西瓜	94.1	1.2	0	4.2	22
茄子	93.2	2.3	0.1	3.1	23
番茄	95.9	0.8	0.3	2.2	15
辣椒	92.4	1.6	0.2	4.5	26
柿子椒	93.9	0.9	0.2	3.8	21

续表

食物项目	水分（克）	蛋白质（克）	脂肪（克）	糖类（克）	热能（千焦）
蘑菇(鲜)	93.3	2.9	0.2	2.4	23
香菇	10.5	14.4	1.9	59.3	312
银耳	10.4	5.0	0.6	78.3	339
木耳	10.9	10.6	0.2	65.5	306
发菜	13.8	20.3	0	56.4	307
海带	12.8	8.2	0.1	56.2	258
紫菜	10.3	28.2	0.2	48.5	309
葡萄(圆紫)	87.9	0.4	0.6	8.2	40
柚	84.8	0.7	0.6	12.2	57
橙	86.1	0.6	0.1	12.2	52
柑橘	85.4	0.9	0.1	12.8	56
柠檬	89.3	1.0	0.7	8.5	44
苹果	84.6	0.4	0.5	13.0	58
鸭梨	89.3	0.1	0.1	9.0	37
桃	87.5	0.8	0.1	10.7	47
杏	85.0	1.2	0	11.1	49
李	90.0	0.5	0.2	8.8	39
草莓	90.7	1.0	0.6	5.7	32
樱桃	89.2	1.2	0.3	7.9	39
柿	82.4	0.7	0.1	10.8	47
石榴	76.8	1.5	1.6	16.8	88

续表

食物项目	水　分（克）	蛋白质（克）	脂　肪（克）	糖　类（克）	热　能（千焦）
枣(鲜)	73.4	1.2	0.2	23.2	99
蜜枣	18.6	1.3	0.1	77.2	315
荔枝(鲜)	84.8	0.7	0.6	13.3	61
枇杷	91.6	0.4	0.1	6.6	29
香蕉	77.1	1.2	0.6	19.5	88
菠萝	89.3	0.4	0.3	9.3	42
甘蔗	84.2	0.2	0.5	12.4	55
花生仁	8.0	26.2	39.2	22.1	546
西瓜子	3.7	31.8	39.1	19.1	556
南瓜子	3.1	35.1	31.8	23.3	520
葵花子	7.8	23.1	51.1	9.6	591
核桃仁	4.0	16.0	63.9	8.1	672
杏仁	5.8	24.9	49.6	8.5	580
栗子	53.0	4.0	1.1	39.9	186
松子	3.6	15.3	63.6	12.4	681
莲子(干)	13.5	16.6	2.9	61.8	332
鸡	74.2	21.5	2.5	0.7	111
鸭	74.6	16.5	7.5	0.5	136
鹅	77.1	10.8	11.2	0	144
猪肉(肥瘦)	29.3	9.5	59.8	0.9	580
牛肉(肥瘦)	68.6	20.1	10.2	0	172

续表

食物项目	水 分（克）	蛋白质（克）	脂 肪（克）	糖 类（克）	热 能（千焦）
羊肉(肥瘦)	58.7	11.1	28.8	0.8	307
人乳	87.6	1.5	3.7	6.9	67
牛乳	87.0	3.3	4.0	5.0	69
牛乳粉	2.0	26.2	30.6	35.5	522
奶油	73.0	2.9	20.0	3.5	206
鸡蛋	71.0	14.7	11.6	1.6	170
鸭蛋	70.0	8.7	9.8	10.3	164
大黄鱼	81.1	17.6	0.8	0	78
小黄鱼	79.2	16.7	3.6	0	99
带鱼	74.1	18.1	7.4	0	139
青鱼	74.5	19.5	5.2	0	125
胖头鱼	83.3	15.3	0.9	0	69
鲤鱼	77.4	17.3	5.1	0	115
鲫鱼	85.0	13.0	1.1	0.1	62
黄鳝	79.7	18.8	0.9	0	83
蚌	84.8	7.5	5.9	1.1	88
海蜇	65.0	12.3	0.1	3.9	66
对虾	77.0	20.6	0.7	0.2	90
虾米	30.0	47.6	0.5	0	195
兔肉	77.2	21.2	0.4	0.2	89

附录四 等值食物(378千焦)交换

一、等值谷薯类交换份表

食品	重量/克	食品	重量/克
大米、小米、糯米、薏米、高粱米、燕麦片	25	油条、油饼、苏打饼干	25
小麦面粉、米粉、玉米面、混合面、干挂面、龙须面、通心面、苦荞面、莜麦面	25	咸面包、烙饼、馒头、窝窝头	35
绿豆、红豆、芸豆、干豌豆	25	生湿面条	35
黄豆、黄豆粉	20	土豆、凉粉	100
干粉条、粉丝	25	鲜玉米(1中个带棒心)	200

二、等值蔬菜类交换份表

食品	重量/克	食品	重量/克
大白菜、圆白菜、菠菜、油菜	500	白萝卜、青椒、茭白、冬笋	400
韭菜、茴香、茼蒿	500	南瓜、菜花	350
芹菜、甘蓝、莴笋、油菜薹	500	鲜豇豆、扁豆、洋葱、蒜苗	250
西葫芦、西红柿、冬瓜、苦瓜	500	胡萝卜	200
黄瓜、茄子、丝瓜	500	山药、荸荠、藕、凉薯	150
芥蓝、小白菜	500	慈姑、百合、芋头	100
空心菜、苋菜、龙须菜	500	毛豆	70
绿豆芽、鲜蘑菇、水发海带	500	鲜豌豆	70

三、等值水果类交换份表

食品	重量/克	食品	重量/克
柿子、香蕉、鲜荔枝(带皮)	150	李子、杏(带皮)	200
梨、桃、苹果(带皮)	200	葡萄(带皮)	200
橘子、橙子、柚子(带皮)	200	草莓	300
猕猴桃(带皮)	200	西瓜	500

四、等值油脂类交换份表

食品	重量/克	食品	重量/克
花生油、香油(1汤匙)	10	猪油	10
玉米油、菜子油(1汤匙)	10	牛油	10
豆油	10	羊油	10
红花油(1汤匙)	10	黄油	10

五、等值大豆类交换份表

食品	重量/克	食品	重量/克
腐竹	20	北豆腐	100
大豆(黄豆)	25	南豆腐	150
大豆粉	25	豆浆	400
豆腐丝、豆腐干	50		

六、等值肉蛋类交换份表

食 品	重量/克	食 品	重量/克
熟火腿、香肠	20	鸡蛋粉	60
肥瘦猪肉	25	鸡蛋(大个带壳)	60
熟叉烧肉(无糖)、午餐肉	35	鸭蛋、松花蛋(大个带壳)	60
熟酱牛肉、熟酱鸭、大肉肠	35	鹌鹑蛋(6个带壳)	150
瘦猪、牛、羊肉	50	鸡蛋清	80
排骨(带骨)	50	带鱼	100
鸭肉	50	草鱼、鲤鱼、甲鱼、比目鱼	80
鹅肉	50	大黄鱼、鳝鱼、黑鲢、鲫鱼	80
兔肉	100	对虾、青虾、鲜贝	80
蟹肉、水发鱿鱼	100	水发海参	350

七、等值乳制品类交换份表

食 品	重量/克	食 品	重量/克
奶粉	20	牛奶	160
脱脂奶粉	25	羊奶	160
奶酪	25	无糖酸奶	130

附录五　糖尿病患者食品交换分析

1. 等值谷物　每份米、面供热能752.4千焦(180千卡),蛋白质4克,脂肪1克,糖类38克。每份用量为:白米50克,挂面50克,高粱米50克,白面50克,面条60克,小米50克,凉粉750克,咸面包75克,山药250克,土豆1 250克,红(绿)豆60克,玉米面50克,干粉皮(条)40克,莜麦面50克,荞麦面50克,苏打饼干50克,慈姑、荸荠150克,生老玉米750克。

2. 等值蔬菜类　每份蔬菜供热能336千焦(80千卡),蛋白质5克,糖类15克。每份用量如下。

(1)甲种:1%～3%糖类蔬菜,每份用量为500～750克。

叶类:白菜、圆白菜、菠菜、油菜。

根茎类:芹菜、竹笋、丕蓝瓜。

果类:西葫芦、丝瓜、冬瓜、茄子、黄瓜、番茄、苦瓜。

其他:绿豆芽、鲜蘑菇、茭白、龙须菜、冬笋、花菜。

(2)乙种:≥4%糖类蔬菜,每份用量为100～350克。

350克:萝卜、倭瓜、柿椒。

250克:鲜豇豆、扁豆。

200克:胡萝卜、蒜苗。

100克:鲜豌豆。

3. 等值水果类　每份供热能378千焦(90千卡),蛋白质5克,糖类15克。每份用量为:西瓜500克,梨、桃、苹果、橘子、橙子、柚子、李子、杏、葡萄、猕猴桃200克,香蕉、杧果、柿子、鲜荔枝150克,草莓300克。

4. 等值瘦肉类　每份供热能336千焦(80千卡),蛋白质9克,脂肪5克。每份用量为:精瘦牛、羊、猪肉50克,肥少瘦多牛、羊、猪肉 25 克，油豆腐 25 克，豆干(丝)50 克，鱼、虾、鸡、鸭瘦肉 50 克，鸭蛋 1 个，瘦香肠 20 克，北豆腐 100 克，南豆腐 100 克，大个鸡蛋 1 个，蛤蜊肉 100 克。

5. 等值豆、乳类 每份供热能 668.8 千焦(160 千卡)，蛋白质 12 克，脂肪 8 克，糖类 11 克。每份用量为：干黄豆 40 克，牛奶 250 克，酸奶(无糖)1 瓶，豆粉 40 克，奶粉(无糖)30 克，豆浆(豆粉冲)300 克，蒸发蛋奶粉 25 克。

6. 等值油脂类 每份供热能 334.4 千焦(80 千卡)，脂肪 9 克。每份用量为：各种烹调油 1 汤匙(9 克)，核桃仁 15 克，花生 15 克，瓜子(带皮)30 克。

六类食品划分表

编号	食品类别		1 单位(336 千焦)食品营养素含量		
			蛋白质(克)	脂肪(克)	糖(克)
1	谷类	谷类、薯类、含糖多的蔬菜及果实豆类(大豆及其制品除外)	2		18
2	水果类				20
3	瘦肉类	禽、鱼、肉、蛋、豆制品	9	5	
4	豆乳类	黄豆、青豆、豆浆、牛乳、乳粉	4	5	6
5	油脂类	烹调油、花生、核桃、芝麻酱		9	
6	蔬菜类	各种蔬菜(含糖多的除外)、菌藻类	5	1	13

不同热能需求者每日所需食品单位

每日总热能表 千焦(千卡)	各类食品单位数						合计(单位数)
	1类	2类	3类	4类	5类	6类	
5040(1200)	7	1	3	1	1.5	1.5	15
5460(1300)	8	1	3	1	1.75	1.5	16.25
5880(1400)	9	1	3.25	1	1.75	1.5	17.5
6300(1500)	10	1	3.5	1	1.75	1.5	18.75
6720(1600)	10	1	3.5	2	2	1.5	20
7140(1700)	11	1	3.75	2	2	1.5	21.25
7560(1800)	12	1	4	2	2	1.5	22.5
7980(1900)	13	1	4	2	2	1.75	23.75
8400(2000)	14	1	4.25	2	2	1.75	25
8820(2100)	14	1	4.75	2	2.5	2	26.25
9240(2200)	14	1.5	5	2	3	2	27.5

等值谷类交换表(每25克白米或面粉可换下列一种食品的克数)

食　品	重量/克	食　品	重量/克
生挂面	25	绿豆或赤豆	25
小米	25	干粉条	25
玉米面	25	凉粉	400
咸面包	37.5	土豆(食部)	125
生面条	30	慈姑(食部)	75
苏打饼干	25	山药(食部)	125
银耳	25	荸荠	150

等值蔬菜交换表(按规定的量可以互换任一种食品)

下列含糖3%蔬菜食部每份500克	下列含糖4%以上蔬菜食部每份重量(克)
白菜、圆白菜、菠菜、油菜、韭菜、芹菜、莴笋、西葫芦、番茄(西红柿)、冬瓜、黄瓜、苦瓜、茄子、绿豆芽、菜花、鲜蘑菇、龙须菜等	瓜果及鲜豆类:倭瓜350,扁豆250,柿椒350,四季豆250,丝瓜300,鲜豌豆100,鲜豇豆250 根茎类:萝卜350,胡萝卜200,蒜苗200 其他:水浸海带75

等值水果交换表(按规定的量可以互换任一种水果)

水 果	重量(克)	水 果	重量(克)
鸭梨	250(2小个)	西瓜	75
葡萄	200(20粒)	鲜荔枝	225(6个)
苹果	200(2小个)	香蕉	100(2小个)
桃	175(1大个)	黄岩蜜橘	250(中2个)
李子	400(4小个)	橙	350(中3个)
鲜枣	100(10个)	汕头蜜橘	275(中2个)

等值瘦肉交换表(按规定的量可以互换任一种食品)

食 品	重量(克)	食 品	重量(克)
猪瘦肉	25	香肠	20(10厘米长一细根)
大排骨	25	鱼	75
酱肉	25	家禽类	50
猪舌	50	虾	75
猪心	70	蛤蜊肉	100

续表

食品	重量(克)	食品	重量(克)
猪肝	70	肉松	20(约 1.5 汤匙)
瘦牛肉	50	鸡蛋	55(1 斤 9 只的 1 只)
豆腐脑(带卤)	200	兔肉	100
南豆腐	125	麻豆腐	125
北豆腐	100	豆腐干	50
豆腐丝	50	干黄豆(或干青豆)	20

等值豆类乳类交换表(按规定的量可以互换任一种)

食品	重量(毫升或克)	食品	重量(毫升或克)
淡牛奶	110 毫升(半瓶)	豆浆	200 毫升(1 小碗)
牛奶(罐头,淡)	60 毫升	豆汁(市场售)	500 毫升
牛奶粉	15 克	豆粉	20 克
酸牛奶(无糖)	110 毫升(半瓶)		

豆浆(黄豆按重量 1 份加水 8 份浸泡,磨浆,过滤,煮沸)等值油脂交换表(按规定的量可以互换任一种)

食品	重量(克)	食品	重量(克)
花生油(或豆油、菜子油、香油)	1 汤匙	葵花子	30 克
花生米(生的或炸的 30 粒)	15 克	南瓜子	30 克
核桃仁	12.5 克	芝麻酱(一汤匙)	15 克
杏仁(10 粒)	15 克		

糖尿病患者一日饮食分配

餐 次	交换单位	食物内容
早 餐	4.5	谷类2单位(咸面包75克)
		牛奶2单位(牛奶1瓶)
		蔬菜0.5单位(西红柿250克)
中 餐	9	谷类5单位(米125克)
		蔬菜1单位(炒丝瓜125克,茄子250克)
		瘦肉类2单位(鸡蛋1个,大排25克)
		油脂类1单位(植物油1汤匙)
晚 餐	9	谷类5单位(面条150克)
		蔬菜1单位(四季豆150克,花菜200克)
		瘦肉类2单位(炒猪瘦肉25克,红烧鱼75克)
		油脂类1单位(植物油1汤匙)

注:按需要1800千焦/天热能计算

附录六　205种食物的血糖生成指数(GI)分析

注:GI(%)值越高,则这种食物升高血糖的效应越强,反之亦然。

一、混合膳食

1. 猪肉炖粉条　17
2. 饺子(三鲜)　28

◇ 米饭+菜

3. 米饭+鱼　37
4. 米饭+芹菜+猪肉　57
5. 米饭+蒜　58
6. 米饭+蒜苗+鸡蛋　67
7. 米饭+猪肉　73
8. 硬质小麦粉肉馅馄饨　39
9. 包子(芹菜猪肉)　39

◇ 馒头+菜

10. 馒头+芹菜炒鸡蛋　49
11. 馒头+酱牛肉　49
12. 馒头+黄油　68
13. 饼+鸡蛋炒木耳　52
14. 玉米粉+人造黄油　69
15. 牛肉面　89

二、谷类杂粮

◇ 大麦

16. 大麦粒(煮)　25

17. 大麦粉(煮)　66
18. 整粒黑麦(煮)　34
19. 整粒小麦(煮)　41
20. 荞麦方便面　53
21. 荞麦(煮)　54
22. 荞麦面条　59
23. 荞麦面馒头　67

◇ 玉米

24. 甜玉米　55
25.(粗磨)玉米粉(煮)　68
26. 二合面窝头　65

◇ 米饭

27. 黑米　42
28. 即食大米(煮 1 分钟)　46
29. 即食大米(煮 6 分钟)　87

◇ 半熟大米

30. 含支链淀粉低的半熟大米(煮,黏米类)　50
31. 含支链淀粉低的半熟大米(煮,白大米)　87
32. 含支链淀粉高的白大米(煮,黏米类)　59
33. 含支链淀粉低的白大米　88
34. 大米饭　88
35. 小米(煮)　71
36. 糙米(煮)　87
37. 糯米饭　87

三、谷类食物——面条

◇ 意大利式细面条(通心面粉,实心,1.5～2.8 毫米粗)

38. 强化蛋白质的意大利式细面条　27
39. 意大利式全麦粉细面条　37

40. 白的意大利式细面条(煮 15～20 分钟) 41
41. 意大利式硬质小麦细面条(煮 12～20 分钟) 55
42. 线面条(通心面粉,实心,约 1.5 毫米) 35
43. 通心面(管状,空心,约 6.5 毫米粗,煮 5 分钟) 45
◇ 硬质小麦扁面条
44. 粗的硬质小麦扁面条 46
45. 加鸡蛋的硬质小麦扁面条 49
46. 细的硬质小麦扁面条 55
47. 面条(一般的小麦面条) 82
四、谷类食物——面包
◇ 大麦面包
48. 75％～80％大麦粒面包 34
49. 50％大麦粒面包 46
50. 80％～100％大麦粉面包 66
51. 混合谷物面包 45
◇ 小麦面包
52. 含有水果干的小麦面包 47
53. 50％～80％碎小麦粒面包 52
54. 粗面粉面包 64
55. 汉堡包(加拿大) 61
56. 新月形面包(加拿大) 67
57. 白高纤维小麦面包 68
58. 全麦粉面包 69
59. 白小麦面面包 70
60. 去面筋的小麦面包 90
61. 法国棍子面包 95
◇ 燕麦麸面包
62. 45％～50％燕麦麸面包 47

63. 80%燕麦粒面包 45

◇ 黑麦面包

64. 黑麦粒面包 50

65. 黑麦粉面包 65

五、谷类食物——速食早熟

66. 稻麸 19

67. 燕麦麸 55

68. 小麦片 69

◇ 玉米片

69. 玉米片 73

70. 高纤维玉米片 74

◇ 粥

71. 玉米面粥 51

72. 玉米糁粥 52

73. 黑五类粥 58

74. 小米粥 62

75. 大米糯米粥 65

76. 大米粥 69

◇ 面点

77. 爆玉米花 55

78. 酥皮糕点 59

79. 比萨饼(含乳酪,加拿大) 60

80. 蒸粗麦粉 65

81. 油条 75

82. 烙饼 80

83. 白小麦面馒头 88

六、谷类食物——豆类

◇ 大豆

84. 大豆罐头　14
85. 大豆　18
◇ 蚕豆
86. 五香蚕豆　17
87. 蚕豆　79
◇ 扁豆
88. 扁豆　19
◇ 豆腐
89. 冻豆腐　22
90. 豆腐干　24
91. 炖鲜豆腐　32
◇ 小扁豆
92. 红小扁豆　26
93. 绿小扁豆　30
94. 小扁豆汤罐头(加拿大)　44
95. 绿扁豆罐头(加拿大)　52
◇ 四季豆
96. 四季豆　27
97. 高压处理的四季豆　34
98. 四季豆罐头(加拿大)　52
◇ 绿豆
99. 绿豆　30
100. 绿豆挂面　31
◇ 利马豆
101. 利马豆+5 克蔗糖　30
102. 利马豆(棉豆)　31
103. 利马豆+10 克蔗糖　31
104. 冷冻嫩利马豆(加拿大)　32

105. 利马豆+15 克蔗糖　54
106. 粉丝汤　32
107. 干黄豌豆(煮,加拿大)　32
108. 裂荚的老豌豆汤(加拿大)　60
109. 嫩豌豆汤罐头(加拿大)　66
110. 鹰嘴豆　33
111. 咖喱鹰嘴豆罐头(加拿大)　41
112. 鹰嘴豆罐头(加拿大)　42

◇ 青刀豆

113. 青刀豆(加拿大)　39
114. 青刀豆罐头　45
115. 黑眼豆　42
116. 罗马诺豆　46
117. 黑豆汤(加拿大)　64
118. 黑豆挂面　67

七、根茎类食品

◇ 土豆

119. 土豆粉条　14
120. 甜土豆(白薯、甘薯、红薯)　54

◇ 白土豆

121. 煮的白土豆　56
122. 烤的白土豆　60
123. 蒸的白土豆　65
124. 白土豆泥　70
125. 油炸土豆片　60
126. 用微波炉烤的白土豆　82
127. 鲜土豆　62
128. 马铃薯(土豆)方便食品　83

129. 无油脂烧烤土豆　85
◇ 其他
130. 雪魔芋　17
131. 藕粉　33
132. 苕粉　35
133. 蒸芋头　48
134. 怀山药　51
135. 甜菜　64
136. 胡萝卜　71
137. 煮红薯　77
八、牛奶食品
◇ 奶粉
138. 低脂奶粉　12
139. 降糖奶粉　26
140. 老年奶粉　41
141. 无糖奶粉　48
◇ 低脂酸乳酪
142. 低脂酸乳酪(加人工甜味剂)　14
143. 低脂酸乳酪(加水果和糖)　33
144. 一般的酸乳酪　36
145. 酸奶　83
◇ 牛奶
146. 牛奶(加人工甜味剂和巧克力)　24
147. 全脂牛奶　27
148. 牛奶　28
149. 脱脂牛奶　32
150. 牛奶(加糖和巧克力)　34
151. 牛奶蛋糊(牛奶＋淀粉＋糖)　43

◇ 冰激凌
152. 低脂冰激凌　50
153. 冰激凌　61
◇ 饼干
154. 燕麦粗粉饼干　47
155. 油酥脆饼(澳大利亚)　55
156. 高纤维黑麦薄脆饼干　64
157. 营养饼　66
158. 竹芋粉饼干　66
159. 小麦饼干　70
160. 苏打饼干　72
161. 华夫饼干(加拿大)　76
162. 香草华夫饼干(加拿大)　77
163. 膨化薄脆饼干(澳大利亚)　81
164. 米饼　82

九、水果和水果产品

◇ 桃
165. 鲜桃　28
166. 天然果汁桃罐头　30
167. 糖浓度低的桃罐头(加拿大)　52
168. 糖浓度高的桃罐头　58
◇ 香蕉
169. 生香蕉　30
170. 熟香蕉　52
◇ 杏
171. 干杏　31
172. 淡味果汁杏罐头　64
173. 梨　36

174. 苹果　36
175. 柑　43
◇ 葡萄
176. 淡黄色无核小葡萄　56
177.(无核)葡萄干　64
◇ 其他水果
178. 猕猴桃　52
179. 杧果　55
180. 巴婆　58
181. 麝香瓜　65
182. 菠萝　66
183. 樱桃　22
184. 李子　42
185. 柚子　25
186. 西瓜　72
◇ 果汁饮料
187. 水蜜桃汁　33
188. 苹果汁　41
189. 巴梨汁罐头(加拿大)　44
190. 未加糖的菠萝汁(加拿大)　46
191. 未加糖的柚子果汁　48
192. 橘子汁　57
◇ 碳酸饮料
193. 可乐　40

十、糖及其他

◇ 糖
194. 果糖　23
195. 乳糖　46

196. 蔗糖 65
197. 白糖 82
198. 葡萄糖 97
199. 麦芽糖 105
◇ 其他
200. 蜂蜜 73
201. 花生 14
202. 番茄汤 38
203. 巧克力 49
204. 南瓜 75
205. 胶质软糖 80

附录七　中国营养学会推荐糖尿病健康饮食食谱

糖尿病患者日饮食粗算法如下。

大概每天控制如下：主食 250～350 克（5～7 两）；鸡蛋 1 个；牛奶或豆浆 250～500 毫升（1 个小包装或 1 个大包装）；瘦肉或鱼 100 克（2 两）；豆腐或其他豆类 100 克（2 两）；盐≤6 克；加餐可选番茄或黄瓜。

糖尿病患者 1 周实用食谱见附表 4。

附表 4　糖尿病患者 1 周实用食谱

日期	早餐	午餐	晚餐
星期一	米粥 1 小碗，鸡蛋 1 个，鲜栗子 5 枚	红烧猪排 100 克，鸡蛋 1 个，面条 100 克，橘子 1 个	大米 100 克，小黄鱼 1 条，炒生菜 150 克，凉拌黄瓜丝 100 克
星期二	牛奶 1 袋，馒头半个，豆腐干 50 克，草莓 3 个	大米 100 克，西葫芦 100 克，炒肉 50 克，炒豆腐 100 克，番茄 50 克	素水饺 150 克，炒胡萝卜丝 100 克
星期三	馒头 1 个，酸菜 50 克，鸡蛋 1 个（去黄），炒黄豆 25 克，猕猴桃 1 个	面条 100 克，炸带鱼 100 克，香菇 150 克，木耳炒山药 50 克，牛奶 1 袋	花卷 100 克，茄子炒番茄 500 克，黄瓜 150 克，炒肉 50 克
星期四	小豆包 1 个，无糖酸奶 1 袋，苹果 50 克	米饭 150 克，蛋炒腐竹 100 克，炒油菜 250 克，无糖饼干 3～4 块	燕麦粥 1 碗，凉拌番茄 250 克，芹菜炒肉 350 克

续表

日期	早餐	午餐	晚餐
星期五	小馒头1个,稀饭1碗,鸡蛋1个,橘子1个	猪肉水饺150克,炒胡萝卜150克,炒生菜150克,苹果100克	米饭100克,炒油菜150克,泡菜50克
星期六	小烧饼1个,牛奶1袋,拌黄瓜丝150克,馒头片2片,橘子1个	米饭100克,红烧鱼头150克,尖椒土豆丝150克,煮鸡蛋1个(去黄)	馒头100克,洋葱炒蒜薹200克,炒油菜250克,红烧带鱼200克
星期日	牛奶240毫升,鸡蛋1个,馒头50克	烙饼150克,酱牛肉80克,醋烹豆芽菜300克	米饭150克,肉末烧豆腐(肉馅30克、豆腐80克),豆豉油麦菜250克,清蒸排骨60克,蒜蓉菠菜300克

备注:①此食谱适用于体重在60～70千克的患者;体重每减少5～10千克,每顿饭总量应减少50克。

②该食谱应根据个人饭量酌情增减,但增量不应过大,如主食的调整每餐最多不超过50克。

③患者可根据个人口味在专业人员的指导下进行适当调整,如主食间的交换、搭配。

④水果作为加餐食用,一般放在两餐之间最为适宜。

⑤饭菜应以清淡为主,遵循低糖、低盐、低脂的原则。

⑥当空腹血糖大于8毫摩/升时,水果最好减量或不吃,或用蔬菜代替水果,如番茄、黄瓜。

⑦此食谱更适用于伴有心、脑、眼、肾等并发症的患者。